ullstein

Muskeln kommen in der Wissenschaft fast ausschließlich unter dem Aspekt der Leistungsoptimierung oder Ästhetik wie Bodybuilding oder Bodyshaping vor. Forschungsergebnisse zeigen aber eindeutig, dass Muskeln einen großen Einfluss haben auf das Immunsystem, den Zucker- und Fett-Stoffwechsel, die Funktionen der Organe wie Herz, Leber, Niere und Darm. Die Arbeit der Muskulatur beeinflusst aber auch die Funktionen unseres Gehirns, indem sie Wachstums- und Stoffwechselprozesse stimuliert. Neu ist hierbei der Zusammenhang zwischen Muskulatur und psychischen Aspekten: Die Muskulatur ist neben dem Gehirn das »emotionalste Organ« unseres Körpers.

Die Muskeln und ihre präventive Bedeutung für Gesundheit, Vermeidung zahlreicher Erkrankungen und einen vorzeitigen Alterungsprozess stehen im Mittelpunkt des neuen Buchs von Ingo Froböse: Er schildert die wissenschaftlichen Erkenntnisse zu den verschiedenen Aspekten der Muskulatur und verknüpft diese mit anwendungsorientierten Lösungen und Empfehlungen.

PROF. DR. INGO FROBÖSE, geboren 1957, ist emeritierter Universitätsprofessor an der Deutschen Sporthochschule Köln für das Fachgebiet Sport, Gesundheit und Prävention. Er berät als Sachverständiger den Bundestag in Fragen der Prävention und arbeitet als wissenschaftlicher Berater für die Gesundheitsvorsorge der Krankenkassen. Er schreibt regelmäßig Bücher zu den Themen Gesundheit, Sport und Ernährung, von denen viele Bestseller wurden wie *Der Stoffwechsel-Kompass* und *Muskeln – die Gesundmacher*.

Von Ingo Froböse sind außerdem in unserem Hause erschienen:

Der Stoffwechsel-Kompass
9 Regeln für einen optimalen Stoffwechsel
9 Regeln für eine Muskulatur, die gesund macht

PROF. DR. INGO FROBÖSE

MUSKELN – DIE GESUNDMACHER

So bleiben wir fit, schlank
und mental in Balance

Ullstein

Besuchen Sie uns im Internet:
www.ullstein.de

Wir verpflichten uns zu Nachhaltigkeit
- Papiere aus nachhaltiger Waldwirtschaft und anderen kontrollierten Quellen
- Druckfarben auf pflanzlicher Basis
- ullstein.de/nachhaltigkeit

FSC
www.fsc.org
MIX
Papier | Fördert gute Waldnutzung
FSC® C083411

Ungekürzte Ausgabe im Ullstein Taschenbuch
1. Auflage Januar 2025
2. Auflage 2025

Bei Fragen zur Produktsicherheit wenden Sie sich bitte an produktsicherheit@ullstein.de
Umschlaggestaltung: zero-media.net, München
Umschlagmotiv: © FinePic®, München
Grafiken: © Red Cape Production, Berlin
Illustrationen im Innenteil: Axel Raid (Seiten 38, 192, 203, 209, 290, 294)
Bildnachweise: Adobe.com (Seiten 24, 34, 38, 54, 66, 153, 270, 271)
Kim SeungJun from Noun Project (Seiten 209, 259)
Mitarbeit am Text: Ulrike Schöber, Dortmund
Redaktion: Vera Baschlakow
Satz: Pinkuin Satz und Datentechnik, Berlin
Gesetzt aus Kepler Light
Druck und Bindearbeiten: CPI books GmbH, Leck
ISBN 978-3-548-06922-7

INHALT

Vorwort

Liebe Leserin, lieber Leser,
Muskeln sind ein wahres Wunderwerk unseres Körpers, und ihre Heilkraft ist stärker als die Wirkung der meisten Medikamente. Für mich ist die Muskulatur eines der wichtigsten menschlichen Organsysteme mit so vielfältigen Funktionen und Einflüssen, dass wir ohne Kenntnis ihrer Wirkungen den menschlichen Organismus in seiner Komplexität nicht verstehen können. Ich bin fest davon überzeugt, dass wir unserer Muskulatur bisher bei der Betrachtung gesundheitlicher Veränderungen bis hin zu Erkrankungen bei Alterungs- und Wachstumsprozessen viel zu wenig oder – noch schlimmer – gar keine Aufmerksamkeit schenken. Muskeln spielen in der Medizin nämlich heute kaum eine Rolle. Das finde ich schon fast skandalös, weil wir damit eines unserer größten Organsysteme in seiner Bedeutung verkennen oder übersehen. Genau deswegen habe ich mich entschlossen, dieses Buch zu schreiben.

In meiner Forschung und Lehre an der Deutschen Sporthochschule in Köln steht das Thema Muskulatur natürlich seit vielen Jahrzehnten auf der Agenda meiner Aktivitäten ganz oben. Dabei habe ich immer mehr über dieses besondere Körpergewebe gelernt und bei zahlreichen Untersuchungen und Studien gesehen, dass unsere Muskulatur viel mehr kann, als uns nur Kraft und Leistungsfähigkeit für unsere Alltagsaktivitäten und den Sport zu geben. So wissen wir seit über 15 Jahren, dass Muskeln als das größte endokrine Organ unseres Körpers fungieren und, wenn sie aktiv werden viele Botenstoffe ausschütten, die sogar unsere zentralen Organe Gehirn, Herz, Leber und Darm direkt beeinflussen. Ohne aktive Muskeln entwickeln sich diese Organe relativ schnell in eine krankhafte Richtung und verlieren überproportional an Leistungsfähigkeit. Auch unsere Stoffwechselprozesse leiden, sodass Diabetes und Fettstoffwechselstörungen entstehen. Sogar die Mortalitätsrate steigt bei einem Verlust der Muskelmasse gravierend an, und Pflegebedürftigkeit tritt eher auf. Umgekehrt zeigen zahlreiche Studien, dass fitte Muskeln das Risiko für Erkrankungen des Gehirns wie Demenz oder Alzheimer zurückdrängen und dass Alterungsprozesse langsamer voranschreiten, wodurch wir auch im hohen Alter noch selbstständig zu Hause leben können. All dies gilt es, zukünftig viel stärker in der Medizin zu berücksichtigen, wenn wir diese zivilisationsbedingten und stark durch Muskelverlust geprägten Erkrankungen überhaupt in den Griff bekommen wollen.

Bisher fehlt dafür jedoch das Bewusstsein. Oder sind Sie schon einmal beim Arzt nach der Leistungsfähigkeit Ihrer Muskulatur gefragt worden? Wurde vielleicht sogar ein Test der Muskulatur mit Ihnen gemacht? Wenn nicht – und davon gehe ich leider aus –, dann lesen Sie in meinem Buch, warum dies für Ihre Gesundheit zwingend notwendig wäre. Ich halte diese Nichtbeachtung und fehlende Einbeziehung der Muskulatur in die Diagnostik und Therapie bei vielen Erkrankungen für ein grobes Versäumnis, denn Muskeln sind für mich das wichtigste Medikament im Kampf gegen viele Erkrankungen, und zwar sowohl zur Vorbeugung als auch zur Behandlung.

Unsere Muskeln sind für unsere Gesundheit und für unser alltägliches Leben von großer Bedeutung. Dafür ein Bewusstsein zu schaffen ist für mich nach jahrelangen Forschungsarbeiten der Grund, dieses Buch zu schreiben. Es geht im Folgenden also nicht um konkrete Trainingspläne und Übungen, denn die finden Sie bereits in vielen meiner anderen Bücher. Ich möchte jetzt die Bedeutung der Muskulatur für die Gesundheit und für unser

Leben herausarbeiten, damit Sie verstehen, was körperliche Aktivität in Ihrem Organismus auslöst. Ich will Ihnen zeigen, dass Bewegung und häufig sogar erst das gezielte Training der Muskeln hilft, viele Erkrankungen zu vermeiden und zu behandeln.

Aus meiner Sicht ist eine der wichtigsten Zukunftsaufgaben unserer Leistungsgesellschaft, den Bewegungsmangel und die daraus folgenden gesundheitlichen Probleme nachhaltig in den Griff zu bekommen. Andernfalls werden unser Gesundheits- und unser Pflegesystem kollabieren. Vor allem aber wollen wir doch alle möglichst gesund, selbstständig und mit Lebensfreude altern – das machen Bewegung, Sport und Training, also fitte, leistungsfähige Muskeln, möglich.

Begeben Sie sich mit mir gemeinsam auf den Weg, das Wunderwerk Muskulatur und seine Heilkraft zu verstehen. Wie immer im Körper sind die unterschiedlichen Prozesse eng miteinander verflochten. Für ein nachhaltiges Verständnis tauche ich daher gelegentlich etwas tiefer in unsere Biochemie ein, um auch die Fragen von Experten zu beantworten. Als Laie können Sie solche Abschnitte ohne schlechtes Gewissen überfliegen und einfach danach weiterlesen – Sie werden trotzdem viel Neues über Ihre Muskulatur erfahren. Ich bin mir sicher: Danach werden Sie Ihre Muskeln gänzlich anders betrachten und viel mehr wertschätzen als heute.

Ihr Ingo Froböse

MUSKELN SIND KUNSTWERKE – PHYSIOLOGIE UND ANATOMIE

Eben haben Sie dieses Buch zur Hand genommen, sich dazu einen Becher Kaffee oder Tee gegriffen, sind zu Ihrem Sofa oder Lieblingssessel gegangen und haben es sich dort bequem gemacht, um diese ersten Sätze zu lesen. Das waren alles ganz gewöhnliche Handlungen, über die Sie sich normalerweise sicher keine Gedanken machen. Bewusst werden uns solche alltäglichen Bewegungen nur dann, wenn sie nicht mehr funktionieren. Wenn Ihnen vielleicht der Becher aus der Hand rutscht, es beim Hinsetzen im Rücken schmerzt, Ihre Augenlider beim Lesen plötzlich zucken, oder auf den Punkt gebracht: Wenn Ihre Muskeln nicht mehr das machen, was Sie wollen! Hinter all diesen banalen kleinen Alltagshandlungen steckt nämlich unsere Muskulatur. Im Team mit unserem Nervensystem und unserem Gehirn ist sie die Grundlage für ein gesundes Leben und macht fast alles mit, was wir möchten, bis hin zu spektakulären Leistungen im Sport oder im Zirkus. Dabei beweist uns die Muskulatur immer wieder aufs Neue, wie lern- und anpassungsfähig sie ist.

Wir bekommen unsere Muskeln zwar von der Natur mit in die Wiege gelegt, aber von Anfang an entwickeln sie sich nur durch unser Tun, durch unsere körperliche Aktivität. Bei kleinen Kindern auf dem Spielplatz können Sie das gut beobachten. Sie fallen immer wieder hin und probieren unermüdlich aufs Neue, bis sie irgendwann ihr Ziel erreicht haben und allein einen Turm aus Sand bauen, laufen, klettern oder rutschen können. Ihre Muskeln und ihr Gehirn haben die unterschiedlichen Bewegungsabläufe nach und nach erlernt und perfektionieren sie immer mehr. Genauso verhält es sich, wenn wir als Erwachsene mit einer neuen Sportart oder auch nur einer Kraft- oder Gymnastikübung beginnen. Kein Tennisspieler trifft von Anfang an den Ball, und jeder muss üben, bis er zehn korrekte Liegestütze am Stück schafft. Doch mit Geduld und Training schafft das jeder, und genau wie die Kinder sind wir dann stolz auf unsere Leistung, freuen uns darüber und haben Spaß daran.

Die Namen der Muskeln

Jeder Muskel hat in der Anatomie einen lateinischen Namen, der sich aus mindestens zwei Bestandteilen zusammensetzt: der allgemeinen Bezeichnung für Muskel, lateinisch *Musculus* (auf Deutsch »Mäuschen«, weil ein angespannter Muskel wie eine Maus aussieht), abgekürzt *M.*, und den eigentlichen Namen, etwa *biceps*. Oft kommt noch ein dritter oder vierter Namensteil hinzu, der die Lage oder den Ansatz des Muskels genauer bezeichnet. So heißt der Bizeps am Oberarm korrekt *M. biceps brachii* für »zweiköpfiger Muskel des Arms«.

Wozu Menschen dank ihrer Muskeln fähig sein können, zeigen uns täglich die Hochleistungsathleten und -athletinnen in den unterschiedlichsten Sportarten. Sind wir nicht alle begeistert davon, wie Turnerinnen an den Geräten ihre waghalsigen Übungen ausführen und mit absoluter Präzision auf den Punkt genau beenden? Oder von der künstlerischen Qualität beim Eiskunstlaufen mit den eleganten Sprüngen genauso wie von Fußballern, die einen genialen Pass spielen oder den Ball aus der Luft treffen? All diese Sportlerinnen und Sportler haben das Gleiche gemacht wie die Kinder: Immer wieder probiert, geübt und trainiert und sich über ihre Fortschritte gefreut. Die Fortschritte und der Spaß an der Bewegung motivieren dann dazu weiterzumachen.

Aber die Muskulatur ist nicht nur für unsere körperlichen Aktivitäten unverzichtbar, sondern auch für unseren Stoffwechsel und damit für unser Wohlbefinden und unsere Gesundheit insgesamt. Denn es sind die Bewegung und damit die Muskelarbeit, die dafür sorgen, dass mit dem arteriellen Blut Sauerstoff und Nährstoffe in die Zellen kommen und Abbauprodukte des Stoffwechsels mit dem venösen Blut aus den Zellen abtransportiert werden. Außerdem beeinflussen aktive Muskeln auch direkt den Stoffwechsel der Leber sowie des Gehirns und sorgen dafür, dass Knochen und Knorpel ernährt werden. Deswegen bezeichne ich die Muskulatur als unser größtes Stoffwechselorgan.

Allein ihr Gewicht beträgt bei einem etwa 70 Kilogramm schweren Mann normalerweise 30 Kilo. Bei gesunden aktiven Menschen liegt der Anteil der Muskelmasse am Gesamtkörpergewicht etwa um 40 bis 50 Prozent bei Männern und 25 bis 35 Prozent bei Frauen. Zumindest sollte das so sein, damit wir gesund bleiben. Menschen mit gut ausgebildeter Muskulatur wie Sportler oder Schwerstarbeiter erreichen sogar Anteile bis zu 65 Prozent. Bei Neugeborenen liegt der Anteil der Muskelmasse an der Körperzusammensetzung bei etwa 20 Prozent.

Wir alle besitzen 654 Muskeln, die rund um die Uhr Tag für Tag für uns arbeiten. In jedem noch so kleinen Muskel verbrennt unser Organismus in den Minikraftwerken der Zelle, den Mitochondrien, Zucker und Fette und produziert daraus die Energie, die wir zum Leben benötigen: das Adenosintriphosphat oder kurz ATP. Die Muskulatur ist also der Motor unseres Energiestoffwechsels und verbraucht die Kalorien, die wir täglich beim Essen und Trinken zu uns nehmen.

Unsere durchschnittlich 30 Kilogramm Muskeln verbrennen täglich 1200 bis 1500 Kilokalorien in Ruhe, also auch, wenn wir nichts tun – einfach nur durch Atmen, Denken, Verdauen und Am-Leben-Sein. Zu diesem sogenannten Grundumsatz kommen noch die verbrauchten Kalorien für körperliche Aktivitäten hinzu, der »Leistungsumsatz«. Wenn Sie eher passiv leben, setzen Sie dabei etwa 600 Kilokalorien um. Führen Sie dagegen ein aktives Leben mit viel Bewegung und Sport, kann dieser Wert um weitere 500 bis 1000 Kilokalorien steigen, sodass Sie im Ganzen 2500 bis 3000 Kilokalorien pro Tag verbrennen. Körperlich anstrengende Arbeit oder Leistungssport verbrauchen noch mehr Energie.

Für unsere Gesundheit ist es wesentlich, dass sich die Zufuhr von Kalorien und ihr Verbrauch ungefähr die Waage halten, damit wir nicht nach und nach immer dicker, übergewichtig oder gar adipös werden. Muskeltraining kann nicht nur dabei nachhaltig weiterhelfen, sondern sorgt auf vielfältige Weise dafür, dass wir gesund bleiben, wie Sie im Verlauf dieses Buchs noch sehen werden. Um diese Zusammenhänge zu verstehen, schauen wir uns die Muskeln, ihren Aufbau und ihre Verbindung zu anderen Körperstrukturen jetzt genauer an.

Übrigens: Wenn ich von Muskeltraining rede, meine ich es in seiner allgemeinen Wortbedeutung: das Training der Muskulatur durch gezielte Maßnahmen zur Erhaltung und/oder Steigerung von Ausdauer, Kraft, Beweglichkeit und Fitness für den Sport und den Alltag im Allgemeinen. Muskeltraining ist also weit mehr als nur ein reines Krafttraining!

Weltrekorde der Muskeln

- Der größte (Fläche): *M. latissimus dorsi*, Großer Rückenmuskel
- Der größte (Volumen): *M. gluteus maximus*, Großer Gesäßmuskel mit 700 bis 1800 cm^3
- Der stärkste: *M. masseter*, Kaumuskel. Der Amerikaner Richard Hoffman biss 1986 mit einer Kraft von 4337 Newton in ein Messgerät. Dies entspricht etwa einer Gewichtskraft von 442 kg!
- Der längste: *M. sartorius*, Schneidermuskel mit ca. 50 cm
- Der kleinste (quer gestreifte Muskel): *M. stapedius*, Steigbügelmuskel mit 5 bis 7 mm
- Die aktivsten: die Augenmuskeln mit etwa 100 000 Kontraktionen am Tag und sogar in der Nacht in der REM-Phase
- Der fleißigste und wichtigste: Myokard. Der Herzmuskel pumpt etwa 5 Liter (in Ruhe) bis 20 Liter (bei Belastung) pro Minute. Das sind 8000 bis 10 000 Liter am Tag.
- Der schnellste: *M. orbicularis oculi*. Der Augenringmuskel benötigt 0,3 Sekunden für einen Lidschlag.
- Die dicksten Oberarme der Welt hatte der ägyptische Bodybuilder Moustafa Ismail: unglaubliche 78 Zentimeter Umfang! Um dies zu erreichen, trainiert er zweimal täglich im Fitnessstudio und stemmt bis zu 500 Kilogramm Gewichte.

MUSKEL ist nicht GLEICH MUSKEL

Ein Muskel besteht aus vielen 1000 Muskelzellen, auch Muskelfasern genannt, die alle zusammenarbeiten. Damit wir die unzähligen, vielfältigen Aufgaben, sportlichen Aktivitäten und Bewegungen im Alltag überhaupt ausführen können, finden sich im Körper völlig unterschiedlich zusammengesetzte Muskeln. Mit Blick nur auf die Funktionen unterscheiden wir drei grundsätzlich verschiedene Muskeltypen:

1. die quer gestreifte Muskulatur beziehungsweise die Skelettmuskeln
2. die Herzmuskulatur
3. die glatte Muskulatur

Die quer gestreiften Muskeln und auch die Herzmuskulatur zeigen histologisch betrachtet, also mit dem Fokus auf die Gewebeart, helle und dunkle Bahnen, die unter dem Mikroskop als Streifen sichtbar werden. Diese Bahnen entstehen durch die regelmäßig wechselnde Anordnung der sogenannten kontraktilen Filamente (Proteinfäden) Aktin und Myosin, die für An- und Entspannung des Muskels zuständig sind (siehe Seite 51). Dabei unterscheidet sich die Herzmuskulatur von der Skelettmuskulatur physiologisch durch eine ausgeprägte Erregungs- und Reizweiterleitung der Zellen untereinander sowie durch die Fähigkeit, einen eigenen Rhythmus von elektrischen Erregungen zu entwickeln. Der wichtigste Unterschied ist jedoch, dass die Kontraktion, also die Anspannung, der Skelettmuskeln willentlich beeinflusst werden kann. Das ist bei der Herzmuskulatur nicht möglich – zum Glück!

Unsere inneren Organe bestehen aus glatter Muskulatur. Ihre kontraktilen Filamente sind ohne erkennbare Ordnung verteilt, sodass diese Muskelfasern für unser Auge glatt aussehen. Weitere wichtige Unterschiede sind, dass die Zellen der glatten Muskulatur zum einen wesentlich langsamer kontrahieren und zum anderen auch nicht unserer Willkür und willentlichen Beeinflussung unterliegen. Ihre Steuerung und Aktivierung ist sehr eng mit der jeweiligen Organfunktion verbunden.

Problemfall glatte Muskulatur

Bei vielen Erkrankungen spielen die glatten Muskeln eine bedeutsame Rolle. Funktionsstörungen der glatten Muskulatur kommen gerade im Zusammenhang mit zivilisationsbedingten Beschwerden häufiger vor als eine alleinige Störung der Skelettmuskeln. Da die glatte Muskulatur unsere Organfunktionen steuert und kontrolliert, geht eine Veränderung oder Verschlechterung dort immer sofort einher mit einem Funktionsverlust des betroffenen Organs.

Eine Veränderung des Tonus, also der Spannung, der glatten Muskeln wird zum Beispiel für viele Veränderungen an den Blutgefäßen verantwortlich gemacht, weil diese dadurch nicht die notwendige optimale Entspannung erreichen. Die Folgen dieses Hypertonus sind beispielsweise hoher Blutdruck, koronare Herzkrankheit oder im Bereich der Lunge das Auftreten von Asthma bronchiale.

Merkmale und Besonderheiten der einzelnen Muskeltypen

Merkmale/ Besonderheit	Skelett-muskulatur	Herz-muskulatur	Glatte Muskulatur
Dicke	40–100 mm	10–20 mm	5–10 mm
Länge	bis 20 cm	100–150 mm	30–200 mm
Kern	viele Kerne	ein Kern	ein Kern
Anordnung der kontraktilen Filamente	parallele Anordnung, Sarkomere	parallele Anordnung, Sarkomere	gitterartiges Netzwerk, keine Sarkomere
nervale Versorgung	somatisches Nervensystem	vegetatives Nervensystem	vegetatives Nervensystem
Erregungsübertragung von Zelle zu Zelle	nein	über Gap Junction	über Gap Junction

(nach Prof. Jürgen Hescheler 2019)

Aufbau der Muskulatur

Anatomisch lässt sich ein Skelettmuskel in Muskelkopf und Muskelbauch unterteilen, in der Fachsprache Caput und Venter genannt. Dabei ist der Muskelbauch über Sehnen mit dem übrigen Bewegungssystem verbunden. Kopf und Bauch der Muskulatur definieren durch ihre Anzahl die unterschiedlichen Formen der Skelettmuskeln:

- Hat ein Muskel mehrere Ursprünge, sind auch entsprechend viele Muskelköpfe vorhanden wie beim *M. biceps brachii* (Bizeps) mit seinen zwei oder beim *M. quadriceps femoris* (vierköpfiger Oberschenkelmuskel) mit seinen vier Köpfen.
- Muskeln mit einem Muskelkopf und nachgelagerten

Zwischensehnen weisen mehrere Muskelbäuche auf wie beim *M. rectus abdominis*, dem flächigen, geraden Bauchmuskel.

- Flächenhaft angelegte Muskeln mit entsprechenden flächigen Sehnen hingegen besitzen meist keinen typischen Muskelbauch wie der *M. trapezius* oder der *M. latissimus dorsi* im oberen Rücken.
- Einige Muskeln sind ringförmig angelegt und brauchen dadurch keinen typischen Muskelkopf. Sie erledigen vor allem Verschlussfunktionen wie der *M. sphincter ani externus* (der Afterschließmuskel) oder der *M. orbicularis oris* (Mundringmuskel, der die Lippen schließt oder spitzt).

Zusätzlich unterscheiden wir Muskeln nach ihrer Fiederung. Gefiederte Muskeln bestehen aus Muskelfasern, die nicht wie sonst parallel zur Sehne verlaufen, sondern direkt an der Sehne schräg ansetzen:

- Bei einfach gefiederten Muskeln setzen die Muskelzellen an einer Seite der Sehne an wie zum Beispiel die Kniebeugemuskulatur auf der Rückseite des Oberschenkels (*M. semitendinosus* und *semimembranosus*) oder auch der lange Zehenstrecker (*M. extensor digitorum longus*).
- Bei doppelt gefiederten Muskeln verlaufen die Fasern gabelförmig von der Ursprungssehne bis zu beiden Seiten der Ansatzsehnen, etwa beim *M. rectus femoris*, als ein Anteil der Kniestreckmuskulatur.
- Bei komplex gefiederten Muskeln ändern die Muskelzellen die Richtung. Ein Beispiel ist der *M. deltoideus* (Deltamuskel) mit all seinen unterschiedlichen Anteilen und Funktionen am Oberarm.

Gefiederte Muskeln können große Kräfte entwickeln, obwohl sie nur wenig Platz im Körper benötigen.

Außerdem wird zwischen Ursprung und Ansatz des Muskels unterschieden, also zwischen seinem Beginn und seinem Ende. Was als Ursprung oder Ansatz bezeichnet wird, ist nicht einheitlich definiert. In der Regel befinden sich an den Extremitäten die Ursprünge eines Muskels proximal (rumpfnah) und die Ansätze distal (rumpffern).

Da Muskeln aber immer in ihrer Funktion anatomisch betrachtet werden sollten, sind bei der Beschreibung von Bewegungen und von sportlichen Aktivitäten nicht der Ursprung oder Ansatz entscheidend, sondern das sogenannte Punctum fixum und das Punctum mobile. Das Punctum fixum beschreibt die Befestigung am unbewegten Skelettabschnitt, während das Punctum mobile die Fixierung am bewegten Abschnitt beschreibt. Das klingt vielleicht kompliziert, lässt sich aber mithilfe des Bauchmuskeltrainings gut verstehen: Sie können Ihre Bauchmuskulatur einerseits über eine Bewegung des Rumpfs mit fest aufgestellten Beinen wie beim Crunch, der Bauchpresse, trainieren oder auch umgekehrt mit fest gestelltem Rumpf durch Bewegungen der Beine. In beiden Fällen erhält die Bauchmuskulatur einen Trainingsreiz, allerdings sprechen die unterschiedlichen Übungen nicht dieselben Fixationspunkte der Muskeln an. Diese Unterscheidung ist für eine zielgerichtete Ansprache von speziellen Muskelanteilen von Interesse.

Grundsätzlich setzen sich unsere Muskeln, und zwar alle drei Typen, aus fünf wesentlichen Bestandteilen zusammen:

1. **Die Muskelhülle, das Sarkolemm**, besteht aus der Muskelfaszie (dazu später ausführlicher) und lockerem Verbindungsgewebe und umhüllt, wie das Wort schon sagt, den Muskel wie ein Sack oder Beutel.

2. **Das Muskelfaserbündel** umfasst mehrere Fasern beziehungsweise kleinere Bündel, die ein dünnes Verbindungsgewebe umgibt. Diese unterscheiden wir noch in Sekundärbündel, die wir als »Fleischfaser« mit bloßem Auge sehen können und die sich wiederum aus vielen Primärbündeln zusammensetzen.
3. **Als Muskelfaser, Muskelzelle oder Myozyt** bezeichnen wir den Verbund der Kraftwerke eines Muskels. Dies ist ein spindelähnliches Gebilde, in dem sich die muskulären Funktionseinheiten, die Myofibrillen, verbinden.
4. **Die Muskelfibrille oder Myofibrille** ist die Funktionseinheit des Muskels und besteht aus unzähligen winzigen, kastenförmig angeordneten Aktionseinheiten, den sogenannten Sarkomeren.
5. **Die kontraktilen Einheiten oder Sarkomere** sind die kleinsten Funktionseinheiten der Muskulatur. Kleine Proteinfäden, die sogenannten kontraktilen Filamente Aktin und Myosin, verschieben sich ineinander und bewirken so das Zusammenziehen, also die eigentliche Kontraktion, des Muskels. Dabei sorgt noch ein drittes Protein in den Sarkomeren, das Titin, für eine gute Ausrichtung der Filamente Aktin und Myosin. Ähnlich einem Gummiband führt es die beiden Proteinfäden nach einer Positionsveränderung (besonders nach einer Dehnung) wieder zurück in die Ausgangsposition.

Jeder dieser fünf Bestandteile, also jede einzelne Zelle und Faser, jedes Filament, ist dabei von feinem Bindegewebe umgeben, dem sogenannten myofaszialen Gewebe. Nur damit kann das sehr komplexe Gebilde eines Muskels als Gesamtorgan funktionieren und seine kontraktile Arbeit erfüllen.

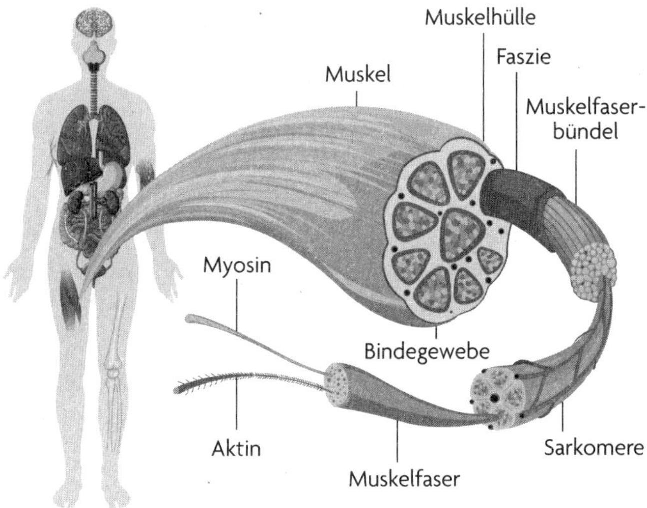

Feinstruktur des Skelettmuskels

Muskeln arbeiten immer zusammen

Ein Muskel allein kann allerdings nichts ausrichten, denn er braucht immer mindestens einen Mitspieler. Zusammen können sie dann ein Gelenk beugen und strecken: Am Oberarm beugt der *M. biceps brachii* das Ellbogengelenk, und der *M. triceps brachii* streckt das Ellbogengelenk. Die beiden Muskeln sind also Gegenspieler. Aus diesem Grund nennen wir den aktuell aktiven Muskel »Agonist« und seinen aktuellen Gegenspieler »Antagonist«. Wenn der Agonist aktiv ist, muss der Antagonist loslassen und sich entspannen, damit der arbeitende Muskel seine Kraft optimal und ungehindert entfalten kann. Je nach Bewegungsrichtung nehmen beide Muskeln mal die Position des Agonisten oder des Antagonisten ein. Dieses abwechselnde und fein abgestimmte Zusammenspiel macht die Muskeln zu Teamplayern.

Wenn Anfänger eine neue Bewegung erlernen, ist genau diese Abstimmung zwischen den beiden Muskelgruppen anfangs sehr grob und ungenau. Meist entspannt sich der Antagonist dabei zu Beginn des Bewegungslernens nicht ausreichend, sodass keine optimale Kraftentfaltung des Agonisten möglich wird. Bewegungslernen steigert dies zunehmend, und die Abstimmung wird immer besser und exakter.

Jene Muskeln, die sich gegenseitig bei einer Bewegung und Aktivität unterstützen, nennen wir Synergisten. Diese finden wir vor allem an den großen Gelenken, weil dort ein Muskel meistens nicht in der Lage ist, eine Bewegung allein und selbstständig auszuführen. So besteht beispielsweise der vordere Oberschenkelmuskel aus vier Anteilen, die alle synergistisch agieren, aber auch Einzelaufgaben übernehmen können. Gleiches gilt auch auf der Rückseite des Oberschenkels, wo mehrere Beugemuskeln die Kniegelenkbewegung einleiten und ausführen.

Manchmal werden sogar Gegenspieler zu Synergisten, etwa wenn in einem Gelenk Stabilität hergestellt werden muss wie bei der Landung nach einem Sprung im Bereich des Sprung-, Knie- und Hüftgelenks. Eine kontrollierte Landung klappt nur, wenn alle Muskeln gleichzeitig eine starke Muskelmantelspannung für das Gelenk aufbauen und dadurch gemeinsam die Kraft abfangen, die von außen auf die Gelenke einwirkt.

Auch im Alltag finden sich nur ganz selten Bewegungen wie jene der Finger oder der Stirn, die nur von Einzelmuskeln isoliert ausgeführt werden. Fast alle Bewegungen werden durch sich gegenseitig unterstützende Muskeln möglich gemacht. Gerade komplexe Bewegungen setzen in der Nähe liegende Muskeln gemeinsam um. Dieses Zusammenspiel unterschiedlicher Muskeln wird mit dem Begriff »Muskelkette« bezeichnet. So finden sich zum Beispiel eine Extensoren- oder auch eine Flexorenkette, die einerseits die Streckung oder andererseits die Beugung über einzelne Gelenke hinaus bei komplexen Bewegungen ermöglicht. Um zum Beispiel aus dem Sessel aufzustehen, arbeiten der *M. triceps surae* (dreiköpfiger Wadenmuskel), der *M. quadriceps femoris* (vierköpfiger Oberschenkelmuskel) und der *M. gluteus maximus* (großer Gesäßmuskel) als sogenannte Streckerschlinge der Beine eng zusammen, strecken also die gebeugten Beingelenke.

BINDEGEWEBE auch im MUSKEL

Jeder Muskel, der ja vor allem aus aktivem Gewebe besteht, besitzt auch nichtkontraktile Elemente, und zwar in Form von Spuren des passiven Bindegewebes. Es wird auch häufig fasziales Gewebe des Muskels oder wie bereits erwähnt myofasziales Gewebe genannt. Im Muskelbauch schützt es die Muskelzellen und ihre Eiweiße sowohl während einer Kontraktion, bei der ein Muskel anschwillt und dicker wird, als auch bei einer Längenveränderung, einer Dehnung.

Eine weitere Aufgabe des muskulären Bindegewebes ist die Übertragung der Kontraktion auf die Sehne und damit auf den Knochen, sodass eine Bewegung möglich wird. Daher beginnt das Bindegewebe am Knochen und wird dann im weiteren Verlauf zur Sehne. Ihr Bindegewebe geht in das Bindegewebe des Muskelbauchs über, wird auf der anderen Seite dann wieder zur Sehne, die wiederum eine Verbindung mit einem anderen Knochen eingeht. Das Bindegewebe verbindet also zwei Knochen.

Dank dieser Verknüpfung und durch die Funktion des kontraktilen Muskelgewebes können Knochen gegeneinander bewegt werden.

Die Bindegewebszellen des Muskelbauchs sind genauso wie jene des Muskel-Sehnen-Übergangs sogenannte Myoblasten und Fibroblasten. Diese Zellen werden überwiegend von den Kollagenfasern der Typen I, III, V und VI gebildet:

- Typ I: faserbildend in Haut, Sehnen, Knochen und Knorpel
- Typ III: faserbildend in Haut, Muskeln und Bindegewebe
- Typ V: faserbildend in interstitielles (dazwischenliegendes) Bindegewebe
- Typ VI: faserassoziiert in Bindegewebe

Insgesamt konnten bisher 25 verschiedene Typen an Kollagenfasern beschrieben werden.

Das gesamte Muskelgewebe und auch sein Bindegewebe sind stark durchblutet. Deswegen können Muskeln nach einer Verletzung recht rasch heilen. Ein oft unterschätztes Problem für die Durchblutung stellt die Kontraktion dar, denn wenn sich der Muskel zusammenzieht, erhöht sich der Druck innerhalb des Muskelgewebes deutlich und damit auch der Druck auf die Gefäße: Es ist ähnlich wie bei einem Wasserschlauch, auf den Sie sich stellen und damit den Wasserfluss kappen. Spannen wir einen Muskel mit etwa 20 Prozent seiner maximalen Kontraktionskraft an, wird die Durchblutung bereits stark gedrosselt. Bei einer Maximalkraft von 40 Prozent gehen wir davon aus, dass die Durchblutung im Muskel und in seinem Bindegewebe nahezu gestoppt ist.

Keine Durchblutung bedeutet jedoch keine Versorgung mit Sauerstoff und Nährstoffen sowie keinen Abtransport von »Stoffwechselmüll«. Entsprechend kann ein chronisch gesteigerter Muskeltonus, der einer permanenten Muskelkontraktion entspricht, zu umfassenden Durchblutungsstörungen führen und damit zu einer nachhaltigen Schädigung des Muskelgewebes. Das ist in unserer »Sitzwelt« gar nicht selten und kommt beispielsweise häufig im Schulter-Nacken-Bereich bei einseitiger Schreibtischarbeit am Computer vor.

Bei jeder Aktivität des Muskels wird sein Bindegewebe ebenfalls belastet, denn der Muskelbauch wird dicker. Dadurch strafft und verlängert sich das myofasziale Gewebe und stabilisiert so das Muskelgewebe. Gleichzeitig übertragen die Bindegewebe die Kontraktionskraft auf die Sehne. Bei regelmäßiger Belastung, die fortwährend einen Auf- und Umbau des Bindegewebes stimuliert, bleibt die Stabilität des muskulären Bindegewebes dauerhaft erhalten. Die Belastungsreize sorgen dafür, dass sich Kollagenmoleküle organisieren und belastungsstabil anordnen. Regelmäßige Bewegungsreize wie Kontraktion und auch Dehnung sorgen also dafür, dass das muskuläre Bindegewebe seine schützende und stabilisierende Funktion langfristig erfüllen kann.

Ohne Sehnen keine Muskeln

Auch die Sehnen bestehen aus Bindegewebe. Sie sind, wie bereits beschrieben, in das Bindegewebe der Muskeln eingebunden und beginnen am Knochen. Im weiteren Verlauf werden sie dann zur typischen Sehne und gehen in den Muskel über, durchziehen ihn und entwickeln sich auf der anderen Seite des Muskelbauchs wieder zur Sehne bis hin zum Knochen. Sehnen haben die Aufgabe, die Aktivität des Muskels auf den Knochen zu übertragen und damit Bewegungen zu ermöglichen. Deswegen müssen Muskeln auch immer im Zusammenhang mit ihrer zugehörigen Sehne betrachtet werden.

Sehnen sind feste, meist runde Strukturen von weiß glänzender Farbe, und ihr Aussehen erinnert an ein Seil oder Kabel wie die kräftige Achillessehne. Es finden sich im Körper allerdings auch flache breite Sehnen, wie zum Beispiel die des *M. tensor fasciae latae* seitlich am Oberschenkel: Ihre Form ähnelt einem Sicherheitsgurt im Auto.

Die Aufgabe einer Sehne besteht darin, die Zugbelastung der Muskulatur aufzunehmen, die während einer Kontraktion oder Dehnung eines Muskels entsteht. Regelmäßige Reize sorgen dafür, dass sich die Sehne anpasst, damit sie belastbar bleibt. Das geschieht, indem Sehnen ihre Kollagenfasern ausrichten, auf- und umbauen. Sie reagieren genau wie die Muskeln auf Training. Dies wies erst 2021 eine Forschungsgruppe um Prof. Jonathan Quinlan von der University of Birmingham nach. Sie verglich Männer um die 25 Jahre mit solchen um die 68 und ließ sie dreimal wöchentlich über zwei Monate trainieren. Dabei stellten die Wissenschaftler fest, dass die Sehnen der älteren zwar länger zur Anpassung benötigten als nur vier Wochen wie bei den jungen Leuten. Aber nach acht Wochen hatten sie einen vergleichbaren Status erreicht. Positive Veränderungen an der Muskel-Sehnen-Einheit können also über die gesamte Lebensspanne erreicht werden! Der Organismus reguliert die Anpassung derart, dass es nicht zu einem Ungleichgewicht zwischen Muskeln und Sehnen kommt.

Wird eine Sehne jedoch ruhiggestellt, weil vielleicht der zugehörige Knochen gebrochen ist, verliert sie innerhalb von vier Wochen sehr an Belastbarkeit: Diese beträgt dann nur noch rund 20 Prozent, wie der Physiotherapeut Frans van den Berg aus Oppenheim in seinem Buch *Angewandte Physiologie* 2003 schrieb. Um dann die volle Belastbarkeit wiederherzustellen, benötigt man bei einer Sehne etwa zwischen vier Monaten und einem ganzen Jahr. Das ist gerade für Sportlerinnen und Sportler eine lange Zeit. Trotzdem sollten Sie Ihrer Sehne diese Erholungspause gönnen, damit Sie sie danach wieder voll beanspruchen können.

Sehnen passen sich aber auch an das regelmäßige Training an, und so regt gerade ein intensives Muskeltraining die Kollagensynthese der Gewebe an. Interessant ist in diesem Zusammenhang, dass die Menge an Kollagen in der Sehne trotz erhöhter Synthese kaum zunimmt. Das liegt daran, dass gleichzeitig etwa genauso viel Kollagen ab- wie aufgebaut wird. Studien zeigen, dass durch Training überwiegend die dicken Kollagenfasern abgebaut und durch dünnere kollagene Fibrillen (mikroskopisch kleine Fasern) ersetzt werden. Dadurch nimmt die Stabilität der Sehne deutlich zu, ihre Elastizität dagegen reduziert sich etwas. Die Sehne wird deshalb zwar bei Belastung stabiler, ist aber durch den Verlust an Elastizität etwas anfälliger für Verletzungen. Das kann besonders bei schnellen, hohen Belastungen, zum Beispiel bei Sprints oder Sprüngen, manchmal zu einem Problem werden.

Eine ständige Zugbelastung führt dazu, dass Sehnen und Bänder ein wenig lockerer werden. Dies ist allerdings nur mit sehr lang andauernden Zugbelastungen zu erreichen, die beim Training nur sehr selten auftreten. Lockerungszeichen zeigen sich vor allem bei zyklischen Bewegungen wie beim Radfahren oder beim Rudern an den Bändern und Sehnen, allerdings erholen sich die Strukturen relativ schnell und kehren bereits nach kurzer Zeit wieder in den alten Zustand zurück. Wer dagegen beispielsweise die Achillessehne dehnen und lockerer machen möchte, kann dies nur durch sehr lange Belastungen erreichen: 15 bis 30 Minuten sind dabei die untere Grenze.

Auch die Temperatur beeinflusst die Formbarkeit einer Sehne: Pro ein Grad Temperaturanstieg verändert sich die Verformbarkeit im Gewebe um etwa ein Prozent. Aufgewärmte Sehnen sind also verformbarer als »kalte« Sehnen und passen sich besser an die Belastung an.

Bänder – Gegenspieler der Sehnen
Auch unsere Bänder sind Verbindungen aus Bindegewebe zwischen zwei Knochen. Im Unterschied zu den Sehnen, die die Kraft des Muskels auf die Knochen übertragen, stützen und stabilisieren die Bänder die Gelenke, also die Verbindungen zwischen zwei Knochen. Dazu gehört, dass sie den Bewegungsspielraum des Gelenks sinnvoll begrenzen.

Faszien – das besondere Bindegewebe

Knochen, Muskeln, Sehnen kennt jeder von uns. Nun reden plötzlich alle von den Faszien, egal ob im Sport, in der Therapie, im Training oder in der Gesundheitsvorsorge. Tatsächlich wissen wir erst seit einigen Jahren mehr über Faszien und ihre Funktionsweise. Um den gesamten Muskel mit seinen Sehnen und Sehnenscheiden verlaufen sogenannte Faszien, die einzelne Muskeln beziehungsweise Muskelgruppen voneinander trennen.

Dachte man früher, die sehr feinen oder auch recht dicken weißen Häute an Muskeln und Knochen wären nur eine Art Verpackung oder Trennschicht, so weiß man heute, dass sie ein aktives Gewebe mit unzähligen Nervenzellen sind. Endlich erhält dieses wichtige Bindegewebe seine verdiente Beachtung. Darüber freue ich mich sehr.

Faszien sind also vereinfacht gesagt das »faserige« Bindegewebe, das überall im Körper zu finden ist, überwiegend aus kollagenen Fasern besteht und sehr fein abgestimmt mit dem Muskelgewebe interagiert. Faszien sind das Bindeglied zwischen allen menschlichen Zellen und geben durch ihr unendliches Fasernetzwerk unserem Körper seine Struktur. Als extrazelluläre Elemente besitzen sie auch spezielle mechanische Eigenschaften. Darüber hinaus üben sie verteidigende (defensive) Funktionen aus, die bedeutsam für unser Immunsystem sind und auf zellulären Mechanismen beruhen.

Erst seit dem 1. internationalen Faszien-Kongress 2007 an der Harvard Medical School in Boston wurden sämtliche faserigen kollagenen Bindegewebsstrukturen des menschlichen Körpers unter dem Begriff Faszien zusammengefasst. Seitdem werden sie als Netzwerk dargestellt, das den menschlichen Körper durchdringt und all seine Organe umhüllt und miteinander verbindet. Unter anderem zählt man Bänder, Sehnen, Sehnenplatten, das Bindegewebe im Muskel und auch die Gelenkkapseln zu den faszialen Geweben. Eine Faszie ist mit der nächsten verknüpft, sodass alle Faszien miteinander verbunden sind und ein ununterbrochenes Netz bilden.

Grob unterteilen lassen sich die Faszien in zwei Kategorien, nämlich das »lockere« und das »dichte« oder »straffe« Bindegewebe. Das lockere Bindegewebe ist das »Füll- und Hüllgewebe« des Körpers, das relativ zellarm und ein wenig chaotisch angeordnet ist. Es enthält sehr viel von der sogenannten Grundsubstanz, die im Raum zwischen den Zellen viel Wasser bindet. Dieses fasziale Gewebe bildet überall im Körper ein verzweigtes kollagenes Netzwerk und findet sich besonders in der oberflächlichen Körperfaszie *(Fascia superficialis)*, an den inneren Organen und auch im Epimysium (dem mit der Muskulatur verbundenen lockeren Bindegewebe, das den Muskelbauch umhüllt).

Dagegen gibt das »dichte« Bindegewebe Form und Struktur mit seinen parallel oder mehrschichtig verlaufenden Kollagenfasern, die gut organisiert und immer in der jeweiligen Belastungsrichtung ausgerichtet sind. Es wird von vielen Fasern mit unterschiedlicher Festigkeit gebildet.

Die Faszien selbst bestehen aus:

- Zellen wie Fibroblasten und Fasziozyten, die dafür sorgen, dass Baustoff für die Erneuerung von Gewebe zur Verfügung steht. Dieser Baustoff ist in erster Linie das Kollagen.
- Fasern, die vorwiegend aus Kollagen und Elastin bestehen, die in Verbindung mit den sogenannten Proteoglykanen, also speziellen Zucker-Eiweiß-Komplexen, und weiteren Zuckerverbindungen (Glykosaminoglykane, GAG) stehen. Bekannt sind die Verbindungen unter dem Namen Hyaluronsäure.
- Grundsubstanz, die primär der Wasserbindung im Gewebe dient. Sie sorgt dafür, dass die unterschiedlichen Gewebsschichten problemlos aneinander vorbeigleiten können, das heißt, dass Bewegungen und Kräfte parallel wirken.

2015 brachte die Medizinerin Prof. Carla Stecco als Erste einen *Atlas des menschlichen Fasziensystems* heraus. (Die deutschsprachige Ausgabe erschien ein Jahr später.) Danach lassen sich die (tiefen) Faszien grob unterteilen in:

- aponeurotische Faszien: Sie bestehen aus mehrschichtig organisierten Fasern mit lockerem Bindegewebe zwischen den einzelnen Schichten und bieten einen breiten Ansatzpunkt für mehrere Muskeln, zum Beispiel die Extremitätenfaszien an Armen und Beinen, die große Rückenfaszie und die Sehnenplatte der Bauchwand.
- epimysiale Faszien/Epimysium: Auch sie sind mehrschichtig aufgebaut, aber dünner als die aponeurotischen Faszien. Sie verbinden Muskelfaserbündel und benachbarte Muskeln, etwa das Epimysium der Arm- und Beinmuskulatur und die tiefen Faszien des Rumpfs.
- intramuskuläre Faszien: Sie umhüllen die Muskelfasern sowie

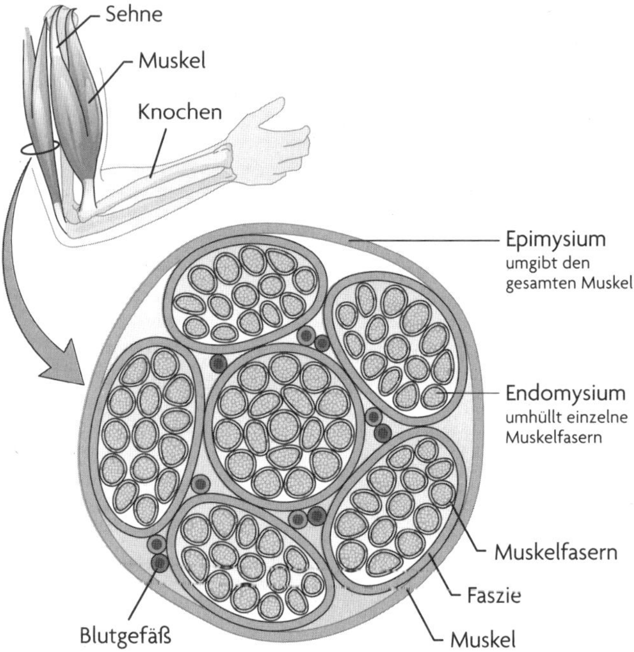

Der Skelettmuskel mit seinen Faserbündeln und zugehörigen Faszien

Muskelfaserbündel und leiten Kraft an die zugehörige Sehne weiter. Beispiele sind die Muskelfaserhülle (Endomysium) und die Muskelfaserbündelhülle (Perimysium).

- fibröse Faszien: Sie wirken als Trenn- und Hüllgewebe mit Trenn- und Stützfunktion, wie die Knochenhaut (Periost), die Kapsel von Gelenken und Organen und das Membrangewebe (Membrana interossea).

Alle Bindegewebe stehen miteinander über die extrazelluläre Flüssigkeit in engem Kontakt. Dem Fasziennetzwerk kommt eine besondere Rolle bei der Weiterleitung von Reizen und Informationen zu, weil es jede Zelle umhüllt. Reize von außen durch Belastungen, Training oder therapeutische Maßnahmen wirken daher nicht nur lokal, sondern auf alle Zellen im Körper.

Das Fasziennetz stellt das wohl größte Informations- und Wahrnehmungsorgan des Körpers dar, wie der Faszienforscher Dr. Robert Schleip stets betont. Die zahlreichen Propriozeptoren, die sich dort befinden, sind verantwortlich für unsere Wahrnehmung des eigenen Körpers, der Haltung und Bewegung. Allerdings sind die sensiblen freien Nervenendigungen, also die Nozizeptoren, und Mechanorezeptoren, wie die Golgi-Sehnenapparate, die Vater-Pacini-Körperchen und Ruffini-Rezeptoren, unterschiedlich verteilt. Sehr viele finden sich beispielsweise in den Faszien an der Lendenwirbelsäule. Das kann sicher auch ein Grund dafür sein, dass hier die meisten Rückenschmerzen auftreten.

Die freien Nervenendigungen, die Nozizeptoren, sind mit deutlichem Vorsprung vor den anderen die häufigsten Rezeptoren unseres Körpers, denn es gibt sie in fast allen Körpergeweben. Manche wirken als Chemo- oder Thermorezeptoren, das heißt, sie nehmen chemische Reize und die Temperatur wahr. Die Mehrheit allerdings arbeitet ganz oder teilweise als Mechanorezeptoren, und etwa die Hälfte hat eine recht hohe Reizschwelle. Letztere antworten also nur bei sehr kräftigen mechanischen Einwirkungen, was sie zu einer Art »Nothelfer« macht – als letzte Instanz schützen sie uns vor großen Belastungen. Die andere Hälfte reagiert aufgrund der niedrigen Reizschwelle besonders auf niedrige Druckbelastungen.

Die Golgi-Organe finden sich nicht nur an den Muskel-Sehnen-Übergängen, sondern auch in anderen faszialen Geweben wie den Gelenkkapseln und den Ligamenten, also den Bändern der großen Gelenke. Über unser Rückenmark reflektorisch verbunden, reagieren die Golgi-Rezeptoren auf Stimulation mit einer

Verklebte Faszien als Schmerzursache

Wenn unsere Faszien glatt und elastisch sind, gleiten sie bei all unseren Bewegungen problemlos aneinander vorbei. Doch vor allem das viele Sitzen, aber auch mikroskopisch kleine Verletzungen des Bindegewebes, wie sie bei körperlicher Anstrengung unvermeidbar sind, führen dazu, dass Faszien verkleben, nahezu »verfilzen«, und unbeweglich werden. Verantwortlich dafür ist Fibrin, das sich sowohl bei Bewegungslosigkeit als auch bei Verletzungen aus dem Blutgerinnungsfaktor Fibrinogen bildet. Dieser ist Bestandteil der Lymphflüssigkeit, die als Teil unseres Immunsystems im ganzen Körper zirkuliert – allerdings nur, wenn wir uns bewegen. Sitzen wir stundenlang starr im Auto oder vor dem PC, staut sich die Lymphe und transportiert das Fibrinogen nicht weiter. Es lagert sich im Bindegewebe ab und verwandelt sich in Fibrin. Dieser körpereigene »Wundkleber« »leimt« die Faszien aneinander, weil ja keine Wunde vorhanden ist. Beweglichkeit und Dehnbarkeit der betroffenen Faszien sind dann verschwunden, und wir spüren das deutlich beim Aufstehen: Wir fühlen uns steif, und ausladende Bewegungen schmerzen, weil wir die sensiblen Faszien damit »auseinanderreißen«. Durch die Verklebung des Bindegewebes können sich auch die zugehörigen Muskeln nicht mehr in vollem Umfang bewegen, weil sie durch ihre fest gewordenen Hüllen eingeengt werden. Auch die umliegenden Nerven können dadurch so stark eingezwängt werden, dass sie schmerzen, und zwar meist sehr heftig.

Verringerung der Spannung der quer gestreiften Muskulatur. Die Reizschwelle der Vater-Pacini-Körperchen und auch der Ruffini-Rezeptoren liegt sehr niedrig, aber sie unterscheiden sich in ihrer Adaptationsgeschwindigkeit auf einen Reiz. Ruffini-Rezeptoren passen sich langsam an und können deswegen im Training durch langsame Dehnungen stimuliert werden. Vater-Pacini-Körperchen dagegen reagieren schnell und benötigen daher intensive und am besten schnelle Bewegungen.

Sind Faszien großen mechanischen Belastungen ausgesetzt, organisieren sich ihre Fasern auf eine spezielle Art und Weise: Sie verstärken sich und richten sich der Belastung entsprechend aus. Hin und wieder kann dann sogar zwischen Muskeln, Sehnen und Faszien auch Fettgewebe eingelagert werden, das gegen Druckbelastung schützt.

Der US-amerikanische Manualtherapeut Thomas Myers beschrieb erstmals 2001 sehr differenziert in seinem Buch *Anatomy Trains*, dass Muskeln und Faszien untrennbare Einheiten, sogenannte Myofaszien, sind und zusammen myofasziale Leitbahnen bilden. Sie durchziehen wie Ketten den gesamten Körper, geben ihm Stabilität, nehmen Zug und Spannung auf und leiten sie weiter, fixieren und sind bei allen Bewegungen aktiv. Myers definierte elf Zuglinien, die weit entfernt liegende Bereiche verbinden wie beispielsweise die oberflächliche Rückenlinie, die von den Grundgelenken der Zehen über die Plantarfaszie der Fußsohle hinten am Körper entlang und über den Kopf bis zu den Augenbrauen verläuft.

Das fasziale System wirkt also in Verbindung mit der Muskulatur als Sensor für mechanische Spannungsveränderungen und veranlasst entsprechende körperliche Reaktionen. Dabei verfügen die einzelnen Fasern der Faszien über eine ganz natürliche Grundspannung, einen eigenständigen Tonus.

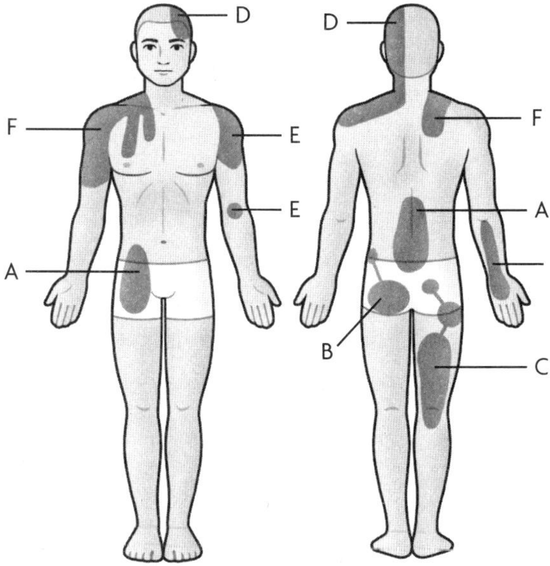

A: Psoas
B: Großer Gesäßmuskel
C: Piriformis
D: Oberer Trapezmuskel
E: Bizeps
F: Scalenus-Muskel

Ausstrahlung von Muskelschmerzen

Muskeln strahlen aus!

Wenn Muskeln sich verspannen oder immer schwächer werden, dann senden sie Signale aus. Die Reaktion darauf erfolgt jedoch nicht immer am Ort der Ursache, sondern manchmal ganz woanders. Die Muskulatur kann nämlich ihre Schmerzen in andere Regionen des Körpers ausstrahlen.

Dann treten Beschwerden in Körperabschnitten auf, ohne dass dort direkt ein Problem vorliegt. So kann beispielsweise ein winziger Muskel im Bereich des Hüftgelenks, der *M. psoas*, Schmerzen im vorderen Oberschenkel, in der Leistenregion und im unteren Rücken hervorrufen. Ein solches Ausstrahlen erschwert natürlich massiv die Diagnose und Behandlung – oft sogar über längere Zeit – und kann sowohl Therapeut als auch Patient stark verunsichern. Es lohnt sich daher immer, näher hinzuschauen und die Muskeln intensiver in die Diagnostik von bestehenden oder gar chronischen Schmerzsymptomen einzubeziehen.
Die Abbildung zeigt, in welche Körperregionen bestimmte Muskeln häufig ausstrahlen und dort schmerzhafte Symptome hervorrufen.

Die **MUSKELFASERN** und ihre **TYPEN**

Die Quelle unserer Bewegungen und unserer Kraft ist die Muskelzelle, die häufiger synonym als Muskelfaser bezeichnet wird. Im Prinzip sind Muskelfasern »nur« mehr oder weniger lange mehrkernige Zellen: Sie können von winzig klein bis zu 50 Zentimeter lang werden. Die Muskelfasern werden in unserer embryonalen Phase von sogenannten Vorläufer-Muskelzellen gebildet, den Myoblasten (auch Satellitenzellen genannt), die miteinander zu einer Muskelzelle verschmelzen.

Die Wissenschaft geht aktuell davon aus, dass die Anzahl der

Muskelfasern zum Zeitpunkt der Geburt weitgehend festgelegt ist. Skelettmuskelfasern passen ihre Länge im Verlauf des Wachstums an, indem sie zum einen neue Sarkomere (siehe Seite 23) einbauen sowie zum anderen den Faserumfang vergrößern. Dies ist auch sinnvoll, weil sich die Muskellänge immer mit dem Wachstum der Knochen parallel schalten muss, damit sie sich nicht gegenseitig behindern und die Funktion der Muskulatur optimal auf die Länge der Knochen abgestimmt ist.

Ob eine Zunahme der Anzahl der Sarkomere auch bei einem erwachsenen und ausgewachsenen Muskel überhaupt möglich ist, wird in der Wissenschaft noch intensiv diskutiert. Im Tierversuch ist dieser Nachweis bereits gelungen. Mehr Sarkomere wären aber für den Menschen letztlich wenig sinnvoll (außer vielleicht bei Artisten oder Turnern), denn unsere Muskeln müssen dem Gelenk neben dem Bewegungsspielraum auch gleichzeitig Stabilität geben. Deswegen ist eine Hyperflexibilität durch eine Zunahme der Sarkomere und eine daraus entstehende Überbeweglichkeit durch zu lange Muskeln biologisch betrachtet keine gute Strategie.

Wir wissen aber, dass es in Phasen der Ruhigstellung von Muskeln und Gelenken, etwa nach einer Operation, entscheidend ist, ob das Gelenk in gestreckter oder gebeugter Position fixiert wird. Bei stark gebeugter Position kommt es nämlich zu einer Abnahme der hintereinander geschalteten Sarkomere verglichen mit der Muskulatur der anderen Extremität. Umgekehrt konnte bei gestreckter Ruhigstellung eine Zunahme der Sarkomerzahl festgestellt werden. Dabei ist wichtig, dass die Sarkomervermehrung von der Muskellänge und nicht von der -spannung in der Ruhephase bestimmt wird. Ob dies allerdings durch ein gezieltes Dehntraining willkürlich und nachhaltig zu erzielen ist, muss noch erforscht werden.

Die Zunahme von Muskelmasse und -kraft während unserer

Entwicklung zum Erwachsenen ist danach primär auf hypertrophische Prozesse, also die Vergrößerung vorhandener Muskelfasern, zurückzuführen. Dabei spielen vor allem die Geschlechtshormone eine spezielle Rolle. So wachsen unsere Muskelfasern, die bei der Geburt im Durchmesser rund 20 Mikrometer messen, im Verlauf unserer Kindheit und Pubertät um etwa das Zwanzigfache. Eine Veränderung der Muskelmasse durch die sogenannte Hyperplasie, also eine Neubildung von Muskelzellen, ist im Wachstumsalter sicher zu vernachlässigen.

Muskelfasern werden im Muskel meist in Längsrichtung, also in der Zug- und Belastungsrichtung des Muskels, ausgerichtet und organisiert. Dadurch lagern immer mehrere Muskelzellen nebeneinander und sind von einer dünnen Membran umgeben. Dieses Gebilde nennt man Muskelfaserbündel, sodass der Muskel als Ganzes betrachtet aus vielen Muskelfaserbündeln besteht.

Die Muskelzellen sind allerdings nicht alle identisch: Unsere Muskulatur besteht aus mehreren Arten von Muskelfasern, unterschieden in »Typ I«, auch langsame oder Slow-Twitch-Fasern (ST-Fasern) genannt, und »Typ II«, die schnellen oder Fast-Twitch-Fasern (FT-Fasern). Die Typ-I-Fasern sind unsere Ausdauersportler: Sie zeichnen sich durch einen hohen Reichtum an Mitochondrien aus, also den »Minikraftwerken« der Zellen (siehe Seite 65), sind stark durchblutet und besitzen entsprechend viele Blutgefäße. Sie haben sehr viele Sauerstoffspeicher vor Ort, genannt Myoglobin, und – ganz wichtig – sie nutzen Fettsäuren als Hauptenergiequelle, weil sie Bestandteil des oxidativen Stoffwechsels sind, der nur unter Einsatz von Sauerstoff funktioniert. Deswegen lagern diese Muskelzellen auch mehr Triglyceride (drei zusammengebaute Fettsäuren) als Speicherform ein. Diese ST-Fasern können zwar nur wenig Kraft generieren, das aber über einen sehr langen Zeitraum.

FT-Fasern sind für die Kraft zuständig und werden weiter untergliedert:

- Typ-IIa-Fasern verfügen genauso wie Typ-I-Fasern über eine ziemlich hohe Dichte an Mitochondrien, sind ebenfalls recht gut kapillarisiert, haben einen hohen Myoglobingehalt, nutzen aber in der Regel Kohlenhydrate als Energiequelle. Das geht einher mit mehr Glykogen als Speicherform, obgleich diese Muskelzellen auch Triglyceride einlagern. Typ IIa kann mehr Kraft entwickeln als Typ I, und das auch über einen längeren Zeitraum. Der Muskelfasertyp IIa ist also kräftig, schnell und ausdauernd.
- Typ-IIx-Fasern haben im Vergleich zu den anderen Fasertypen nur einen gering ausgeprägten oxidativen Stoffwechsel. Deswegen finden sich dort nur sehr wenig Mitochondrien, die Muskelzellen sind spärlich kapillarisiert und weisen kaum Myoglobin auf. Dies sind auch die Gründe dafür, dass dieser Fasertyp unter dem Mikroskop weiß aussieht, nicht rot wie Typ I. Der Vorteil dieser Fasern ist, dass sie sehr kräftig sind und auch sehr reaktionsschnell, denn sie gewinnen ihre Energie primär »anaerob«, also ohne Sauerstoff. Die Energie wird mithilfe von Glukose gewonnen – also nicht über den oxidativen Stoffwechsel, denn der benötigt Mitochondrien zur Verarbeitung von Sauerstoff –, und dabei wird sie meist »unvollständig« zu Laktat (einem Anion der Milchsäure) verarbeitet. Dementsprechend schnell ermüden Typ-IIx-Fasern durch den anaeroben Stoffwechsel.

Darüber hinaus gibt es diverse Zwischenstufen an Fasern. Deswegen können die Fasern selbst unter einem Mikroskop gar nicht so eindeutig bestimmt werden, wie es in der Theorie immer dargestellt wird.

Je nach Aufgabe und Bewegungsziel aktiviert das zentrale Nervensystem die unterschiedlichen motorischen Einheiten für die Ansprache der jeweils benötigten Fasern. Für Muskelkontraktionen, bei denen nur eine geringe Kraft erforderlich ist, beispielsweise beim Stehen, Gehen oder Ergreifen eines Gegenstands, werden in erster Linie die langsamen roten Fasern (mit einem winzigen Anteil an FT-Fasern) aktiviert. Für höhere Kräfte wie beim schnellen Laufen oder beim Anheben einer Mineralwasserkiste wird dagegen ein deutlich höherer Anteil von FT-Fasern benötigt. Je größer Kraft und Schnelligkeit bei einer Bewegung sein müssen, umso mehr schnelle Fasern werden in die Muskelkontraktion einbezogen.

Aerobe und anaerobe Energiegewinnung

Die unterschiedliche Arbeitsgeschwindigkeit der langsamen und schnellen Fasern wirkt sich natürlich direkt auf die Kontraktionseigenschaften der Muskulatur aus sowie auf ihren Stoffwechsel und Energieverbrauch. FT-Fasern benötigen aufgrund der höheren Geschwindigkeit der Anspannung auch ein deutlich höheres Tempo beim Ineinandergleiten der Muskelfaserstrukturen und daher auch eine entsprechend schnellere ATP-Spaltung (siehe Seite 61). Genau deswegen arbeiten die schnellen Typ-II-Fasern in der Regel nicht ökonomisch und ausdauernd, wenn sie zum Beispiel eine einfache Haltearbeit wie beim Stehen verrichten müssen. Das ATP wird dann schneller gespalten (anaerobe Glykolyse) und mehr verbraucht, als nötig wäre. Dadurch ermüden diese Fasern schnell.

Grundsätzlich sind nämlich die Mechanismen der Energiebildung, also der ATP-Produktion, im Skelettmuskel die gleichen wie in allen anderen Körperzellen. Im Detail betrachtet gibt es jedoch einige wichtige Unterschiede zwischen den Muskelfasertypen. Eine sauerstoffabhängige, oxidative Phosphorylierung von Fettsäuren und von Glykosylresten aus Glykogen ist die Hauptversorgung für die langsamen Muskelfasern. Dabei wird ATP produziert, indem Fettsäuren und »Zuckerreste« mithilfe von Sauerstoff verstoffwechselt werden. Dieser Vorgang liefert den ST-Fasern kontinuierlich ATP bei adäquater Sauerstoffversorgung und Durchblutung. Da beide Prozesse jedoch bei intensiven Belastungen durch eine starke Kontraktion der Muskulatur gehemmt oder komplett reduziert werden, reicht die Versorgung mit ATP für FT-Fasern nicht aus. Sie müssen auf die anaerobe Glykolyse zurückgreifen. Diese kann viel schneller, aber nur zeitlich sehr begrenzt, eine ausreichende ATP-Produktion garantieren.

Immer wenn ein Sauerstoffdefizit in der Muskulatur auftaucht, wird also auf diese Form der Energiebereitstellung zurückgegriffen. Für unsere FT-Fasern ist die anaerobe Glykolyse die wichtigste Art der Energiegewinnung. Wir kennen das vom schnellen Hinaufgehen einer Treppe: Die ersten Stufen meistern wir noch gut, aber dann werden die Muskeln immer müder und träger, weil die Durchblutung und der Sauerstoff weniger werden und die Muskulatur an ihre energetische Grenze gerät. Es dauert nämlich vom Beginn einer (starken) Belastung an mindestens ein bis zwei Minuten, bis sich die Muskeldurchblutung und damit der Sauerstofftransport zu den Zellen dem Bedarf wirklich angepasst hat. Zu Anfang der Muskelarbeit entsteht also immer ein Energiedefizit in den Muskeln, das irgendwann zum Abbruch der Arbeit und somit zu einer dringend notwendigen Pause führt.

Daher werden die schnellen Muskelfasern normalerweise nur aktiv, wenn wir kurzzeitige dynamische, kräftige oder schnelle Bewegungen ausführen. Das aber kommt im normalen Alltag gar nicht so häufig vor. Daher bestehen gerade untrainierte, inaktive

Muskelfasern im Vergleich*

Motorische Einheiten	Typ I	Typ IIa	Typ IIx
Kontraktionsform	langsame Zuckung	schnelle Zuckung	schnelle Zuckung
tetanische Kraftentwicklung (mN)	10–130	50–550	300–1300
Anstieg der Einzelzuckung (ms)	58–110	30–55	20–47
tetanische Fusionsfrequenz (Hz)	10–20		50–200
Axonleitgeschwindigkeit (m/s)	75–99	84–113	85–114
Ermüdbarkeit	gering	mittel	rasch
Skelettmuskelfasern	**Typ I**	**Typ IIa**	**Typ IIx**
Farbe	rot	rosa/rot	weiß
Kapillarversorgung	dicht	dicht	gering
Stoffwechsel	oxidativ	glykolytisch und oxidativ	glykolytisch
Gehalt in Mitochondrien	reichlich	reichlich	gering
Phosphorylaseaktivität	niedrig	hoch	hoch
Myoglobingehalt	niedrig	hoch	gering
Laktatdehydrogeneseaktivität	niedrig	mittel oder hoch	hoch
Succinatdehydrogenaseaktivität	hoch	mittel	niedrig

**modifiziert nach Prof. Jürgen Hescheler 2019. Zur Erläuterung: tetanische Kraftentwicklung = maximale Anspannung (mN = Milli-Newton, Kraft); Anstieg der Einzelzuckung = Schnelligkeit; Spannungsaufbau; Tetanische Fusionsfrequenz = Innervationsfrequenz bis zum Maximum; Axonleitgeschwindigkeit = Nervenimpulsgeschwindigkeit; Phosphorylaseaktivität = Enzymaktivität zur Energiebereitstellung; Myoglobingehalt = im Muskel gebundenes Eisen zum Sauerstofftransport; Laktatdehydrogenase = LDH-Enzym zur sauerstoffarmen Energiegewinnung; Succinatdehydrogenase = Enzymkomplex zur sauerstoffreichen Energiegewinnung*

Muskeln in der Regel fast nur noch aus roten Muskelfasern, während die schnellen und weißen Muskelfasern sich zurückbilden, bis sie verschwunden sind.

Veränderung der Fasertypen durch Training

Wie viele Muskelfasern wir von den verschiedenen Typen haben, ist individuell und hängt wesentlich von unserem Erbgut ab. Wir können ihre Anteile jedoch in gewissen Grenzen verändern. Zwar wird aus einem Marathonläufer kein Sprinter, doch mit gezieltem Training könnte er einen Teil seiner ausdauernden Fasern in schnelle Fasern umwandeln. Die Skelettmuskulatur ist nämlich ein »plastisches« Organ, und der Muskelfasertypus kann switchen: Durch entsprechende Trainingsreize können Muskelfasertypen andere molekulare und kontraktile Eigenschaften übernehmen. Dies hängt von der Trainingsart ab. Ausdauersport oder Krafttraining verändern die Muskulatur und die Faserverhältnisse natürlich zwangsläufig unterschiedlich.

Generell reagieren Muskelfasern immer auf einen Trainingsreiz, und zwar belastungsspezifisch. Das heißt: Krafttraining wird dafür sorgen, dass auch die langsamen, ausdauernden Typ-I-Fasern hypertrophieren, also größer werden. Als Reaktion auf regelmäßiges Ausdauertraining verändern auch Typ-II-Fasern ihre biochemische Kapazität und ermöglichen eine gesteigerte Ausdauerleistungsfähigkeit. Diese Prozesse wirken besonders intensiv und umfassend zu Beginn des jeweiligen Trainings. Die Muskelfaser beginnt, sich auf kontraktiler Ebene zu verändern (beispielsweise durch Troponin-Isoformen, also identisch aufgebaute, aber anders geformte Troponinmoleküle) sowie im biochemischen Bereich beim oxidativen oder glykolytischen

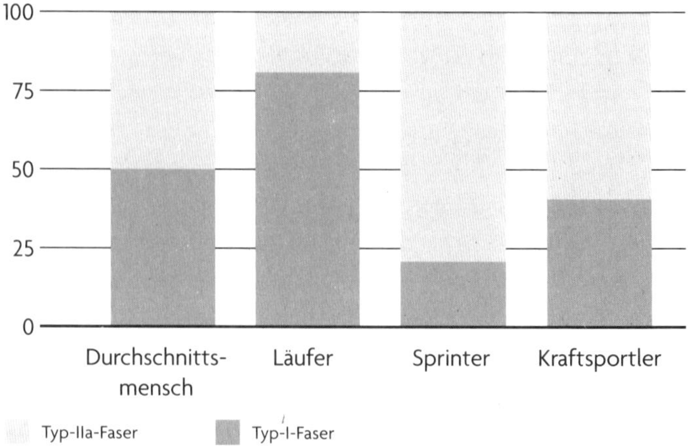

Durchschnittliche Muskelfaseranteile bei Sportlern

Stoffwechsel, der Mitochondrienzahl und den Anpassungen der Fettsäure- oder Kohlenhydratoxidation.

Solche Veränderungen können sehr komplex sein. Bei einer standardisierten elektrischen Stimulation der Muskulatur (langsame versus schnelle Kontraktion/Stimulation) mithilfe von EMS-Training (siehe Seite 48) ist zu beobachten, dass sich durch eine chronische Niedrigfrequenz-Stimulation sowohl die kontraktilen Eigenschaften (MHC-Isoform) als auch die biochemischen Eigenschaften verwandeln. Solche Versuche zeigen eindeutig, dass ein Wandel in beide Richtungen möglich ist: Eine langsame Typ-I-Faser kann hin zu einer Typ-II-Faser switchen und umgekehrt. Training kann also die Muskelfaserstruktur ändern, und auf diese Weise können wir gezielt unsere muskulären Fähigkeiten, zwar nicht vollständig, aber doch deutlich verändern.

Hoch trainierte Spitzenläufer verfügen mit bis zu 80 Prozent fast ausschließlich über Typ-I-Fasern. Natürlich könnte man dazu anmerken, dass sie deshalb Spitzen-Marathonis sind, weil sie genetisch bedingt einen hohen Prozentsatz an Typ-I-Fasern besitzen. Allerdings zeigen einige Studien, dass jahrelanges regelmäßiges Training auf hohem Leistungsniveau speziell im Ausdauerbereich zu einem massiven Switch von Typ-II- zu Typ-I-Fasern führen kann. Ausdauersportler werden bekanntlich durch jahrelanges Training immer besser, weil sich deren morphologische Ausstattung und biochemische Kompetenz verändern. Umgekehrt gilt dies bei Sprintern und anderen Schnellkraft-Athleten allerdings nur in einem deutlich eingeschränkteren Ausmaß.

EMS – nicht nur fürs Labor

Die Elektromyostimulation, kurz EMS, ist eine Trainingsmethode, bei der das Zusammenziehen der Muskeln durch elektrische Impulse ausgelöst wird, die direkt die Motoneurone stimulieren. Diese Stimulation löst Muskelkontraktionen aus, die sowohl schnell und hochfrequent, langsam mit langen Pausen sein können oder auch länger dauernde Anspannungen bis hin zu isometrischen Kontraktionen. Da diese Impulse durch das Gerät genau gesteuert werden können, eignet sich EMS sehr gut für Laborversuche.

Normalerweise sendet das Gehirn über die Nerven elektrische Impulse zu den Muskeln – das nennen wir »willkürliche« Kontraktion. Bei EMS wird entweder ein Reiz auf einen Muskel ohne vorherige willkürliche Aktivierung geschickt, oder aber die willkürliche Kontraktion wird durch den zusätzlichen elektrischen Impuls noch intensiver angesprochen. Ersteres wird sehr häufig in der Therapie eingesetzt, wenn zum Beispiel nach orthopädischen Eingriffen Gelenke geschont oder fixiert sind und dann entsprechende elektrische Impulse gesetzt werden, um die Muskulatur zu erhalten.

Im Spitzensport kann das EMS-Training auf eine langjährige Tradition verweisen, weil es dort für die gezielte Ansprache und die Optimierung einzelner Muskelgruppen genutzt wird. Seit einigen Jahren wird diese spezielle Trainingsform auch im Fitnessbereich angewendet, weil große Erfolge bei einem minimalen Zeitaufwand möglich sind.
Beim EMS-Training gelangt der Strom von den Elektroden über angefeuchtete Pads auf der Haut direkt zu den Nervenenden. Die Stromimpulse, die mit 80 bis 150 Hertz den natürlichen physiologischen Frequenzen entsprechen, kontrahieren den Muskel oder verstärken eine willentliche Kontraktion des Trainierenden. Die Frequenz der Stromimpulse gibt dabei an, wie lange und wie intensiv eine Muskelkontraktion ist. Ein einzelner Impuls führt lediglich zu einem Zucken, mehrere Impulse hintereinander ergeben eine sogenannte tetanische Kontraktion, eine Dauerkontraktion. Dadurch entfaltet der Muskel dann Kraft.
Prof. Wolfgang Kemmler von der Universität Erlangen verglich 2016 in einer sehr umfassenden Studie die Effekte von herkömmlichem High Intensity Training (HIT), dem auch eine hohe Effizienz bei geringem Zeiteinsatz nachgesagt wird, mit denen des EMS-Trainings. Beide Trainingsformen hatten sowohl positive Effekte auf die Körperzusammensetzung der untrainierten Probanden als auch auf ihre Kraft und Leistungsfähigkeit, wobei das HIT-Training etwas bessere Ergebnisse erzielte. Dieses Ergebnis bestätigen auch andere Studien.

Wenn wir verstehen wollen, woran ein Muskel erkennt, wie er sich anpassen soll, dann müssen wir uns ansehen, was auf molekularer Ebene geschieht. Der wohl bedeutendste Unterschied in der zellulären Anpassung ist, dass durch Ausdauersport vermehrt AMPK (AMP-aktivierte Proteinkinase) aktiviert wird, wohingegen durch Krafttraining vor allem mTOR (Serin/Threonin-Kinase) angeregt wird. Beides sind zelluläre Masterregulatoren, die es der Zelle überhaupt erst ermöglichen, auf Umweltreize wie ein Training zu reagieren.

AMPK, genauer das von AMPK aktivierte Protein PGC-1α, ist verantwortlich für ausdauerspezifische Anpassungen. PGC-1α fördert vor allem die Mitochondriendichte einer Zelle, sodass sich durch Ausdauertraining die oxidative Kapazität in der Zelle erhöht. Mehr PGC-1α in der Zelle veranlasst die Typ-II-Faser, einen Switch in Richtung Typ-I-Faser vorzunehmen. Wenig PGC-1α bedeutet aber auch, dass die Muskelfaser geringe ausdauerspezifische Anpassungen zeigt und weiterhin so aussieht wie eine typische Typ-II-Faser.

Krafttraining führt dazu, dass vermehrt mTOR aktiv wird. Es reguliert die Proteinsynthese in den Zellen und somit zwangsläufig auch die lokale Proteinsynthese im Muskel. Nicht umsonst wird dieser komplexe Signalweg unter Einbeziehung von mTOR in der Literatur auch »anaboler Signalweg« genannt, weil er den zellulären Anabolismus steuert. Dieser Signalweg wird vor allem durch eine mechanische Stimulation von außen angeregt. Deshalb zeigt sich nach dem Krafttraining parallel zum zellulären Anabolismus eine erhöhte Aktivität des mTOR-Signalwegs. Bei der Regulation dieser Anpassung spielt die Phosphatidsäure eine besondere Rolle, auf die ich an dieser Stelle aber nicht weiter eingehen möchte.

Die MOTORISCHE EINHEIT – für KRAFT und STEUERUNG

Eine Muskelzelle, auch Muskelfaser genannt, besteht aus mehreren kleineren Einheiten, den sogenannten Myo- oder Muskelfibrillen (siehe Abbildung Seite 24). Sie sind ziemlich regelmäßig angeordnet und setzen sich aus noch winzigeren Einheiten zusammen, den sogenannten Sarkomeren. Diese sind die kleinsten Funktionseinheiten der Muskelfaser – mit einer Länge von etwa 2,2 Mikrometer im entspannten Zustand. Sarkomere wiederum bestehen aus den sogenannten kontraktilen Proteinen Aktin und Myosin, weiteren Regulationsproteinen wie Troponin und Tropomyosin sowie verschiedenen Strukturproteinen, beispielsweise Nebulin oder Titin. Da diese Filamente unterschiedliche optische Eigenschaften haben, zeigen sie sich in Form dunkler und heller Bahnen und bilden das charakteristische Merkmal der Skelettmuskeln: die Querstreifung.

Aktin und Myosin – die Filamente des Sarkomers

Jedes Aktinfilament setzt sich aus zwei perlenkettenartigen Strängen zusammen, die ähnlich wie eine Doppelhelix untereinander verbunden sind. Die Stränge ihrerseits bestehen aus etwa 200 sogenannten globulären Aktinmonomeren. Das sind die Grundbausteine des Aktins, das aus kleinen reaktionsfähigen Molekülen besteht. Filamente, die an den Enden einer Myofibrille liegen, sind an der Innenseite der Zellmembran befestigt. So kann die Kraft, die bei einer Kontraktion erzeugt wird, über die Membran nach außen auf die Bindegewebsstrukturen übertragen werden. Jedem aktiven Filament sind die beiden Regulationsproteine Tropomyosin und Troponin direkt zugeordnet. Auf einer Länge von jeweils sieben Aktinmonomeren ist ein Tropomyosin-Molekül in einer kleinen Furche angelagert. Das eingelagerte Troponin stellt die Verbindung zum Tropomyosin her, bindet Kalziumionen und hemmt die Bindung von Myosin an Aktin.

Die winzigen Myosinmoleküle sind zu Bündeln zusammengelagert und bilden dadurch das Myosinfilament. In Verbindung mit dem Aktinfilament gewährleistet es die Kontraktionskraft der Muskulatur, und zwar indem die beiden Filamente ineinandergleiten und sich verbinden. Myosin ist ein lang gestrecktes Protein, an dessen Ende sich jeweils zwei Köpfe befinden. Eine elastische Region im Myosinkopf, die sogenannte Konverterdomäne, gerät bei der Kontraktion des Muskels unter Spannung und produziert dadurch die Muskelkraft. Dazu wird ATP im Myosinköpfchen in ADP und Phosphat gespalten (Hydrolyse) – jedes Myosinmolekül hydrolysiert fünf bis zehn ATP-Moleküle pro Sekunde. Durch diesen Mechanismus wird die meiste Energie in der Skelettmuskelzelle verbraucht. Die chemische Energie des ATP wird am Myosinkopf in mechanische Energie, also in Kraft, umgesetzt.

Motorische Endplatte – die spezielle Synapse der Muskulatur

Alle Skelettmuskeln in unserem Körper sind über sogenannte motorische Einheiten mit dem zentralen Nervensystem direkt verbunden. Zur motorischen Einheit gehören die motorischen Nervenzellen mit ihrem Axon – das ist der Fortsatz einer Nervenzelle, auch Neurit genannt – und alle von ihr mit Nerven versorgten

Muskelfasern. Die Kontaktstelle zwischen Nerv und Muskel, die sogenannte Synapse, wird auch als motorische Endplatte bezeichnet. An glatten Muskelzellen wie jenen des Darms findet übrigens keine Erregungsübertragung über eine motorische Endplatte statt, weil die glatte Muskulatur nicht willkürlich gesteuert wird.

Die Größe einer motorischen Einheit kann stark variieren. Bei Fingermuskeln zum Beispiel innerviert eine motorische Einheit nur wenige bis maximal 100 Fasern. Große motorische Einheiten dagegen können mehrere 1000 Muskelfasern enthalten, sind aber dann weitaus weniger gut abstimmbar und häufig nur für die »großen« Bewegungen sowie für unsere Haltung zuständig. So besitzen die seitlichen geraden Augenmuskeln etwa 1800 motorische Einheiten mit jeweils 13 Muskelfasern, die eine Maximalkraft von je 0,001 Newton haben. Der zweiköpfige Bizeps am Oberarm hat dagegen nur etwa 800 motorische Einheiten mit jeweils 750 Muskelfasern pro Einheit, die aber eine Maximalkraft von je 0,5 Newton erreichen. Es ist also ganz entscheidend, wie viele Muskelzellen durch einen einzigen Nervenstrang (Neuron) versorgt werden, denn davon hängt die Feinheit der Bewegung ab. Bei kleinen motorischen Einheiten wird die Abstufung der Kontraktion feiner reguliert, dafür aber ist die Kraft geringer.

Die durch ein Neuron angesprochenen Muskelfasern sind nicht unbedingt direkte Nachbarn in der Muskulatur, sondern können sich auch innerhalb des Muskels verteilen. Außerdem kann ein Motoneuron auch unterschiedliche Muskelfasertypen gleichzeitig innervieren, sodass der Muskel gleichzeitig verschiedenartige Aufgaben und Funktionen erfüllen kann.

Ohne motorische Endplatten könnten wir uns nicht willkürlich bewegen, denn sie sind die wichtigste Schaltstelle zwischen dem Nervensystem und den Muskeln. Sie leiten die ankommenden Befehle vom Gehirn oder aus dem Rückenmark an die jeweilige Muskulatur weiter. Oft wird die motorische Endplatte

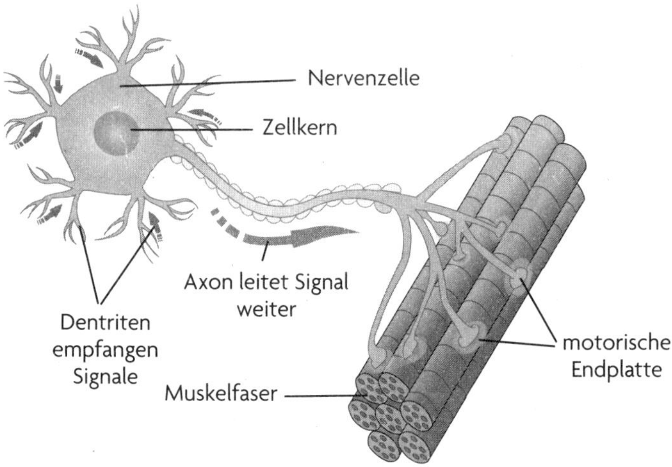

Das Motoneuron

einfach nur als neuromuskuläre Synapse bezeichnet, denn es handelt sich um motorische Nervenzellen, die Informationen vom zentralen Nervensystem an die Muskulatur übertragen. Diese sogenannten efferenten Nerven, die Informationen vom Nervensystem in den Körper senden, bezeichnen wir auch als Alpha-Motoneurone. (Das Gegenteil sind afferente Nerven, die Signale den umgekehrten Weg leiten, also aus dem Körper ins Rückenmark und Gehirn.) Durch die Information über diese Synapse wird der Muskel zur Kontraktion angeregt.

Vereinfacht lässt sich der Kontraktionsvorgang der Muskulatur so beschreiben: Aus dem zentralen Nervensystem erfolgt über das Motoneuron an der motorischen Endplatte eine Erregung. Acetylcholin als Transmitter wird freigesetzt, und dadurch wird die Membran depolarisiert. Dann aktivieren Kalziumionen aus der Zelle die sogenannte Myosin-ATPase: ATP wird gespalten, Energie wird freigesetzt, und die Filamente Myosin und

Aktin koppeln sich, wodurch es zu einer Kontraktion kommt. So erfolgt auf einen physikalischen Reiz eine chemische Antwort. Der gesamte Vorgang einer Muskelkontraktion und auch der Relaxation ist insgesamt ein physikalisch-chemischer Vorgang.

Im Detail läuft es so ab: Das Axon eines motorischen Neurons innerviert zunächst die Endplatte, verliert dort seine Membran und gliedert sich in mehrere kleine Zweige auf. Diese schließen mit einem Endknopf ab, der die Transmitter in die Synapse entlässt. Die Stimulation des Axons lässt Acetylcholin frei, das sich mit den zugehörigen Rezeptoren des sogenannten Dendriten auf der anderen Seite des synaptischen Spalts verbindet. Dadurch entsteht ein sogenanntes postsynaptisches erregendes Potenzial, das Endplattenpotenzial.

Dort ist die Muskelzellmembran reich an elektrisch gesteuerten Natriumkanälen (NA), die das Endplattenpotenzial in ein Aktionspotenzial umwandeln. Na^+ fließt dazu in die Zelle und Kalium (K) aus der Zelle heraus – die Postsynapse wird depolarisiert und das Membranpotenzial wird positiv. Ab einem Wert von ungefähr 50 Mikrovolt löst das ein Muskelaktionspotenzial aus, das sich dann über den gesamten Muskel ausbreitet. Dies ist etwa gleichzusetzen mit einer elektromechanischen Kopplung, weil ein elektrisches Signal in eine mechanische Aktion, nämlich die Kontraktion der Muskelfasern, umgewandelt wird und eine Bewegung entsteht. Für die schnelle Übertragung des Aktionspotenzials auf die Muskulatur sorgt bei den relativ dicken Skelettmuskelfasern das sogenannte endoplasmatische Retikulum in der Muskelzelle. Es wird auch sarkoplasmatisches Retikulum genannt, besteht aus röhrenförmigen Einstülpungen der Muskelfaser und reicht senkrecht zur Längsachse in das Faserinnere.

Das von der Endplatte ausgehende Aktionspotenzial breitet sich sowohl längs der Muskelfaser aus als auch bis in ihr Inneres. Von dort springt die Erregung auf das sarkoplasmatische Retikulum der Skelettmuskulatur über und bewirkt die Freisetzung von Kalzium (Ca^{2+}) in die Zellflüssigkeit um die Myofibrillen. Das wiederum regt die Myosinköpfchen an: Sie heften sich an die Aktinfilamente und bewirken das Ineinandergleiten der Filamente, und der Muskel spannt an.

Maßgeblich für diese elektromechanische Kopplung ist die Freisetzung von Ca^{2+} aus den sarkoplasmatischen Speichern, die letztlich die Bildung des Aktin-Myosin-ADP-Komplexes (siehe Seite 58) auslöst. Die Freisetzung der Kalziumionen Ca^{2+} endet unmittelbar mit dem Aktionspotenzial. Ca^{2+}-Pumpen befördern das ausgeströmte Ca^{2+} wieder zurück in das Retikulum, und die Aktin-Myosin-Interaktion endet. Entsprechend erschlafft die Kontraktion, und die Muskulatur entspannt (Relaxation).

Übrigens sind die Kalziumspeicher des Skelettmuskels etwa zehnfach größer als die Speicher des Herzmuskels.

MUSKELARBEIT –
viele winzige Einheiten bewirken Großes

Die winzig kleinen Sarkomere mit ihren beiden Filamenten Aktin und Myosin sind für all unsere Bewegungen verantwortlich, für die kleinen, unauffälligen wie ein Kratzen oder Schmunzeln genauso wie für die großartigen Weltrekorde der Athleten und Athletinnen bei Olympiaden und Weltmeisterschaften. Nur wenn sich die beiden Filamente gegeneinander verschieben, entsteht eine körperliche Aktivität: Bei einer Kontraktion unserer Muskeln verkürzen sich die Sarkomere durch das Über- und Ineinandergleiten der Aktin- und Myosinfilamente. Dazu dienen

Wie schnell leitet der Nerv den Impuls?
Muskeln reagieren extrem schnell auf Nervenimpulse. Das ist auch wichtig, denn es schützt uns vor Gefahren. Wenn wir beispielsweise auf eine Glasscherbe treten, wenn wir stolpern und hinzufallen drohen oder wenn der Muskel überproportional in die Länge gezogen wird, dann heißt es für die Muskulatur: Unmittelbar und schnell reagieren ohne großes Nachdenken!
Diese direkte Muskelantwort ohne bewusste Auseinandersetzung mit der drohenden und gefährlichen Situation nennen wir Reflex. Er bringt uns dann hoffentlich sicher aus der Gefahrensituation heraus. Die Geschwindigkeit der Übertragung vom Nerv auf den Muskel ist je nach Informationsquelle unterschiedlich, aber immer rasant schnell:

- Muskelspindel, Golgi-Sehnenapparat: 70–120 Meter pro Sekunde bis 252–432 Stundenkilometer
- Tastsinn (Haut): 30–70 Meter pro Sekunde bis 108–252 Stundenkilometer
- Temperatur (Haut): 12–30 Meter pro Sekunde bis 43–108 Stundenkilometer
- Schmerzinformation (kleiner Zeh): 0,5–2 Meter pro Sekunde bis 1,8–7,2 Stundenkilometer

Nerv und Muskel sind die Spitzensportler in unserem Körper, die uns in (fast) allen Situationen schützen und vor großen Gefahren und Problemen bewahren.

die kleinen Köpfchen der Myosinmoleküle als winzige molekulare »Motoren«, die als sogenannte Querbrücken aus dem Myosinfaden herausragen, mit dem Aktinfilament reagieren und in Richtung Sarkomermitte »rudern«. Durch immer wiederkehrende neue »Ruderschläge« der Querbrückenverbindungen kommt es zu einer starken Verkürzung, zur Kontraktion des Muskels.

Als Treibstoff für die Kontraktion dient ATP und wird bei jedem dieser Ruderschläge verbraucht: ATP klemmt sich an das Myosinköpfchen, wenn es sich vom Aktin löst. ATP wird dann zu ADP und Phosphat hydrolysiert, worauf sich das Köpfchen wieder an das Aktin andockt. So entsteht ein energiereicher Aktin-Myosin-ADP-Komplex, bei dem durch Abspaltung von Phosphat ein weiterer »Ruderschlag« vollbracht wird. Dadurch wird das Aktinfilament um etwa 5 bis 10 Millionstel Millimeter verschoben, woraufhin sich der Querbrücken-Bindungszyklus wiederholt – 10- bis manchmal sogar 100-mal pro Sekunde: loslassen, nachziehen, festhalten, loslassen ... Dieser Rhythmus der Muskelkontraktion ist ein ständiger Kampf um ein winziges Vorankommen, aus dem große Kräfte entstehen können!

Neuere Theorien besagen, dass wahrscheinlich die Querbrücken von einer schwachen zu einer starken Bindungskonfiguration wechseln, nachdem das ATP hydrolysiert worden ist, und dass dadurch die Verschiebungen, also die Ruderbewegungen, entstehen. Dabei hilft noch ein weiteres Filament, dessen Funktion wir erst seit etwa 30 bis 40 Jahren kennen, das sogenannte Titin. Es verbindet die beiden bekannten Filamente und die sogenannten Z-Streifen des Sarkomers, wodurch der Muskel als Ganzes elastisch bleibt. Um ihn so elastisch zu halten wie einen Gummifaden, spielen besonders die Aminosäuren Prolin, Glutamat, Valin und Lysin eine bedeutsame Rolle. Die Kraft eines Muskels hängt also nicht nur von der aktiven Kraft der Querbrücken, sondern auch von der elastischen Spannkraft der Titinmoleküle ab.

Der Trigger für diese molekularen Prozesse der Aktin-Myosin-Interaktion ist das intrazelluläre Ca^{2+} (doppelt positiv geladene Kalziumionen). Steigt die Konzentration der Kalziumionen an, wird die Myosin-ATPase-Aktivität angeregt, und anschließend kontrahiert der Muskel. Wenn die zytostolische Kalziumionen-Konzentration wieder abnimmt, entspannt sich der Muskel erneut, und die Verbindung von Aktin und Myosin wird wieder gelöst. Im Labor unter dem Elektronenmikroskop ist zu sehen, dass diese Vorgänge in Skelettmuskeln sehr schnell verlaufen: Bereits innerhalb von circa 5 Millisekunden nach Stimulation eines Muskels ist die zytostolische Konzentration von Ca^{2+} angestiegen, und das Tropomyosin hat bereits seine Position verändert. Anschließend heften sich die Myosinköpfchen nach etwa 7 Millisekunden an das Aktin an, und die muskuläre Spannung wird nach weiteren 10 Millisekunden erzeugt.

Keine Gnade bei der Energie:
Das Gehirn bekommt mehr als die Muskeln

Damit die Muskulatur arbeiten kann, braucht sie Energie. Gleiches gilt aber auch für unser Gehirn, denn es benötigt etwa 20 Prozent des aufgenommenen Sauerstoffs, obwohl es nur etwa ein Fünfzigstel unseres Körpergewichts ausmacht. Zudem braucht das Gehirn eine dauerhafte Zuckerzufuhr, denn die Nervenzellen in unserer Denkfabrik verbrennen mehr als 10 Esslöffel reine Glukose pro Tag. Aber auch die Muskeln sind hungrig und aufgrund ihrer Größe richtige Energiefresser: Sie benötigen etwa bis zu 20 Prozent unseres gesamten Kalorienbedarfs pro Tag, was durchaus

400 bis 500 Kilokalorien ausmacht. Doch wer bekommt nun wie viel, besonders dann, wenn zu wenig Energie zur Verfügung steht?
Forscher der University of Cambridge um Prof. Danny Longman führten 2017 zu dieser Frage eine Studie mit 62 Ruderern des universitären Ruderclubs durch. Alle Sportler mussten dazu zwei Tests durchführen: einen dreiminütigen Merktest, bei dem man sich an Wörter erinnern musste, sowie einen dreiminütigen Leistungstest am Ruderergometer. Zuerst absolvierten die Probanden beide Tests hintereinander und beim zweiten Mal beide Tests gleichzeitig.
Wie zu erwarten, fiel bei der Doppelbelastung der gleichzeitigen Tests die Leistungsfähigkeit geringer aus als bei den Einzeltests. Aber: Die körperliche Leistungsfähigkeit reduzierte sich deutlich stärker als die geistigen Fähigkeiten und nahm im Mittel um 30 Prozent stärker ab. Diese Ergebnisse stützen eindeutig die These vom »egoistischen Gehirn«.
Dieses Phänomen kennen Sportlerinnen und Sportler sehr gut: Sie können ihre Leistung nicht mehr fortsetzen, wenn die Energie knapp wird. Bekommt das Gehirn nicht ausreichend Nährstoffe – wir nennen dies im Sport »zentrale Ermüdung« –, dann ist Pause angesagt, auch wenn die Muskeln vielleicht noch länger könnten. Das Gehirn lässt den Chef heraushängen und stellt seinen eigenen Energiebedarf über jenen aller anderen peripheren Organe. Nicht ohne Grund: Ein gut genährtes Gehirn sichert gerade in brenzligen Situationen eher das Überleben als gut gesättigte Muskeln. Für Leistungssportler heißt dies, dass sie immer auch die Ermüdung des Gehirns mitbedenken müssen, denn sonst ist der Wettkampf schneller zu Ende, als er begonnen hat.

Gezielte Anspannung für mehr Leistung

Das zentrale Nervensystem aktiviert die unterschiedlichen motorischen Einheiten der verschiedenen Muskelfasertypen gezielt, und zwar immer bewegungsabhängig und aufgabenspezifisch. Es ist ein Unterschied, ob wir eine Kaffeetasse heben oder eine schwere Hantel, ob wir gehen, joggen oder sprinten, denn jede dieser Aktivitäten benötigt eine unterschiedliche Qualität und Quantität der Kontraktion. Bei leichten Kontraktionen, die nur eine geringe Kraft erfordern, wie das Trinken aus einer Kaffeetasse oder das ruhige Stehen auf der Stelle, werden nur die Typ-I-Fasern und einige Typ-IIa-Fasern aktiviert und einbezogen, weil sie motorisch feinfühliger und ausdauernd arbeiten können. Dagegen wird für höhere Kontraktionskräfte wie beim Laufen ein deutlich höherer Anteil von Typ-IIa-Fasern benötigt und bei Bewegungen mit (sub-) maximaler Kraft werden zusätzlich auch Fasern vom Typ IIx herangezogen.

Die jeweiligen Muskelfasern unterscheiden sich zusätzlich auch in einigen grundsätzlichen Aspekten:

- Die Geschwindigkeit der Kraftentfaltung bei einer Kontraktion ist bei den schnellen Typ-IIx-Fasern um den Faktor zwei bis vier höher.
- Auch die intrazelluläre Konzentration von Kalzium steigt bei den schnellen Typ-II-Fasern im Vergleich zu den Fasern vom Typ I ungefähr dreimal schneller an.
- Die höhere Geschwindigkeit der Kontraktion der Typ-II-Muskelfasern erfordert eine promptere ATP-Spaltung sowie ein schnelleres Verschieben, Anheften und Loslassen der Querbrückenverbindungen von Aktin und Myosin.
- Schnelle Muskelfasern ermüden sehr rasch und arbeiten nur

wenig ökonomisch, weil das ATP schneller gespalten wird, als es benötigt wird.

- Auch die Wärmeproduktion ist bei identischer Spannungsentwicklung bei den schnellen Muskelfasern bis aufs Dreifache erhöht.

Übrigens werden etwa 70 Prozent der verbrauchten chemischen Energie in der Muskulatur in Wärme umgewandelt. Dabei entsteht zunächst bei jeder mechanischen Leistung durch die Wechselwirkung zwischen Aktin und Myosin bereits zu Beginn jeder Arbeit immer eine sogenannte Aktivierungswärme. Damit der Muskel mehr leisten kann, erwärmt er sich während seiner Arbeit weiter, oder das Wärmeniveau wird gehalten, und zwar durch den erwähnten Querbrückenmechanismus mit ATP-Verbrauch. Aber auch nach beendeter Arbeit geht die Temperatur nicht gleich runter. Jetzt sind es die intensiven chemischen Prozesse zur Erholung und zum Auffüllen der Energiespeicher, die Erholungswärme produzieren. Sie dient beispielsweise der Synthese von neuer Energie im Muskel.

Die Kontraktionsformen der Muskulatur

Muskeln sind extrem anpassungsfähig, variabel und entwickeln ihre Kraft in den unterschiedlichsten Situationen. Sie arbeiten dynamisch und explosiv wie bei einem Sprung oder schnellen Lauf, sie bremsen und fangen uns ab bei der Landung nach dem Sprung, sie sorgen für unsere stabile Körperhaltung, sie können Gegenstände festhalten, tragen oder werfen und lassen uns sogar lange Strecken ohne zusätzliche Energie von außen zurücklegen. All das und noch viel mehr klappt vor allem, weil die Muskulatur unterschiedliche Arbeitsformen kennt, die sie variabel je nach

Situation einsetzt. Bei einem entsprechenden Reiz verkürzt sich die Skelettmuskulatur oder sie entwickelt Spannung – diesen Vorgang nennen wir Muskelzuckung oder -arbeit. Grundsätzlich kann die Tätigkeit eines Muskels zwischen dynamischer (isotonischer) oder statischer (isometrischer) Arbeit variieren sowie der Mischform zwischen beiden, der auxotonischen Muskelarbeit.

Bei der isometrischen (statischen) Muskelarbeit kontrahiert der Muskel und entwickelt eine erhöhte Muskelspannung, doch das Gelenk legt dabei keinen Weg zurück und bleibt »unbewegt«. Dies geschieht beispielsweise, wenn wir einen Gegenstand festhalten oder gegen einen stabilen Widerstand wie eine Mauer oder ein schweres Gewicht Kraft aufbauen. Wenn der Arbeitswinkel der Muskulatur dies ermöglicht, können wir willkürlich bei der isometrischen Muskelarbeit die größte Maximalkraft entwickeln, weil die Muskulatur im Prinzip »unbegrenzt« Zeit hat, Spannung aufzubauen. Erfolgt diese statische Arbeit bei bis zu 15 Prozent der Maximalkraft, bleibt die intramuskuläre Durchblutung fast vollständig erhalten.

Wird allerdings mehr Kraft aufgebaut, dann werden die Kapillaren durch den ansteigenden Muskelinnendruck so zusammengepresst, dass die Durchblutung immer stärker reduziert wird. In der Folge erhalten die Muskelfibrillen nicht mehr ausreichend Sauerstoff und müssen die Arbeit zunehmend ohne ihn, also anaerob, leisten. Dadurch aber ermüden sie schneller. Je nach Muskelgruppe ist bei etwa zwischen 40 und 60 Prozent der Maximalkraft die intramuskuläre Durchblutung vollständig »eingestellt«.

Bei der isotonischen dynamischen Muskelarbeit verkürzt sich der Muskel stark. Im physikalischen Sinn verrichtet er daher eine Arbeit: Arbeit = Kraft x Weg. Das passiert beispielsweise, wenn wir ein Gewicht über eine bestimmte Bewegungsamplitude (Wegstrecke) bewegen. Zudem unterscheidet man besonders bei der dynamischen Muskelarbeit noch konzentrische und exzentrische Muskelkontraktionen. Bei der konzentrischen (dynamisch positiven) Muskelarbeit überwindet die Muskulatur das entsprechende Gewicht oder die einwirkende Kraft, etwa wenn wir zum Sprung abheben oder ein Gewicht stemmen. Ist die Kraft jedoch größer als die zu entwickelnde Muskelspannung, sprechen wir von einer exzentrischen (dynamisch-negativen) Muskelkontraktion, bei der die Muskulatur gegen die Anspannung in die Länge gezogen wird. Das passiert bei der Landung nach dem Sprung: Der Muskel muss das Körpergewicht abbremsen. Gleiches geschieht auch, wenn wir ein Gewicht langsam absetzen oder die Treppe oder einen Bergpfad hinabsteigen.

Die auxotonische Muskelarbeit ist eine Mischform aus sta-

Unterstützungszuckung – die besondere Kontraktion des Herzens

Am Herzmuskel gibt es noch eine besondere Kontraktionsform, die wir in der Physiologie »Unterstützungszuckung« nennen. So kontrahiert die Muskulatur des Herzens zunächst isometrisch, ohne dass sich die Länge der Muskelfaser verändert. Dann baut sie stärkere Kraft durch größere Anspannung auf. Wird diese Kraft irgendwann größer als der diastolische Entspannungsblutdruck in der Aorta oder der Lungenarterie, kann der Muskel sich endlich verkürzen, und die isometrische Anspannung geht in eine konzentrische Kontraktion der Muskulatur über. Durch diesen Vorgang werden dann die Herzklappen geöffnet, und das Blut kann fließen, die Systole des Blutdrucks tritt ein. Die Grundkraft des Herzmuskels muss also immer mindestens so groß sein, dass die Spannung oder Gegenkraft der Gefäße durch den Blutdruck überwunden werden kann.

tischer und dynamischer Muskelkontraktion. Diese Kontraktionsform ist die normale, reguläre muskuläre Tätigkeit, die am häufigsten im Alltag vorkommt. Beim Anheben eines Gewichts beispielsweise baut sich zunächst immer erst Muskelspannung im Sinn einer statischen Kontraktion auf, bis die aufgewandte Kraft die Masse des Gewichts überwindet und dann in eine dynamische Muskelbeanspruchung übergeht. Der Muskel ändert also gleichzeitig seine Spannung und seine Länge.

MITOCHONDRIEN – die Energielieferanten des Muskels

Damit unsere Muskeln überhaupt arbeiten können, brauchen sie Energie. Die bekommen sie aus unserer Nahrung, die durch unsere Verdauung in ihre Bestandteile zerlegt und ans Blut abgegeben wird. Über den Blutfluss gelangen Kohlenhydrate, Fett und Eiweiß in den gesamten Organismus und können in den Zellen zu Energie verbrannt werden. An dieser Stelle kommen die Mitochondrien ins Spiel, die oft auch als Minikraftwerke der Zelle bezeichnet werden. Das charakterisiert sie zwar gut, greift aber zu kurz, wie Sie noch sehen werden.

Je nach Zelle und Zelltyp sind etwa 1000 bis 2000 Mitochondrien zu finden, Herz- und Nervenzellen können sogar bis zu 6000 dieser sogenannten Organellen aufweisen. Diese »Zellorgane« sind sehr komplex aufgebaut und von einer doppelten Zellmembran umgeben. Vor allem Zellen mit einem hohen Energieverbrauch, wie Sinnes-, Nerven- und auch Muskelzellen, haben viele Mitochondrien. In Herzzellen machen Mitochondrien sogar

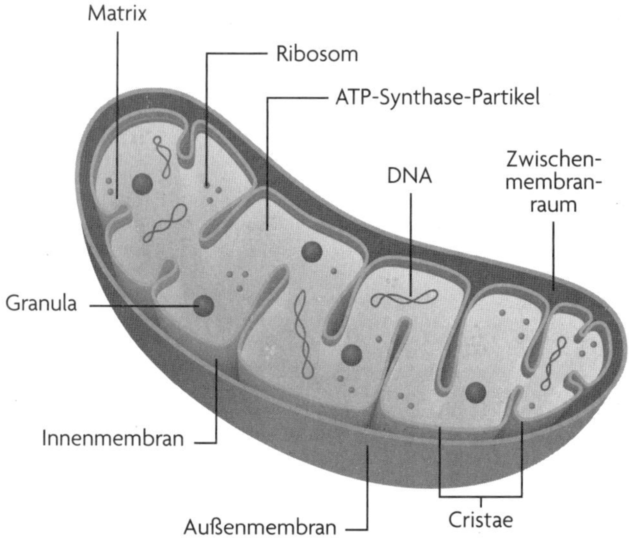

Das Mitochondrium

36 Prozent des Volumens einer Zelle aus, und dabei erreichen sie nur einen Durchmesser von 0,0005 bis 0,0015 Millimeter.

In der inneren Membran befinden sich die Proteinkomplexe der Atmungskette, und bei der Zellatmung entsteht durch einen »chemiosmotischen« Prozess Energie in Form von Adenosintriphosphat, kurz ATP. ATP kann sicher ohne Übertreibung als das wichtigste Molekül für unseren Organismus bezeichnet werden, denn es ist eine universelle Energiequelle, die nahezu alle Vorgänge im Körper mit Energie versorgt.

Täglich produziert der Körper etwa eine ATP-Menge in der Größenordnung unseres Körpergewichts. So kommen schnell 70 bis 90 Kilogramm ATP täglich zusammen. Dafür werden Elektronen entlang der inneren Mitochondrienmembran von einem auf den nächsten Proteinkomplex übergeleitet – insgesamt wandern die Elektronen über drei Stationen. Zum Schluss werden sie auf Sauerstoff übertragen, und daraus entsteht dann Wasser.

Im Zuge des Transports der Elektronen werden sogenannte Protonen nach außen transportiert, sodass ein elektrischer Ladungsunterschied, genannt Protonengradient, auf beiden Seiten der Innenmembranen entsteht. Diesen nutzt die ATP-Synthase, durch deren »Durchlass« die Protonen wie durch einen Kanal wieder kontrolliert in den Innenraum des Mitochondriums zurückgeleitet werden. Dabei wird die vorhandene Energie zur Erzeugung von ATP verwendet. ATP ist ein »Zwischenspeicher« und wie bereits erwähnt für unseren Organismus eine universelle Energiequelle, die von nahezu allen Geweben genutzt werden kann. Die Energieversorgung der Zellen läuft dann aus dem ATP-Zwischenspeicher über zwei unterschiedliche Mechanismen ab: als anaerobe und aerobe Energiegewinnung.

Mittels Glykolyse stellen die Zellen den Energieträger ATP aus Glukose her. Sauerstoff wird dabei nicht benötigt, deswegen sprechen wir von anaerober Energiegewinnung. Sie hat aber den Nachteil, dass sie relativ ineffizient ist und nur für die kurzfristige Zellarbeit reicht. Das kennen wir alle, wenn wir hinter einem Bus herlaufen: Ohne vorheriges Aufwärmen können unsere Zellen nur auf die Glykolyse zurückgreifen. Das merken wir daran, dass die Muskeln schnell ermüden.

Deshalb stellen Zellen, die für ihre Funktion viel Energie benötigen, das ATP vor allem über die sogenannte Atmungskette mithilfe von Sauerstoff her. Diese Form der aeroben Energiegewinnung ist effizienter als die Glykolyse und wird bei allen Ausdaueraktivitäten als primäre Quelle zur Bildung von ATP herangezogen. Das Ganze läuft unmittelbar in den Mitochondrien ab, und deswegen haben besonders Muskelzellen einen sehr hohen

Anteil an Mitochondrien, um für Sport, Training und körperliche Arbeit die notwendige Energie zu produzieren.

Laut Studien haben Ausdauersportler eine deutlich größere Anzahl an Mitochondrien in den Muskelzellen als Nichtsportler. Das beweist, dass wir durch den Lebensstil und somit durch den Bedarf der Zellen die Anzahl der Mitochondrien verändern können. Auch in diesem Bereich passen sich die Muskelfasern an: Eine sitzende und körperlich inaktive Lebensweise verringert den energetischen Bedarf. Damit reduziert sich auch die Anzahl der Mitochondrien, genauso wie umgekehrt ein erhöhter Bedarf bei regelmäßigem Training zu einer Steigerung führt.

Was Mitochondrien sonst noch leisten

Über die Energiegewinnung hinaus sind unsere Mitochondrien an zahlreichen Stoffwechselwegen wie der Synthese von Aminosäuren und Harnstoff oder der Fettsäureoxidation und auch an einer Vielzahl von zellulären Funktionen wie der sogenannten Ionenhomöostase, dem Gleichgewicht der Protonen und Elektronen, und der Apoptose, dem programmierten Zelltod, beteiligt. Gerade Letzteres ist eine ganz wichtige Funktion der Mitochondrien und geschieht in enger Zusammenarbeit mit dem Immunsystem, um unsere Zellgesundheit langfristig zu erhalten. Nur dadurch wird garantiert, dass unbrauchbar gewordene Zellen oder Zellstrukturen regelmäßig abgebaut und durch neue ersetzt werden. Störungen der Mitochondrien können deshalb zu Zellschäden und Erkrankungen führen. Sie können sich grundsätzlich in jedem Organsystem zeigen. In erster Linie sind jedoch jene Gewebe betroffen, die einen besonders hohen Bedarf an Energie haben, nämlich die Muskel- und Nervengewebe.

Einen besonders weitreichenden Forscherblick auf die Mitochondrien wirft Prof. Bhupesh Prusty, ein Immunbiologe an der Universität in Würzburg. Seine Forschungen zeigten Mitochondrien als sehr wendige Organellen innerhalb der Zelle. Sie stehen ständig untereinander und auch mit dem Zellkern in Kontakt. Außerdem können sie fusionieren, sich also zu größeren Einheiten verbinden, oder sich auch teilen und vermehren. Genau das hat einen tieferen Sinn, der lange Zeit nicht beachtet wurde: Mitochondrien steuern damit direkt auch unsere Körperabwehr, denn sie sind quasi Wächter ihrer Zelle und aktivieren das Immunsystem sofort, wenn Viren versuchen, in die Zellen einzudringen. Dafür setzen sie eine Reihe kleiner Moleküle frei, die unmittelbar auf die Immunzellen einwirken. Auch das Freisetzen ihres eigenen Erbguts, auf das ich im nächsten Abschnitt genauer eingehe, ist eben nicht nur eine potenzielle Ursache für Probleme, sondern damit aktivieren sie das Immunsystem für eine lokale Entzündung. Diese ist notwendig, um Heilungsprozesse überhaupt möglich zu machen.

Die DNA der Mitochondrien

In allen Geweben werden Mitochondrien ständig abgebaut, erneuert und in ihrer Zahl an die Bedürfnisse der Zelle angepasst. Die Vervielfältigung (Replikation) der kleinen Organellen und ihrer DNA, die sogenannte mitochondriale Biogenese, ist ein sehr komplexes und in vielen Aspekten leider noch unverstandenes Netzwerk biologischer Prozesse. Etwa 900 bis 1500 Gene sind an der Funktion jedes einzelnen Mitochondriums beteiligt. Der Großteil dieser Gene wird nukleär, also im Kern, kodiert. Nur 37 für die mitochondrialen Funktionen aber besonders wichtige

Gene werden in der mitochondrialen DNA (mtDNA) kodiert. Diese genetischen Unterschiede erklären die gravierenden Auswirkungen von mitochondrialen Problemen.

In bestimmten Situationen geben Mitochondrien ihre DNA in das Zellinnere ab. Das ruft eine unmittelbare Reaktion des zelleigenen Immunsystems hervor und wird mit diversen Krankheiten und besonders dem Alterungsprozess in Verbindung gebracht. Die Gründe für diese Freisetzung sind bislang noch nicht ausreichend erforscht. Es scheint ein direkter Zusammenhang zum Zellstoffwechsel zu existieren. Sind nämlich die DNA-Bausteine der Zelle knapp, dann setzen Mitochondrien ihr Erbgut frei und lösen dadurch eine Entzündung aus: Das haben 2021 ganz aktuell Forschende um Prof. Thomas MacVicar am Max-Planck-Institut für Biologie des Alterns der Universität Köln herausgefunden. Zahlreiche altersbedingte Entzündungsreaktionen, Herzkrankheiten, neurodegenerative Erkrankungen sowie Fettleibigkeit und Krebs werden mit diesem Prozess der mtDNA in Verbindung gebracht. Da es dabei vor allem um den zellulären Stoffwechsel geht, stellt sich die Frage, wie körperliche Aktivität und Training diesen Prozess positiv beeinflussen können. Ich bin gespannt, welche Ergebnisse die Forschung in den nächsten Jahren dazu liefert.

Leider wird es noch ein wenig komplizierter. Einige Gene der mitochondrialen DNA kodieren nämlich bestimmte Untereinheiten jener Proteine, die an der Atmungskette beteiligt sind. Andere Gene wiederum sind, wie bereits beschrieben, »nukleär« und damit im Zellkern kodiert. Das »feine« Zusammenspiel zwischen der mitochondrialen und der nukleären DNA erfordert daher eine exakte Abstimmung zwischen den beiden Genomen. Selbst winzige Unregelmäßigkeiten oder gar eine fehlerhafte Erstellung eines Proteins führen sofort zu gestörten Funktionen der Mitochondrien. Gerade durch eine Anhäufung von Veränderungen und Fehlern (fachsprachlich Mutationen und Deletionen genannt) in der Reproduktion, dem Wachstum oder der Sprossung der mtDNA und einer direkt daraus folgenden mitochondrialen Dysfunktion werden auch die typischen Phänomene des Alterns bis hin zu einer verminderten Lebenserwartung verursacht.

Die Mutationen der mtDNA, also spontane dauerhafte Veränderungen des Erbguts, und die sogenannten Deletionen, bei denen es zum Verlust eines Teils der DNA kommt, sind ein großes Problem für die Mitochondrien und damit für jede einzelne Körperzelle, für alle Gewebetypen, kurz: für unseren ganzen Organismus und unsere Gesundheit. Eine gestörte Mitochondrienfunktion beeinträchtigt nicht nur die notwendige Energie- und ATP-Bereitstellung. Oft produziert sie gefährliche zytotoxische Substanzen wie die reaktiven Sauerstoffspezies (ROS), die für den gefürchteten oxidativen Stress verantwortlich sind. Dadurch können die Erbsubstanz und wichtige Proteine geschädigt werden, was unter anderem den programmierten Zelltod (Apoptose) einleiten kann. Solche Vorgänge können bei neurodegenerativen Erkrankungen wie der Alzheimer- und der Parkinson-Erkrankung eine Rolle spielen, aber auch an der Entstehung psychischer Störungen wie Depression, Autismus, Schizophrenie oder Angsterkrankungen beteiligt sein.

In den Skelettmuskeln findet man zwar nur etwa ein bis drei Prozent mutierter mtDNA, aber auch diese hinterlässt dort tiefe Spuren mit größeren Auswirkungen. Forschende machen sie zum Beispiel für die Sarkopenie (siehe Seite 139) verantwortlich. So gibt es gerade im alternden Muskelgewebe als Folge einer eingeschränkten Atmungskettenfunktion einzelner Zellen vermehrt sogenannte COX-negative Fasern, denen das Enzym Cytochrom-c-Oxidase fehlt. Dies ist ein direkter Hinweis auf ein Vorliegen einer mitochondrialen Myopathie, also einer Muskelerkrankung mit deutlich eingeschränkter Kraftfunktion.

Mitochondrialen Myopathien mit speziellem Training begegnen

Einer der vielversprechendsten therapeutischen Ansätze bei mitochondrialen Myopathien ist körperliches Training. Da Ausdauer- und Krafttraining unterschiedlich auf die Struktur und Funktion der Muskulatur wirken, sollten sie kombiniert werden. Der entscheidende Mechanismus des Krafttrainings liegt bei mitochondrialen Myopathien im sogenannten »Gene Shifting«. Dabei verschiebt sich über die Aktivierung der Satellitenzellen (siehe Seite 85) der Anteil mutierter mtDNA zugunsten der Wildtyp-mtDNA, also des ursprünglichen Typs. Dazu sind intensive und vielleicht sogar supramaximale (exzentrische) Lasten innerhalb des Krafttrainings nötig, auch möglicherweise EMS-Training.

Ausdauertraining beeinflusst zwar nicht die mutierte mtDNA, aber es steigert die Zahl der Mitochondrien und die oxidative Kapazität. Eine erhöhte Sauerstoffübernahme durch die arbeitenden Muskeln ermöglicht den Betroffenen, Dinge des Alltags ohne große Anstrengung durchzuführen. Das verbessert die grundsätzliche Belastbarkeit und Leistungsfähigkeit der Patienten und damit ihre Lebensqualität.

Unterstützung für die Mitochondrien

Vieles spricht dafür, dass sich Mitochondrien nach einer Überlastung auch wieder gut und schnell erholen können. Das gilt besonders dann, wenn sich das betroffene Gewebe, beispielsweise die Muskeln und die Nerven, in einem guten gesundheitlichen

Zustand befindet. Die kleinen Organellen brauchen nämlich tägliche Beanspruchung, um ständig ihre Funktion zu trainieren und dazu angeregt zu werden, dass sie sich fehlerfrei reparieren, reinigen und erneuern. Körperliche Inaktivität und gerade auch der sitzende Lebensstil führen dagegen relativ schnell zu einer Fehlversorgung der Mitochondrien. Nicht gebraucht zu werden ist für sie richtiger »Stress« und eine Unterforderung, die sie in all ihren Fähigkeiten schwächt und in der Folge zu einem verfrühten Absterben veranlasst.

Deswegen ist es das Beste, die Mitochondrien zu trainieren. Muskelarbeit zwingt sie, eine höhere Leistung zu erbringen, und das fördert ihre Gesundheit nachhaltig. Sie kommen vor allem auf Hochtouren, wenn sie bei moderaten Ausdauerbelastungen aktiviert werden. Dann können die Minikraftwerke unter Nutzung von Sauerstoff die Fette oxidieren und der Muskulatur oder anderen Strukturen als Energiequelle zur Verfügung stehen. Das ist ihr Leben und hält sie am Leben.

Profisportler greifen etwas tiefer in die Trickkiste, damit das noch besser gelingt. Sie trainieren längere Ausdauerbelastungen nüchtern, also mit leerem Magen, und noch besser mit (fast) leeren Kohlenhydratspeichern. Da in den Mitochondrien die Fettoxidation läuft und diese auch für die Ausdauerbelastung die ökonomischste Form der Energiebereitstellung ist, würde eine zu große Menge an zur Verfügung stehenden Kohlenhydraten nur stören. Deswegen ist das kohlenhydratarme Training die ideale Form, Mitochondrien in ihrer Qualität und Quantität zu fördern.

Wer außerdem auf eine Ernährung mit wenigen Kohlenhydraten achtet, schafft für die Mitochondrien einen optimalen Lebensraum. Wer jedoch eine Flasche Limonade oder eine Tafel Schokolade auf einmal konsumiert, ruft damit massiven Stress für die Winzlinge hervor, und zwar besonders in der Leber und in der Bauchspeicheldrüse. Beide Organe kommen mit dieser Flut an Nährstoffen gar nicht klar, müssen aber dennoch irgendwie damit umgehen, um sie kurzfristig zu verstoffwechseln. Bei Aktiven und Sporttreibenden ist dies weniger problematisch, denn ihre Muskeln verbrauchen während des Trainings sehr schnell einen Großteil des Zuckers. Inaktive jedoch verbrennen diesen viel zu langsam oder gar nicht, sodass die Mitochondrien Spitzenleistungen bringen müssen, um den ungenutzten Zucker erst einmal zu bearbeiten.

Egal, wie und was wir zu uns nehmen, es gilt, den Mitochondrien immer etwas Vernünftiges und Verwertbares an Nährstoffen für den Zellkern bereitzustellen. Mitochondrien erzeugen nämlich auch »Rohstoffe«, aus denen der Zellkern komplexe Proteine und andere wichtige Stoffe für den Organismus herstellen kann. Dies geht natürlich nur bei guter Qualität und passender Menge der aufgenommenen Nährstoffe. Werden diese Organellen mit falschen Nährstoffen überschwemmt, schütten sie massenhaft Stoffwechselprodukte aus und erzeugen »reaktive Sauerstoffradikale« – damit produzieren sie den gefürchteten zellulären oxidativen Stress. Dies überlastet aber einige dieser Winzlinge so sehr, dass sie sich aufblähen und sogar zerplatzen.

Das allein ist schon schlimm genug, aber es ergeben sich daraus noch größere Probleme: Das Immunsystem wird durch die gestressten oder gar zerstörten Mitochondrien aktiviert, und es entstehen kleine lokale Entzündungen, nur weil eine Flasche Limo mit zu viel Zucker getrunken wurde. Das passiert natürlich nicht bei der ersten Flasche, aber der regelmäßige Genuss großer Zuckermengen führt zu einer nachhaltigen Schädigung der Mitochondrien.

Den Zusammenhang zwischen Mitochondrien und Ernährung untersucht seit vielen Jahren Prof. Eric Schon von der Columbia University in New York. Er sieht direkte Verbindungen dieser Komponenten bei der Entstehung neurodegenerativer Erkrankungen, weil zum Beispiel bei einer Demenzerkrankung zuerst die Kommunikation zwischen den Mitochondrien und dem Rest der Zelle aus dem Gleichgewicht gerät. So stellte er 2021 fest, dass die Außenmembran, welche die Mitochondrien umhüllt, bei Demenzpatienten zehnmal länger ist als bei gesunden Menschen. Aufgrund von Enzymen in dieser Membran kommt es vermehrt zu Eiweißablagerungen aus Amyloid, die für die Alzheimer-Erkrankung typisch sind und die ein gesundes Gehirn normalerweise abbaut. Dass hier ein Zusammenhang zur Ernährung besteht, erklärte Eric Schon dadurch, dass die Membran aus Fetten besteht, allen voran Cholesterin. Wenn zu viel Cholesterin aus der Nahrung in die Nervenzellen gelangt, entstehen diese Riesenmembranen. Er empfiehlt daher, auf gesättigte Fette und vor allem auf Transfette zu verzichten, um die Cholesterinwerte im Organismus niedrig zu halten.

Auch Prof. Wolfgang Voos von der Universität Bonn sieht die Mitochondrien und ihre Bedeutung für viele Alterserkrankungen im Mittelpunkt zukünftiger therapeutischer, aber auch präventiver Ansätze. Für ihn gehören eine mediterrane Ernährung, viel körperliche Aktivität und Training sowie ab und zu gewisse Zeiten der Nahrungskarenz – zum Beispiel Intervallfasten – zu den besten Strategien, um die Mitochondrien ein Leben lang leistungsfähig zu halten. Für diese Methoden gibt es mittlerweile sehr viele gute Studien, die zeigen, dass sie die Funktion der Mitochondrien fördern, ja sogar regenerieren können und damit auch vor Demenz und Alzheimer schützen.

DURCH TRAINING DIE MUSKULATUR VERÄNDERN

Ins Fitnessstudio zu gehen oder Work-outs zu Hause zu machen, gehört glücklicherweise heutzutage für viele Menschen zum Alltag. 2020 veröffentlichte erstmalig eine Forschergruppe um Prof. Stephanie Prince Ware von der University of Ottawa in Kanada eine umfassende epidemiologische Studie zum regelmäßigen Muskeltraining in Europa und verglich dabei 28 Länder mit etwa 280 000 erwachsenen Probanden. Danach betreiben 17,3 Prozent der Europäer und Europäerinnen mindestens zweimal pro Woche regelmäßiges Krafttraining. Allerdings gibt es große Unterschiede zwischen den Ländern: Am häufigsten wird in den nördlichen Ländern wie Island, Schweden, Finnland und Dänemark trainiert, in denen 34 bis 51 Prozent der Menschen regelmäßig Muskeltraining betreiben. Deutschland liegt mit Österreich und einem Anteil von jeweils etwa 30 Prozent im oberen Drittel der europäischen Nationen. Südöstliche Länder wie Rumänien, Polen, Malta und Zypern mit etwa 7 Prozent befinden sich deutlich unter dem Mittelwert.

Am fleißigsten trainiert die Gruppe der 18- bis 24-Jährigen mit einem Anteil von 30,4 Prozent ihre Muskeln. Mit zunehmendem Alter reduziert sich dies immer mehr. So sind ab dem 65. Lebensjahr nur noch 13,9 Prozent aktiv und ab 75 Jahren nur noch 10,4 Prozent. Das sind leider genau die Altersgruppen, bei denen sich ein Verlust an Muskelmasse und -kraft gravierend auf Gesundheit und Lebensqualität auswirkt. Neben dem zunehmenden Alter sind laut Studie weitere negative Einflussfaktoren auf ein regelmäßiges Muskeltraining:

- eine schlechte Ausdauerleistungsfähigkeit und Grundfitness,
- ein subjektiv als schlecht empfundener Gesundheitszustand,
- eine geringe Bildung,
- das weibliche Geschlecht,
- Übergewicht sowie Adipositas.

Außerdem fällt auf, dass im Schnitt übergewichtige Menschen ab einem BMI über 25 nur zu 15,7 Prozent regelmäßiges Muskeltraining betreiben und adipöse mit einem BMI über 30 sogar nur zu 11,5 Prozent. Es scheint noch ein großer Aufklärungsbedarf zu herrschen, damit sich das Muskeltraining als geeignete Maßnahme durchsetzt, nachhaltig das Körpergewicht zu modifizieren. Entweder sind viele übergewichtige Menschen leider immer noch zu inaktiv, oder sie setzen einseitig nur auf Ausdauertraining. Grund dafür ist sicher auch, dass der Blick – auch von der Medizin – meist eingeschränkt auf die Verringerung der Fettmasse gerichtet ist. Dabei könnten die Betroffenen durch ein kombiniertes Training der Muskulatur und eine Erhöhung der Muskelmasse viel mehr bewirken.

Die nachfolgende Tabelle gibt einen Überblick über das Gewicht der Muskelmasse im Verhältnis zur Körpergröße bei Männern und Frauen.

Beurteilung der Muskelmasse von Männern in Abhängigkeit von der Körpergröße

Körpergröße	muskel-schwach	normale Muskelmasse	muskelkräftig
160 cm	< 21,5 kg	21,5 kg–32,8 kg	> 32,8 kg
161 cm	< 21,8 kg	21,8 kg–33,2 kg	> 33,2 kg
162 cm	< 22,0 kg	22,0 kg–33,6 kg	> 33,6 kg
163 cm	< 22,3 kg	22,3 kg–34,0 kg	> 34,0 kg
164 cm	< 22,6 kg	22,6 kg–34,4 kg	> 34,4 kg
165 cm	< 22,9 kg	22,9 kg–34,8 kg	> 34,8 kg
166 cm	< 23,1 kg	23,1 kg–35,3 kg	> 35,3 kg
167 cm	< 23,4 kg	23,4 kg–35,7 kg	> 35,7 kg
168 cm	< 23,7 kg	23,7 kg–36,1 kg	> 36,1 kg
169 cm	< 24,0 kg	24,0 kg–36,6 kg	> 36,6 kg
170 cm	< 24,3 kg	24,3 kg–37,0 kg	> 37,0 kg
171 cm	< 24,6 kg	24,6 kg–37,4 kg	> 37,4 kg
172 cm	< 24,9 kg	24,9 kg–37,9 kg	> 37,9 kg
173 cm	< 25,1 kg	25,1 kg–38,3 kg	> 38,3 kg
174 cm	< 25,4 kg	25,4 kg–38,8 kg	> 38,8 kg
175 cm	< 25,7 kg	25,7 kg–39,2 kg	> 39,2 kg
176 cm	< 26,0 kg	26,0 kg–39,6 kg	> 39,6 kg
177 cm	< 26,3 kg	26,3 kg–40,1 kg	> 40,1 kg
178 cm	< 26,6 kg	26,6 kg–40,6 kg	> 40,6 kg
179 cm	< 26,9 kg	26,9 kg–41,0 kg	> 41,0 kg
180 cm	< 27,2 kg	27,2 kg–41,5 kg	> 41,5 kg
181 cm	< 27,5 kg	27,5 kg–41,9 kg	> 41,9 kg
182 cm	< 27,8 kg	27,8 kg–42,4 kg	> 42,4 kg
183 cm	< 28,1 kg	28,1 kg–42,9 kg	> 42,9 kg
184 cm	< 28,4 kg	28,4 kg–43,3 kg	> 43,3 kg
185 cm	< 28,7 kg	28,7 kg–43,8 kg	> 43,8 kg

Körpergröße	muskel-schwach	normale Muskelmasse	muskelkräftig
186 cm	< 29,1 kg	29,1 kg–44,3 kg	> 44,3 kg
187 cm	< 29,4 kg	29,4 kg–44,8 kg	> 44,8 kg
188 cm	< 29,7 kg	29,7 kg–45,2 kg	> 45,2 kg
189 cm	< 30,0 kg	30,0 kg–45,7 kg	> 45,7 kg
190 cm	< 30,3 kg	30,3 kg–46,2 kg	> 46,2 kg
191 cm	< 30,6 kg	30,6 kg–46,7 kg	> 46,7 kg
192 cm	< 31,0 kg	31,0 kg–47,2 kg	> 47,2 kg
193 cm	< 31,3 kg	31,3 kg–47,7 kg	> 47,7 kg
194 cm	< 31,6 kg	31,6 kg–48,2 kg	> 48,2 kg
195 cm	< 31,9 kg	31,9 kg–48,7 kg	> 48,7 kg

Beurteilung der Muskelmasse von Frauen in Abhängigkeit von der Körpergröße

Körpergröße	muskel-schwach	normale Muskelmasse	muskelkräftig
150 cm	< 7,0 kg	7,0 kg–15,5 kg	> 15,5 kg
151 cm	< 7,1 kg	7,1 kg–15,7 kg	> 15,7 kg
152 cm	< 7,2 kg	7,2 kg–15,9 kg	> 15,9 kg
153 cm	< 7,3 kg	7,3 kg–16,2 kg	> 16,2 kg
154 cm	< 7,4 kg	7,4 kg–16,4 kg	> 16,4 kg
155 cm	< 7,4 kg	7,4 kg–16,6 kg	> 16,6 kg
156 cm	< 7,5 kg	7,5 kg–16,8 kg	> 16,8 kg
157 cm	< 7,6 kg	7,6 kg–17,0 kg	> 17,0 kg
158 cm	< 7,7 kg	7,7 kg–17,2 kg	> 17,2 kg
159 cm	< 7,8 kg	7,8 kg–17,4 kg	> 17,4 kg
160 cm	< 7,9 kg	7,9 kg–17,7 kg	> 17,7 kg

Körpergröße	muskel-schwach	normale Muskelmasse	muskelkräftig
161 cm	< 8,0 kg	8,0 kg–17,9 kg	> 17,9 kg
162 cm	< 8,1 kg	8,1 kg–18,1 kg	> 18,1 kg
163 cm	< 8,2 kg	8,2 kg–18,3 kg	> 18,3 kg
164 cm	< 8,3 kg	8,3 kg–18,6 kg	> 18,6 kg
165 cm	< 8,4 kg	8,4 kg–18,8 kg	> 18,8 kg
166 cm	< 8,5 kg	8,5 kg–19,0 kg	> 19,0 kg
167 cm	< 8,6 kg	8,6 kg–19,2 kg	> 19,2 kg
168 cm	< 8,7 kg	8,7 kg–19,5 kg	> 19,5 kg
169 cm	< 8,9 kg	8,9 kg–19,7 kg	> 19,7 kg
170 cm	< 9,0 kg	9,0 kg–19,9 kg	> 19,9 kg
171 cm	< 9,1 kg	9,1 kg–20,2 kg	> 20,2 kg
172 cm	< 9,2 kg	9,2 kg–20,4 kg	> 20,4 kg
173 cm	< 9,3 kg	9,3 kg–20,7 kg	> 20,7 kg
174 cm	< 9,4 kg	9,4 kg–20,9 kg	> 20,9 kg
175 cm	< 9,5 kg	9,5 kg–21,1 kg	> 21,1 kg
176 cm	< 9,6 kg	9,6 kg–21,4 kg	> 21,4 kg
177 cm	< 9,7 kg	9,7 kg–21,6 kg	> 21,6 kg
178 cm	< 9,8 kg	9,8 kg–21,9 kg	> 21,9 kg
179 cm	< 9,9 kg	9,9 kg–22,1 kg	> 22,1 kg
180 cm	< 10,0 kg	10,0 kg–22,4 kg	> 22,4 kg
181 cm	< 10,2 kg	10,2 kg–22,6 kg	> 22,6 kg
182 cm	< 10,3 kg	10,3 kg–22,9 kg	> 22,9 kg
183 cm	< 10,4 kg	10,4 kg–23,1 kg	> 23,1 kg
184 cm	< 10,5 kg	10,5 kg–23,4 kg	> 23,4 kg
185 cm	< 10,6 kg	10,6 kg–23,6 kg	> 23,6 kg

Quelle: Prof. Dr. med. E. Heinen und Eva Heinen

MUSKELWACHSTUM – immer noch ein geheimnisvoller Vorgang

Wenn wir regelmäßig Sport treiben, beeinflussen wir aktiv die Zusammensetzung unserer Muskeln, also ihre Morphologie, und ihre Leistungsfähigkeit – und damit auch unsere Leistungsfähigkeit und Gesundheit insgesamt. Obwohl in der Sportwissenschaft viel geforscht wird, bestehen immer noch einige Unklarheiten, woraus sich bestimmte Effekte ergeben. Grundsätzlich unterscheiden wir in diesem Zusammenhang zwei große Einflussbereiche:

- Einflüsse des Trainings auf die Extrazellularmatrix
- Einflüsse auf das Wachstum der Muskulatur

Die extrazelluläre Matrix ist jener Gewebeanteil, der zwischen den einzelnen Zellen im sogenannten Interzellularraum liegt. Sie setzt sich aus unterschiedlichen Komponenten zusammen, die in zwei große Substanzgruppen eingeteilt werden können: Grundsubstanz und bindegewebige Fasern. Fast jedes Gewebe wird durch die Matrix zusammengehalten. So ist zum Beispiel jede Muskelfaser oder auch jede Fettzelle von Faszien umspannt, die auch Teil der extrazellulären Matrix sind. Sie geben den Organen und Geweben ihre Form, binden Wasser und sorgen für die Zugfestigkeit und Elastizität der unterschiedlichen Gewebe. Darüber hinaus sind sie auch in die Informations- und Kommunikationswege des Körpers eingebunden.

Bestandteile und auch Spaltprodukte der extrazellulären Matrix sind direkt an der Steuerung von Wachstums- sowie Genesungsprozessen in vielen Gewebetypen beteiligt. So fördert bereits eine leichte Mobilisation und die daraus folgende Aktivierung der Gelenke und der Muskulatur die wachstumsfördernde Modulation in der Extrazellularmatrix. Diese positive Entwicklung der Matrix ist vor allem direkt mit der Freisetzung von matrixspaltenden Proteinasen verknüpft, denn sie können unmittelbar Wachstumsprozesse fördern. Dadurch ergibt sich eine belastbarere Matrixstruktur, die auch bei sportlichen Beanspruchungen stabil, aber gleichzeitig auch elastisch und verformbar bleibt. Das Gewebe kann also sämtlichen Verformungen folgen, äußere Kräfte besser aufnehmen und die organischen Strukturen sowie die Muskulatur dadurch schützen.

Das Wachstum der Muskulatur ist ein komplizierter Prozess, der immer noch nicht vollständig geklärt ist. Zahlreiche Faktoren wie die Gene, Enzyme, Hormone, Makro- und Mikronährstoffe sowie andere Faktoren regulieren und beeinflussen es. Aktuell werden zwei grundlegende Prozesse diskutiert: Die Hypertrophie, also das Wachstum des Gewebes durch aktive und erschöpfende Muskelarbeit, ist wissenschaftlich anerkannt und unbestritten. Bei der Hyperplasie hingegen, der Vergrößerung des Gewebes durch Zunahme der Zellzahl, gibt es noch großen Forschungsbedarf, um sie eindeutig nachweisen zu können.

Hypertrophie – mehr Masse durch dickere Zellen

Wenn die Größe eines Gewebes durch die Vergrößerung der einzelnen Zellen als Folge einer Trainingsbelastung zunimmt, sprechen wir von Hypertrophie. Für die Muskulatur heißt dies, dass jede einzelne Muskelzelle an Volumen zunimmt, weil ihr Querschnitt sich durch eine erhöhte Synthese und anschließende Einlagerung der Proteine vergrößert. Die Hypertrophie der

Muskeln ist eine natürliche – und auch reversible – Anpassung an eine funktionelle Belastung. Werden die Muskeln nicht mehr belastet und damit zur Anpassung angeregt, führt der Körper die Hypertrophie wieder zurück. Die Muskulatur kann sogar über eine längere Zeitspanne, in der sie untätig ist, in eine Atrophie (Hypotrophie), also einen Gewebeschwund, übergehen. Wer einmal über einen längeren Zeitraum bettlägerig war, kennt dieses Phänomen. Der Körper verhält sich aus seiner Sicht ökonomisch und erhält nur Muskeln, die auch benutzt werden, ganz nach dem Prinzip: Use it or lose it.

Für eine Volumenzunahme einzelner Muskelzellen ist im Training eine energetische Ausbelastung der Muskulatur nötig, das heißt, die Muskeln werden bis an ihre Grenze belastet, bis keine Energie mehr da ist. Dieser Belastungsreiz versetzt die trainierte Muskulatur in einen optimalen (oder maximalen) energetischen Ermüdungszustand. Er führt dazu, dass die Proteinsynthese überproportional stimuliert wird. Wissenschaftler nennen dies die »ATP-Mangel-Theorie«. Sie besagt, dass der Muskel durch intensive Arbeit derart stark beansprucht wird, dass mehr ATP abgebaut als aufgebaut wird. Daraus ergibt sich eine verringerte ATP-Konzentration, die wiederum zu einer massiven Aktivierung der Synthese von Nukleinsäure und Protein führt – dadurch entsteht das zellulär bedingte Muskelwachstum.

Hyperplasie – mehr Zellen

Der Begriff Hyperplasie bezeichnet eine Vermehrung von Zellen innerhalb des Organismus. Das Gewebe vergrößert sich also durch eine verstärkte Zellteilung. Für die Muskulatur bedeutet dies, dass sich die Anzahl der Muskelzellen erhöht. Wissenschaftlich eindeutig und klar bewiesen wurde dies bisher für uns Menschen noch nicht, wohl aber im Tierversuch. Deshalb betrachten einige Forscher ein Muskelwachstum durch Hyperplasie immer noch sehr kritisch.

Dahinter verbirgt sich eine besondere Eigenschaft der sogenannten Satellitenzellen: Diese mononukleären Zellen (Zellen mit einem Zellkern) vereinigen sich mit anderen Zellen, um neue Muskelzellen zu bilden. – Die Muskelzellen selbst besitzen diese Eigenschaft nicht, sie können nur in der Größe (Hypertrophie), aber nicht in der Zahl zunehmen. – Unter normalen muskulären Bedingungen beeinflussen die Satellitenzellen die Wachstumsprozesse der Muskulatur nicht, denn sie befinden sich in einem Zustand der Ruhe. Aktiv werden sie nur unter ganz speziellen Umständen, wie bei sehr hohen (exzentrischen) Trainingsbelastungen oder gar (Mikro-)Verletzungen.

Diese Zellen besitzen also eine starke regenerative Bedeutung für die (mikro- und makroverletzte) Muskulatur und ein sehr großes Potenzial, als Reaktion auf Trainingsstress zu proliferieren, also sich zu vermehren, zu fusionieren und zu differenzieren. Die aktivierten Zellen können in bestehende Muskelfasern integriert werden oder durch Fusion miteinander neue Fasern bilden – das nennen wir dann Hyperplasie. Die Aktivierung der Satellitenzellen wird von einigen Faktoren gesteuert. Dabei spielt der Wachstumsfaktor IGF-1 eine wichtige Rolle, der auch als Myokin (siehe Seite 181) weitere Prozesse im Körper in Gang setzt.

Im inaktiven Zustand ruhen die Satellitenzellen in einem Spalt zwischen der Basallamina, einer Proteinschicht, und der Plasmamembran der Muskelfaser. In diesem Ruhezustand verbleiben sie bis zu ihrer Aktivierung »ungenutzt«. Angeregt werden sie zum einen durch eine Zerstörung von Gewebe bei Erkrankungen oder Verletzungen, denn sie spielen bei Heilungsprozessen eine wichtige Rolle. Zum anderen »wecken« Trainingsbelastungen mit

Muskelregeneration: Wie lange braucht ein Muskel, um sich zu erholen?

Damit Muskeln die Trainingsreize optimal bearbeiten können und sich überhaupt positive Effekte einstellen, benötigt die Muskulatur unbedingt Regenerationszeiten. In diesen Phasen finden sämtliche An- und Umbauprozesse statt, die je nach Belastungsintensität, Umfang und individuellen Voraussetzungen variieren können. Ein Training vor Ablauf dieser Zeiträume bringt nichts, denn es würde die Umbauprozesse stören oder gar stoppen. Außerdem sind die Muskeln noch nicht wieder so weit hergestellt, dass sie ein erneutes Training unbeschadet überstehen. Wie so oft im Sport bringt erst die Pause den Erfolg. Ihre Länge richtet sich nach der vorherigen Belastung:

- Schnellkrafttraining und Plyometrics (exzentrisches Schnellkrafttraining): Untrainierte: 72 bis 96 Stunden; Trainierte: 60 bis 72 Stunden
- Hypertrophie- oder (intramuskuläres) Maximalkrafttraining: Untrainierte: 48 bis 72 Stunden; Trainierte: 36 bis 48 Stunden
- Kraftausdauertraining: Untrainierte: bis 48 Stunden; Trainierte: bis 24 Stunden

Täglich ins Fitnessstudio zu gehen und die gleichen Muskelgruppen immer wieder und wieder zu trainieren in der Hoffnung, dass dies größere Erfolge bringt, ist und bleibt ein Irrtum. Vielmehr kommt es auf die Qualität des Trainings an, also auf seinen Umfang und die Intensität.

höherer Intensität von mindestens 40 Prozent der Sauerstoffaufnahme oder exzentrische Belastungen wie beim Muskeltraining oder auch beim Bergabgehen die Satellitenzellen aus ihrer Ruhe. Solche anstrengenden Belastungen lösen winzige Muskelverletzungen aus, die dann den Kontakt zwischen den Satellitenzellen und der Basallamina unterbrechen und zu minikleinen Rissen in der Muskelfaser führen. Die Satellitenzellen wandern dann in die Muskelfasern ein, um sich dort zu teilen und zu differenzieren. Gerade auch entzündliche Prozesse als Antwort auf die Muskelbelastung innerhalb der ersten 48 Stunden nach dem Training werden in der Literatur als Hauptgrund für eine Aktivierung der Zellen beschrieben, wie Dr. Yuefei Liu vom Universitätsklinikum Ulm in der *Deutschen Zeitschrift für Sportmedizin* im Jahr 2007 ausführte.

Die Satellitenzellen haben nach ihrer Aktivierung zwei Möglichkeiten zu reagieren: Entweder gehen sie zurück in den Ruhezustand und damit in den Pool der Reservezellen, sodass der ursprüngliche Satellitenzellen-Pool wieder aufgefüllt wird. Oder aber sie gehen in eine Differenzierungsphase über, in der es schließlich zur Fusion mit bereits vorhandenen Muskelfasern kommt, sodass geschädigte Muskelzellen repariert werden können. Fusionieren aktivierte Zellen miteinander, können daraus neue Muskelfasern entstehen (Hyperplasie).

Neben der Aktivierung von Satellitenzellen ist gleichzeitig eine Aktivierung des mTOR-Signalwegs zu finden (siehe Seite 50), der gerade bei der Regulation der Proteinsynthese in der Muskulatur eine wichtige Rolle spielt. Mein Kollege Prof. Wilhelm Bloch von der Deutschen Sporthochschule Köln konnte nachweisen, dass über die Hemmung des Transkriptionsfaktors FoxO der Abbau von Proteinen und die Apoptose, also der Zelltod, der Skelettmuskelfasern gehemmt werden. Dadurch verschiebt sich das Gleichgewicht zwischen Protein- und Faseraufbau gegenüber dem Protein- und Faserabbau eindeutig in Richtung Aufbau.

Obwohl diese Prozesse bisher nur im Tierversuch nachgewiesen werden konnten, können wir heute angesichts der aktuellen wissenschaftlichen Lage davon ausgehen, dass eine Aktivierung der Satellitenzellen von der Zellteilung bis zur Ausreifung zur Muskelfaser einer der Schlüssel für das Verständnis von optimalen Trainingsanpassungen, Muskelregeneration und Muskelheilung ist.

Mehr KAPILLAREN zur besseren VERSORGUNG

Eine weitere, extrem wichtige und besonders für den Stoffwechsel bedeutsame Anpassungserscheinung der Muskulatur auf regelmäßige Belastungen ist die Zunahme der Kapillaren im Gewebe, also der winzigen Blutgefäße, die unsere Muskelfasern umgeben. Ausdauersportler verfügen über etwa 50 Prozent mehr Kapillaren in der Muskulatur als untrainierte Menschen.

Parallel dazu nimmt auch der Myoglobingehalt der Muskelzellen durch Ausdauertraining zu. Myoglobin ist ein kugelförmiges Protein, das Sauerstoff aufnehmen und wieder abgeben kann. Damit ist es verantwortlich für den Sauerstofftransport in der Muskulatur: Es übernimmt den Sauerstoff vom Hämoglobin im Blut und gibt ihn zur Verbrennung in den Muskelzellen wieder ab.

Durch Ausdauertraining wächst ebenfalls die Zahl der Mitochondrien rasant. Als Folge steigt die auf die Muskelfläche bezogene maximale Sauerstoffaufnahme etwa um 100 Prozent an.

Marathonläufer können diese bei einem regelmäßigen Trainingspensum von mehr als 15 Kilometern täglich sogar im Vergleich zu Untrainierten um 300 Prozent steigern!

Auch der Stoffwechsel verändert sich: Er kann mehr freie Fettsäuren zur Energiegewinnung heranziehen, weil sich die intramuskulären Triglyzeride in einer Größenordnung von 150 bis 200 Prozent steigern. Um bei schnellen und kurzfristigen Belastungen auf mehr Energie zurückgreifen zu können, vergrößert sich das intramuskuläre Glykogendepot deutlich, wie sich auch die Pufferkapazität des Muskels gegenüber Milchsäure (Laktat) um etwa 50 Prozent verbessert.

Durch ein regelmäßiges Training, sei es Ausdauer- oder Krafttraining, ergeben sich also umfassende Anpassungserscheinungen in der Muskulatur. Sie führen sowohl metabolisch als auch morphologisch zu einer nachhaltigen Verbesserung der Leistungsfähigkeit, Fitness und Gesundheit.

MUSKELTRAINING bei FRAUEN – eine ganz besondere Geschichte

Wenn ich mit Frauen über Muskeltraining rede, dann habe ich nicht selten den Eindruck, dass sie eher Sorge vor zu viel Muskulatur haben. Da scheint es zum einen die Angst zu geben, zu muskulös zu wirken und damit die eigene Weiblichkeit zu verlieren. Zum anderen sehen sie immer auch den Zusammenhang mit dem Körpergewicht, denn Muskeln sind nun einmal schwerer als Fett. Dabei herrscht viel Unwissenheit über die Notwendigkeiten und Möglichkeiten des Muskeltrainings – denn sie können es so differenziert durchführen, dass sicher bei niemandem der Gedanke an fehlende Weiblichkeit aufkommt. Da Frauen grundsätzlich mit etwas weniger Muskelmasse ausgestattet sind, ist für sie ein gezieltes Muskeltraining besonders sinnvoll: So sollten gerade sie mit Blick auf Fitness und Ästhetik, den Stoffwechsel und besonders auch hinsichtlich der hormonellen Veränderungen in den Wechseljahren Muskelmasse aufbauen.

Noch nicht lange selbstverständlich: Frauen im Sport

Noch ein recht neues und junges Bild sind Frauen im Leistungssport, denn wie in vielen anderen Bereich mussten sie sich auch hier ihre Rechte hart erkämpfen. Ringen bei den Olympischen Spielen dürfen die Frauen erst seit 2004 – 100 Jahre nach den Männern, die seit 1904 olympisch ringen. Auch das Boxen der Frauen ist erst seit 2012 zugelassen (Männer seit 1904), das Gewichtheben seit 2000 (Männer 1920). Ganz besonders krass fiel in diesem Zusammenhang die Aussage des ehemaligen Präsidenten des internationalen Skiverbandes Gian Franco Kasper zum Thema Frauen und Skispringen aus, der irgendwann zu Beginn des neuen Jahrtausends gesagt hatte, »der Uterus könnte beim Landen platzen«. 2009 reichten einige Sportlerinnen gegen das IOC (Internationale Olympische Komitee) eine Klage wegen Diskriminierung ein und forderten die Zulassung des Skispringens für Frauen zu den Spielen 2010. Leider wurde die Klage abgewiesen, aber zum Glück kam vier Jahre später dann der Durchbruch, und 2014 durften Frauen erstmals an Olympischen Spielen im Skispringen von der Normalschanze teilnehmen. Von der großen Schanze dürfen Frauen bis heute immer noch nicht springen – ein Skandal!

Es halten sich immer noch hartnäckig Vorurteile über die sportliche Leistungsfähigkeit von Frauen, weil die Fähigkeiten des weiblichen Körpers noch nicht vollständig erkannt und erforscht worden sind. Frauen zeigen vor allem bei den Ausdauersportarten wie Marathon oder Triathlon große und schnelle Entwicklungsfortschritte. Diese weisen darauf hin, dass die Ausdauer bei Frauen vermutlich besser trainierbar ist und der weibliche Körper auf Trainingsreize schneller mit Leistungssteigerungen reagiert. Das merke ich immer wieder persönlich, wenn ich mit meiner Frau in den Bergen auf dem Rennrad unterwegs bin und sie mich bei so manchem langen Anstieg alt aussehen lässt.

Im Bereich des Muskeltrainings dagegen herrschen noch viele Unklarheiten: Müssen Trainingseinheiten für Frauen grundsätzlich anders gestaltet werden, und wenn ja, was ist angemessen? Wie muss die Trainingsbelastung sein, um auch langfristig die richtigen Anpassungen und Effekte zu erzielen? Solche Fragen sind berechtigt. Gerade auch der Einfluss der zyklischen Hormonveränderungen und der Menopause muss innerhalb der Trainingsprozesse berücksichtigt werden.

Im Kindesalter zeigen sich kaum Unterschiede in der körperlichen Leistungsfähigkeit zwischen den Geschlechtern. Erst mit dem Einsetzen der Pubertät und der Veränderung des Hormonhaushalts lassen sich größere physiologische Unterschiede zwischen Jungen und Mädchen beschreiben. Bei der Leistungsfähigkeit im Ausdauerbereich unterscheiden sich die beiden Geschlechter dann im Mittel recht deutlich. Liegt der Durchschnitt vor der Pubertät bei beiden Geschlechtern etwa bei 3,2 Watt pro Kilogramm Körpergewicht, so zeigen Mädchen nach Einsetzen der Pubertät keine Veränderungen, während sich Jungen relativ rasch auf 4,0 Watt pro Kilogramm Körpergewicht steigern. Mit Watt pro Kilogramm wird die Leistung im Verhältnis zu unserem

Bodybuilding oder Muskeltraining?

Viele Menschen denken, dass ein Krafttraining immer mit dicken Muskeln und extremen Körperproportionen einhergeht. Doch das ist nicht der Fall, denn das Training im Bodybuilding unterscheidet sich komplett vom normalen und meist sinnvollen Muskeltraining für Fitness und Gesundheit. Bodybuilder haben primär zum Ziel, das maximale Volumen aller Muskeln aufzubauen. Es steht also allein die Form der Muskulatur im Mittelpunkt des Trainings. Kraft oder Leistungsfähigkeit der Muskulatur spielen keine Rolle. Alle anderen Athletinnen und Athleten sowie Fitness- oder Gesundheitssportler hingegen zielen – egal, in welcher Sportart – in erster Linie auf die Bewegungsausführung und die muskuläre Leistung ab. Das sind zwei völlig unterschiedliche Ansätze, die niemals innerhalb des Trainings vermischt werden können und dürfen.

Bodybuilder trainieren in der Regel wie folgt:

- Bein-Tag
- Brust- und Trizeps-Tag
- Rücken- und Bizeps-Tag
- etc.

Alle anderen Athleten sollten folgende Schwerpunkte im Training setzen:

- Drücken
- Ziehen
- Tragen

Dabei bezieht sich dies nicht auf die Systematik des Trainings innerhalb der Trainingseinheiten pro Woche, sondern

dies sind die eigentlichen Ziele des Trainings, die immer variantenreich und vielfältig über eine Variation von Übungen angegangen werden.
Den Athletinnen und Athleten geht es in den verschiedenen Sportarten sowie auch bei einem Training für die allgemeine Fitness immer um Funktionen und Bewegungen, während im Bodybuilding, also bei der »Körperformung«, ausschließlich gezielte Muskelgruppen oder -partien im Mittelpunkt stehen.

Körpergewicht angegeben. 2 Watt pro Kilogramm gelten als Fitnessfaktor für Gesundheit bei Erwachsenen. Jugendliche können also in der Pubertät schon viel leisten.

Bei der Analyse der Muskelkraft der Geschlechter gibt es solche eindeutigen Studien bisher noch nicht. Zwar beschrieb bereits im Jahre 1877 die Wissenschaftlerin, Ärztin und Frauenrechtlerin Dr. Mary Putnam Jacobi größere Unterschiede in der Kraftentfaltung und -entwicklung während der Menstruation, jedoch kam es nicht zu eindeutigen Resultaten, denn bei einigen Frauen zeigten sich höhere und bei anderen Frauen niedrigere Werte. Bis heute gibt es in der Wissenschaft noch keine Übereinstimmung darüber, welchen Einfluss die Menstruation und auch die Wechseljahre mit ihren hormonellen Veränderungen auf die Muskelkraft und das Muskeltraining bei Frauen ausüben. In diesem Bereich sollte viel mehr geforscht werden.

Prof. Petra Platen von der Universität Bochum veröffentlichte 2009 eine Studie mit – leider nur – zwölf Frauen, die über einen Zeitraum von drei Monaten trainierten. Bei ihnen wurden in dieser Zeit Hormonanalysen, eine Kraftdiagnostik sowie Bestimmungen des Muskelquerschnitts während zwei Phasen des Menstruationszyklus durchgeführt. Die Probandinnen trainierten in der Follikelphase das eine und in der Lutealphase das andere Bein, um die Unterschiede der Trainierbarkeit der weiblichen Muskulatur zwischen diesen Zeitfenstern zu erfassen. In beiden Zeiträumen zeigten die Frauen nach dem zwölfwöchigen Training einen Kraftzuwachs, allerdings wurden in der follikulären Phase bessere Ergebnisse erzielt. Die Wissenschaftlerin führte dies auf die erhöhten Testosteronwerte der Frauen in dieser Phase des Zyklus zurück. Bemerkenswert ist, dass der Muskeldurchmesser sich unabhängig vom Zyklus in beiden Phasen gleichmäßig entwickelte.

MUSKELLÄNGE und GESAMTKRAFT

Hängen wir ein Gewicht an einen ruhenden Muskel, dann wird er zwangsläufig in die Länge gezogen, also gedehnt. Das passiert aber nicht mit einem Mal bis zu seinem Endmaß, sondern die Länge des Muskels nimmt anfangs stark zu und dann immer weniger – ähnlich wie bei einem Gummiband. Mit zunehmender Dehnung muss nämlich eine immer größere Kraft aufgewendet werden, um den Muskel noch weiter zu verlängern. Sein Dehnungswiderstand ist vor allem durch die elastischen Elemente der Muskulatur (Titin, Sarkolemm und fasziales Gewebe) geprägt, die entweder parallel oder in Serie geschaltet zu den kontraktilen Elementen Aktin und Myosin angeordnet sind.

Aufgezeichnete Dehnwerte des Muskels zeigen eine typische Ruhedehnungskurve. Sie beschreibt die passive Dehnbarkeit eines ruhenden Muskels. Von jedem Punkt dieser Kurve kann der Muskel isometrische, also statische, oder auch auxotonische, eine Mischform aus statischen und dynamischen, Kontraktionen ausführen. Dies ist in den meisten Fällen von der Stellung des Gelenks abhängig. Das geht beispielsweise sowohl mit gestrecktem Arm als auch mit einem 90 Grad gebeugten Ellbogengelenk. Jedoch ist zur Entwicklung der Kraft die Ausgangsposition enorm bedeutsam. Beim Arm ist die Kraftentfaltung des *M. biceps brachii* (Bizeps) bei einer 90-Grad-Beugung deutlich stärker als bei einem komplett gestreckten Gelenk.

Dafür gibt es eine recht einfache Ursache: Der Überlappungsgrad der kontraktilen Elemente, also die Anzahl der Querbrückenverbindungen, ist je nach Gelenkstellung nicht immer optimal. Davon abhängig variiert die Entfaltung der Kontraktionskraft. Die aktuelle Länge des Muskels besitzt also große Bedeutung für die Gesamtkraft. Das zeigen folgende Beispiele eindrucksvoll: Im Ellbogengelenk entwickeln wir die größte Kraft bei einer Beugung von circa 90 Grad, während bei der Streckbewegung im Kniegelenk die maximale Kraft etwa bei 60 bis 70 Grad Flexion durch die Oberschenkelstreckung zu realisieren ist. Das passiert beispielsweise beim Treppensteigen oder In-die-Höhe-Springen. Bei der Hüftstreckung liegt der optimale Wert etwa bei 0 bis 10 Grad und entspricht praktisch der aufrechten Position des Körpers.

Muskellänge und was sie beeinflusst

Für unsere Flexibilität und damit für unsere Gelenkigkeit sind viele Körperstrukturen und natürlich auch unsere Aktivität und unser Training verantwortlich. Flexibilität spielt in zahlreichen Sportarten, aber auch im Alltagsleben eine große Rolle, weil sich dadurch der willkürliche Bewegungsbereich in einem oder mehreren Gelenken ergibt. Je größer dieser Bereich ausfällt, desto beweglicher und flexibler sind wir. Neben den knöchernen Strukturen können insbesondere die Dehnfähigkeit des Muskelgewebes, der Umfang der Muskelmasse, die Elastizität und Verschiebbarkeit der faszialen Strukturen, die Dehnfähigkeit der Sehnen und Bänder, der Gelenkkapsel sowie der Haut und auch die neurophysiologische Steuerung und Kontrolle Faktoren sein, die unsere Flexibilität begrenzen oder unterstützen.

Wird der Muskel durch eine willkürliche Dehnung in die Länge gezogen, so werden auch die Aktin- und Myosinfilamente auseinandergezogen. Aber maximal nur so weit, dass sie sich selbst bei der stärksten Dehnung immer noch minimal überlappen. Dafür verantwortlich sind die Titinfilamente, die elastisch mit den Z-Scheiben, den Begrenzungen des Sarkomers, verbunden sind und für die Zentrierung der Myosinfilamente sorgen. Ein Muskel kann daher willkürlich mechanisch nicht über eine bestimmte Länge hinaus gedehnt werden – auch weil neben dieser mechanischen Komponente die Muskelspindeln dies durch ihren reflektorischen Einsatz verhindern (siehe Muskelspindelreflex, Seite 153). Auf die Muskelspindeln werde ich später noch ausführlicher eingehen.

Die Steifigkeit eines Muskels wird durch das Verhältnis aus Dehnung und Spannung beschrieben. Dieses federnde Verhalten der Muskulatur wird durch die mechanischen Eigenschaften des Bindegewebes unterstützt. Deswegen lässt bei einer länger dauernden Dehnung immer auch die Spannung in den Kollagenstrukturen nach, die sich gleichzeitig ebenfalls verlängern und an die gedehnte Struktur anpassen.

Außerdem spielt auch die Temperatur eine Rolle für Steifigkeit und Dehnfähigkeit. Eine Temperaturerhöhung der Muskulatur, wie wir sie durch das Aufwärmen vorm Training erreichen, begünstigt die Flexibilität. Aufwärmen verbessert die Durchblutung, verändert die Viskosität zwischen den Verschiebeschichten, also die Zähigkeit der Flüssigkeit, und sorgt für eine abgestimmte Koordination. Alles zusammen führt dazu, dass die Muskulatur dem Dehnen weniger Spannung entgegenstellt. Bei kalten Temperaturen ist die Flexibilität der Muskulatur dagegen eingeschränkter.

Flexibilität sinkt mit dem Alter

Unsere natürliche Flexibilität ist in der frühen Kindheit, also in den ersten vier bis acht Jahren, am größten. Danach reduziert sie sich immer mehr. Eine wichtige Rolle spielt dabei zunächst die zunehmende Muskelmasse ab dem Zeitraum der Pubertät und später vor allem die fehlende Anwendung und Inaktivität. Wer seine Flexibilität allerdings regelmäßig schult, kann sie lange auf einem guten Niveau halten.

Wir können die Länge unseres Muskels durch Training gezielt beeinflussen. In Laborstudien mit unterschiedlichen Tierversuchen hat sich gezeigt, dass die Muskellänge insbesondere durch die Methode des statischen Dehnens, wie Stretching, angeregt werden kann und sich Anpassungen im Längenwachstum zeigen. Erste kleinere Studien von Dr. Sandro Freitas an der Universität Lissabon mit leider nur fünf Versuchspersonen belegten 2015 Ähnliches bei gesunden Erwachsenen: Nach einem hochintensiven Stretching über einen Zeitraum von mehr als acht Wochen zeigte sich ebenfalls eine vergleichbare Anpassung an der Kniebeugemuskulatur. Ob dies allerdings durch echte morphologische Anpassungen der Muskulatur, insbesondere durch eine höhere Anzahl der seriellen Sarkomere, verursacht wurde oder vielleicht doch eher durch Anpassungen der Bindegewebestrukturen oder des neuronalen Systems, wurde damit nicht geklärt.

Doktor Zhihao Zhou von der Universität Peking zeigte 2016, dass Menschen mit spastischen Störungen und insbesondere bei muskulotendinösen (Muskeln und Sehnen betreffenden) »Verkürzungen« in der Rehabilitation von solchen Anpassungen durch Stretching nachhaltig profitieren und mit einer lang anhaltenden Veränderung reagieren. Aber auch dies scheint eher durch eine Veränderung der Sehnensteifigkeit ausgelöst zu sein als durch muskuläre Längenanpassungen.

Die aktuell wohl umfassendste Metaanalyse zu diesem sehr komplexen Thema legte Dr. Annika Kruse von der Universität Graz 2021 im Journal *Frontiers in Physiology* vor. Die Abbildung gegenüber zeigt, dass bei sehr geringer Sarkomerlänge die mögliche Kraftentfaltung nur gering ausfällt. Mit zunehmender Länge der Sarkomere steigt die Kraft an. Bei optimaler Länge mit optimaler Überlappung von Aktin und Myosin erreicht die willkürliche isometrische Kraft ihr Maximum, und die »passive« Kraft der bindegewebigen Strukturen beginnt, sich zu entwickeln. Dagegen führt eine weitere Längenveränderung, in diesem Fall eine Dehnung der Sarkomere, zu einem schlechteren Überlappungsgrad von Aktin und Myosin. Das verringert die aktive Kraftentfaltung, lässt aber gleichzeitig die passiven Kräfte ansteigen. Der graue Bereich in der Abbildung zeigt den optimalen, jedoch recht schmalen Bereich der Sarkomerlänge, der am besten für eine »aktive« Kraftentwicklung ist.

Für eine bestmögliche Kraftentfaltung ist es wesentlich, dass der Muskel seine maximale (optimale) Länge erreichen kann. Nur dann kann er seine Kraft über die gesamte Bewegungsamplitude und in jeder Gelenkwinkelstellung entfalten. Der Muskel und das umgebende Bindegewebe müssen außerdem die Bewegung über-

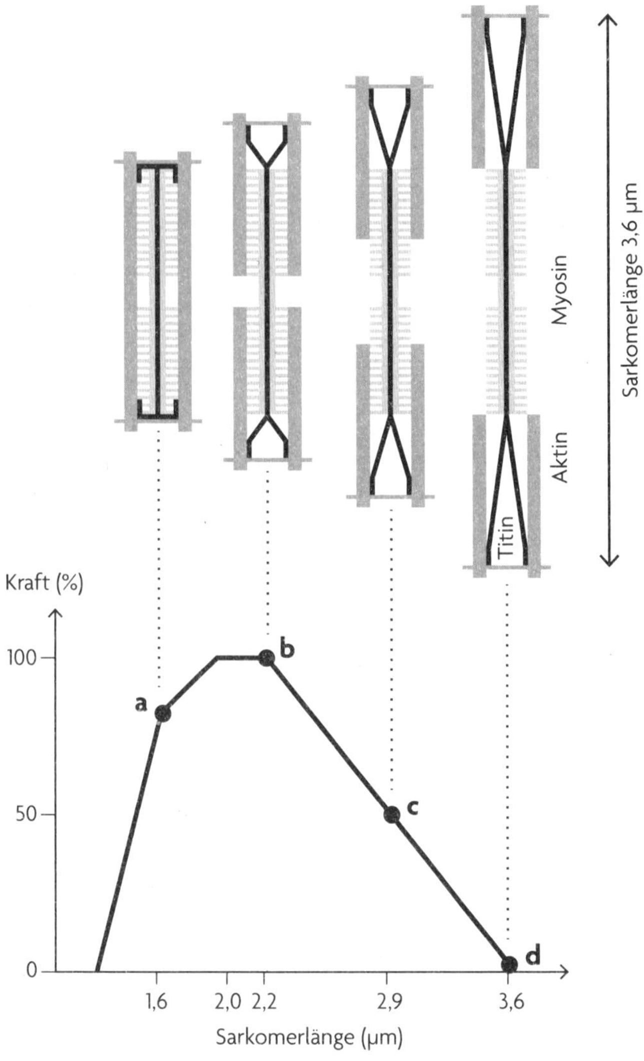

Überlappungsgrad der Aktin- und Myosinfilamente und isometrische Kraftentfaltung *(modifiziert nach Dr. Annika Kruse, Universität Graz, 2021)*

all freigeben, damit die Muskulatur die Kraft ohne hemmende Einflüsse der »neuronalen« Strukturen erreichen kann.

Ein optimales Muskeltraining setzt sich daher idealerweise immer aus Kraft- und auch Dehntrainingseinheiten zusammen. Beide beeinflussen sich gegenseitig. Das ist vor allem für die Gesundheit der zugehörigen Gelenke sehr entscheidend. Gerade wenn der Aufbau von Muskelmasse im Mittelpunkt steht, sollte er sich nur begrenzt oder besser gar nicht negativ auf die Bewegungsamplitude auswirken. Dazu müssen die trainierten Muskeln aber lang genug sein, andernfalls können sie ihre eigentlichen Aufgaben nicht erfüllen und schränken auch die Beweglichkeit der Gelenke ein.

Genau darin sehe ich auch die eigentliche Aufgabe eines Trainings der Muskellänge: Es geht primär darum, den Gelenken sämtliche Bewegungen zu ermöglichen und in jeder Stellung eine optimale Kraft durch den jeweils passenden Überlappungsgrad der Filamente entfalten zu können. Ein Dehntraining ist besonders dann sinnvoll, wenn Muskeln in ihrer Länge eingeschränkt sind oder gar verkürzen. Leider können wir Sportwissenschaftler aktuell zur Belastungsintensität eines solchen Trainings noch zu wenig wissenschaftlich haltbare Aussagen treffen. Dazu sind noch umfangreiche Studien notwendig.

Ein zusätzliches Dehnen über das normale Maß der Muskellänge hinaus bringt nichts. Deswegen können gesunde Menschen mit optimaler Muskellänge auch gelegentlich auf das Dehnen im Trainingsprozess verzichten oder sich auf die Dehnung zur Aufwärmung und Lockerung beschränken.

Methoden zur Verbesserung der Beweglichkeit im Rahmen der Therapie

Einsatzfelder	Ziele	Methoden
Regeneration	Muskelentspannung, Durchblutungsförderung und Ausschwemmung der Stoffwechselabbauprodukte	Aktiv-dynamische Dehnübungen mit geringer bis mittlerer Intensität, Entspannungsübungen
Erhaltung/ Stabilisierung	Erhaltung der Muskelelastizität und Gelenkbeweglichkeit, Vorbereitung für Trainings- und Wettkampfbelastungen	Statische Dehnübungen mit mittlerer Intensität, aktiv-dynamische Dehnübungen in Kombination mit Koordinationsübungen
Training/ Optimierung	Verbesserung der Muskelelastizität und Gelenkbeweglichkeit bei myogenen und bindegewebigen Beweglichkeitsdefiziten, Stärkung bindegewebiger Strukturen, Behandlung von Muskelkontrakturen/-verkürzungen und bindegewebigen Einschränkungen	Aktiv-dynamische und/ oder passiv-statische Dehnübungen mit mittlerer bis hoher Intensität und langer Dehndauer, CHRS-Methode/AED-Methode* mit guter Fixation der benachbarten Gelenke, translatorische Gleitbewegungen in Verbindung mit Längstraktionen des zu bewegenden Gelenkpartners (manuelle Therapie)

** Bei diesen Sonderformen der passiven Dehnung (CHRS = Contract-Hold-Relax-Stretch, AED = Anspannen-Entspannen-Dehnen) werden Kraft- und Dehnbeanspruchungen eines Muskels ausgeführt.*

Wie **GESCHWINDIGKEIT** und **MUSKELKRAFT** zusammenhängen

Je weniger Last ein Muskel zu tragen hat, umso schneller kann er sich kontrahieren – das ist eine ganz einfache Formel. Doch das Verhältnis zwischen der Größe der Muskelbelastung und seiner Geschwindigkeit, sich zu verkürzen, verläuft nicht linear, sondern in Form einer Hyperbel wie in der nachfolgenden Abbildung dargestellt. Sie zeigt zum einen die Beziehung zwischen Kraft und Verkürzungsgeschwindigkeit, die sogenannte Hill'sche Kurve, sowie zum anderen die Beziehung zwischen Leistung und Verkürzungsgeschwindigkeit (Leistung = Arbeit : Zeit):

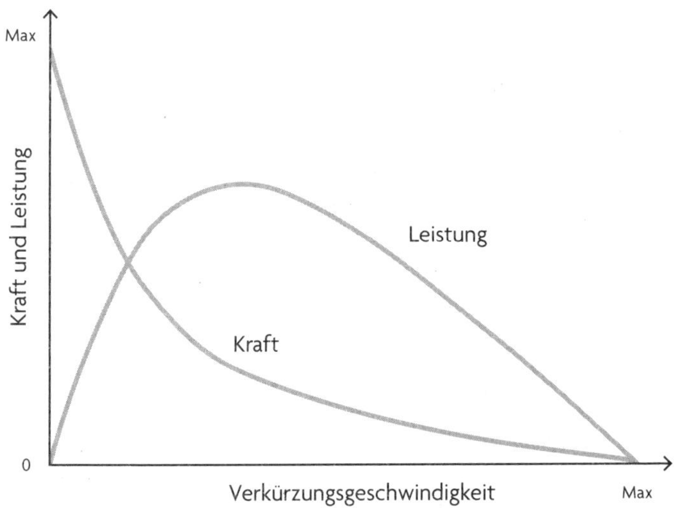

Zusammenhang von Muskelkraft und Verkürzungsgeschwindigkeit

Ist die Geschwindigkeit maximal, dann geht die erzeugte Kraft gegen null. Je mehr sich also die Kontraktionsgeschwindigkeit reduziert, umso größer ist die Muskelkraft. Isometrisch, bei einer Geschwindigkeit gleich null, ist somit die größte willkürliche Maximalkraft möglich. Wird der Muskel während der Kontraktion exzentrisch gedehnt, steigt die Muskelkraft sogar noch weiter an, weil noch zusätzliche reflektorische und kinetische Aspekte hinzukommen.

Ein Muskel kann sich relativ schnell verkürzen, wenn er keine Last zu tragen hat, also nur wenig Kraft aufbringen muss. Er verkürzt sich dagegen überproportional langsam, wenn er sehr viel Kraft entwickeln muss, etwa um ein schweres Gewicht zu heben – das entspricht der bereits beschriebenen konzentrischen Muskelkontraktion. Bei einer Verkürzungsgeschwindigkeit von null ist der Punkt der maximalen isometrischen Kraft erreicht.

Der isometrisch maximal kontrahierende Muskel kann einer noch größeren Kraft widerstehen, bevor er sich dann jedoch mit zunehmender Geschwindigkeit verlängert, also »exzentrisch« arbeitet, wie die Grafik auf Seite 104 veranschaulicht. Dabei kann der Muskel etwa bis zum Faktor 1,6 stärker belastet werden, bevor sich die Querbrücken in der Dehnung bei gleichzeitiger isometrischer Kontraktion lösen. Diese Tatsache ist enorm wichtig, wenn sich der Muskel zum Beispiel kontrahieren muss, um eine Bewegung abzubremsen, wie wir es vom Bergabgehen kennen. Im Training nutzen wir das, um entsprechende Reize für das Muskelwachstum zu setzen, um Schnellkraft zu entfalten oder um gegen eine Sarkopenie (siehe Seite 139), den krankhaften Muskelschwund, anzugehen.

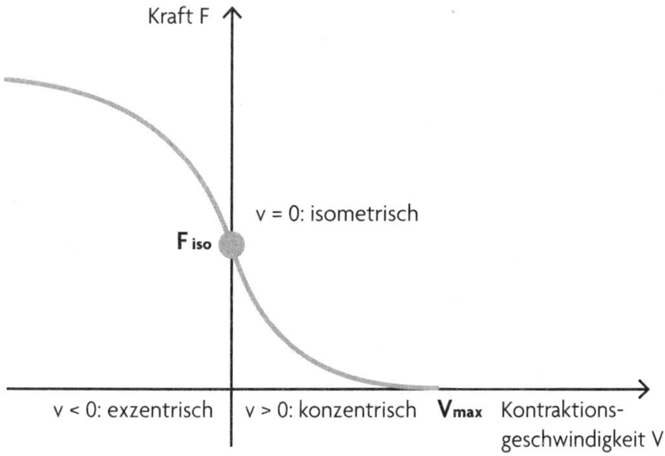

Das Verhältnis von Kraft und Verkürzung bei isometrischer, konzentrischer und exzentrischer Kontraktion

Die STEUERUNG der MUSKELKRAFT

Wie haben zwar 654 Skelettmuskeln, aber wenn wir gehen, laufen oder sprinten, sind es immer dieselben Muskeln, die dabei aktiv sind. Was verändert sich in der Muskulatur, um diese unterschiedlichen Geschwindigkeiten zu erreichen? Oder warum können wir mal etwas Zerbrechliches ohne Probleme an einen anderen Ort stellen und mal geht es schief und wir zerdeppern es? Dabei sind es nicht nur dieselben Muskeln, sogar die Handlung ist gleich. Die exakte Steuerung unserer Muskelkraft ist eine der entscheidenden Fähigkeiten, die uns zu den vielfältigen Bewegungen und Tätigkeiten unseres Lebens befähigt. Dazu sind viele unterschiedliche Regelungen und Mechanismen sowie Erfahrung und Lernprozesse notwendig.

Damit Muskeln überhaupt reagieren und ihre Arbeit erfüllen können, übermitteln Nerven elektrische Impulse an die Muskelzellen. Innerhalb und außerhalb der Zelle befinden sich elektrisch geladene Teilchen, sogenannte Ionen. Dazwischen liegt die Zellmembran, die einen winzigen Ionenkanal besitzt, der sich öffnen und schließen kann und entsprechend Ionen durchlässt oder blockiert. Bei diesem Vorgang erzeugen sie einen elektrischen Strom, der die zugehörige Zelle »erregt«. Jede unserer Muskelzellen produziert etwa die Menge von 100 Millivolt (mV). Insgesamt ergibt sich daraus eine mögliche Menge von unglaublichen 30 Millionen Volt pro 1 Meter Muskelzellen – das ist ungefähr so viel wie bei einem Gewitterblitz! Also fließt in unserem Körper etwa das Tausendfache an Strom im Vergleich zur Elektrizität in unserem Haus oder unserer Wohnung. Wir sind also wirklich extrem energiegeladen und ständig unter Strom.

Im Skelettmuskel wird die Kontraktionskraft im Wesentlichen durch zwei entscheidende Mechanismen variiert:

Frequenzcodierung: Die Erregungsfrequenz der einzelnen motorischen Einheiten wird variiert und der jeweiligen Aufgabe angepasst. Bei einer tetanischen Dauererregung (Tetanus = Spannung) steigt die Kontraktionskraft auf mehr als das Doppelte im Vergleich zu einer Einzelerregung der motorischen Einheit an. Dadurch ergibt sich Spielraum für die differenzierte Regulation und die feine Abstufung der Muskelkraft. Der Anstieg der Kraft beruht primär darauf, dass eine hohe Kalziumkonzentration längere Zeit auf die Myofilamente einwirkt und diese mit einer »tetanischen« Erregung antworten.

Folgt also auf einen einzelnen Reiz (Einzelzuckung) vor Ende der Relaxation ein zweiter Reiz, entsteht die nächste Kontraktion, die Spannung bleibt erhalten und so weiter, bis der Muskel müde wird. Werden die Reizfrequenzen weiter erhöht, dann erreicht der Muskel schließlich einen Zustand, bei dem keine Einzelzuckung mehr sichtbar ist und er vollständig »tetanisch« kontrahiert ist. Reizfrequenzen, die eine vollständige tetanische Kontraktion auslösen, nennt man Fusionsfrequenzen.

Im Alltag und im Sport wird dieser tetanische Zustand jedoch nur selten erreicht, denn die Innervationsfrequenzen betragen dort selten mehr als 25 Hertz. Die Muskeln können aber dennoch glatte und reibungsfreie Kontraktionen ausführen, weil die verschiedenen motorischen Einheiten eines Muskels abwechselnd und asynchron erregt werden. Somit ist ständig eine gewisse Menge an Kontraktionseinheiten aktiviert (siehe Rekrutierung).

Rekrutierung: Die Aktivierung der Muskelzellen nennt man Rekrutierung. Je nach Stärke des Nervenimpulses wird eine unterschiedliche Anzahl motorischer Einheiten innerhalb eines Muskels gleichzeitig erregt, wie in der nachfolgenden Abbildung zu sehen ist. Jede einzelne motorische Einheit hat aber ihre eigene Rekrutierungsschwelle. So erfolgt bei steigender Kontraktionskraft die Rekrutierung relativ einheitlich von den Typ-I-Fasern über Typ-IIa- zu Typ-IIx-Fasern. Das allerdings bedeutet, dass bei geringer Belastung nahezu ausschließlich die Typ-I-Fasern aktiv sind und erst bei höheren Beanspruchungen dann auch die kräftigen und schnellen Typ-II-Fasern miteinbezogen werden.

Innerhalb der Muskeln gibt es bezüglich der Kraftsteuerung durchaus große Unterschiede. So steuern die rumpfnahen Extremitätenmuskeln wie die Beinstrecker oder Gesäßmuskeln vorwiegend ihre Kraft über die Variation der Rekrutierung, während die kleinen und feinen Muskeln an den Augen oder an den Fingern ihre Kraft in erster Linie über die Frequenzkodierung regeln.

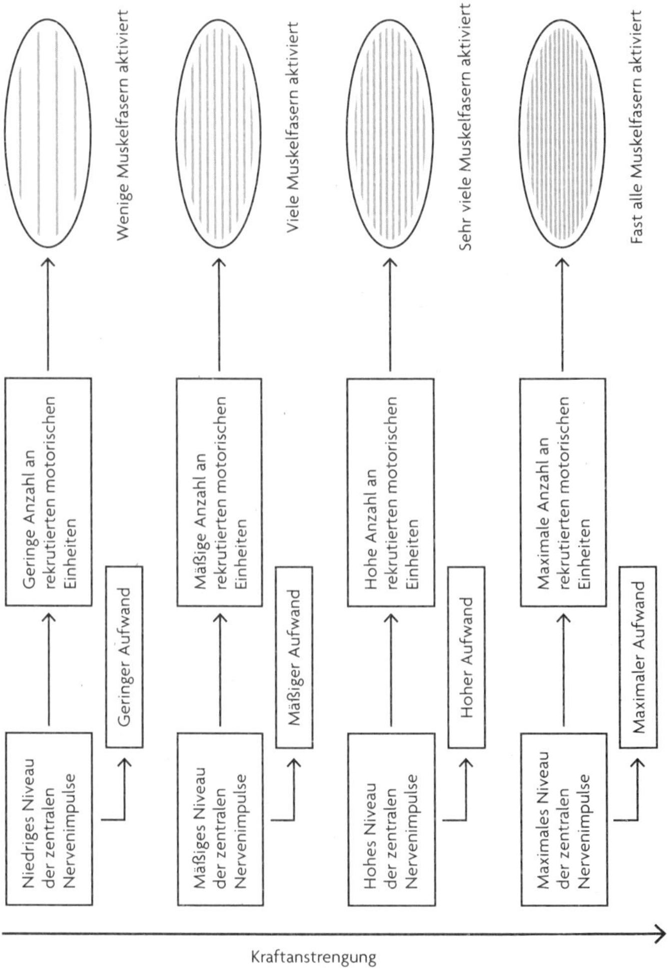

Ablauf der Kontraktion von geringem bis maximalem Aufwand mit maximaler Kraftanstrengung

Das Hennemann-Prinzip

Das Henneman-Prinzip, oder besser gesagt das Henneman-Größenprinzip (Henneman Size Principle), beschreibt die Zusammenarbeit der Neuronen in den jeweiligen motorischen Einheiten sowie die Zusammenarbeit der motorischen Einheiten untereinander und miteinander in der Skelettmuskulatur. Der US-amerikanische Physiologe Prof. Elwood Henneman widmete mehr als 25 Jahre seines Lebens der Erforschung dieses Themas und veröffentlichte 1957 seine Ergebnisse im *Journal of Neurophysiology*. Er beschrieb, dass das zentrale Nervensystem die unterschiedlichen motorischen Einheiten gezielt aufgabenspezifisch und bewegungsabhängig aktiviert. Entsprechend der Größe der motorischen Einheiten werden diese dann in die Kontraktion miteinbezogen und sind entweder aktiv oder inaktiv. Dabei müssen die kleinen Muskelfasern (Typ I) häufiger arbeiten als die großen (Typ II).

Der Nerv einer kleinen motorischen Einheit innerviert circa 200 Muskelzellen, die meist aus den langsamen, ermüdungsresistenten Fasern bestehen. Diese motorischen Einheiten werden vor allem bei geringem Kraftbedarf rekrutiert, wenn nur eine leichte Muskelspannung benötigt wird, wie es häufig im Alltag bei einfachen Aufgaben der Fall ist. Der Nerv einer großen motorischen Einheit dagegen versorgt circa 2000 Muskelzellen, die oft aus schnellen, aber auch rasch ermüdenden Fasern bestehen. Diese werden bei hohen Kraftanforderungen rekrutiert, was dann eine große Muskelspannung ergibt.

Muskelkraft oder Muskelmasse – beides gleichzeitig wird schwierig

Ich werde häufig gefragt, wie man die Muskelkraft steigert und ob sich dabei auch Muskelwachstum einstellt. Darauf gibt es leider keine einfache Antwort: Es handelt sich um zwei völlig verschiedene Dinge, die wir im Training mit unterschiedlichen Methoden angehen müssen. Um ein Muskelwachstum zu erreichen, bedarf es spezieller Belastungsarten. Dafür ist die energetische Ausbelastung der Muskulatur (siehe Seite 85) die Methode der Wahl, wenn wir den Studien folgen. Für die Aktivierung von Satellitenzellen und die Verbesserung der Muskelkraft schlagen dagegen viele internationale Studien die exzentrische Kontraktion der Muskulatur vor. Dabei ist es das Ziel, winzige Verletzungen im Muskelgewebe zu provozieren, die dann die Satellitenzellen aktivieren.

Muskelwachstum erreichen wir also auf unterschiedlichen Wegen. Erste Veränderungen des Volumens zeigen sich meist bereits innerhalb der ersten 18 bis 24 Stunden nach dem Training. Jedoch gehen sie in erster Linie auf Immunreaktionen und Wassereinlagerungen zurück, wie sie auch beim Muskelkater zu finden sind. Dagegen stellt sich eine dauerhafte, echte Hypertrophie etwa erst nach 15 bis 18 Trainingseinheiten messbar und nachweisbar ein – so schrieb Dr. Felipe Damas von der Universität in São Paulo in Brasilien 2018 in der Zeitschrift *European Journal of Physiology*. Er wies auch darauf hin, dass Mikroverletzungen nicht notwendig sind, um muskuläre Hypertrophie herbeizuführen. Das ist natürlich für die Gestaltung des Trainings von besonderer Bedeutung.

Ähnlich differenziert müssen wir das Training zur Verbesserung der Muskelkraft angehen. Dabei kommen sowohl koordinative

Mechanismen als mögliche Ursachen für die Steigerung der Kraft infrage als auch eine verbesserte Ansteuerung der Muskulatur, ein Wachstum der Muskelfasern, verringerte hemmende Einflüsse der Antagonisten (Gegenspieler) sowie Anpassungen am Muskel-Sehnengewebe. Viele Wege führen nach Rom, und je nach Zielsetzung des Trainings gilt es, die verschiedenen Mechanismen untereinander zu variieren und zu kombinieren, damit die Muskulatur in ihrer Komplexität und Variabilität beansprucht wird und sich die Kraftsteigerung nachhaltig und vielfältig entwickelt.

Typische MUSKELBESCHWERDEN vermeiden und behandeln

Wenn Sie sich bereits um Ihre Muskeln kümmern und vielleicht sehr engagiert Muskeltraining betreiben, sollten Sie das immer mit Augenmaß tun. Sie dürfen Ihre Muskulatur ruhig fordern, sie darf »brennen«, aber Sie dürfen sie nicht überfordern, und schon gar nicht dauerhaft. Statt besser und leistungsfähiger zu werden, drohen dann Verletzungen und ernsthafte Beschwerden, die Sie im Training zurückwerfen. Das können Sie vermeiden: Behalten Sie im Kopf, dass Ihr Körper keine Maschine ist, die immer gleich reagiert, und beherzigen Sie die folgenden Basics zur Tagesform, zum ausgewogenen Training und zum Zeitmanagement.

Jeder, der Sport treibt – egal, ob Hobby- oder Leistungssport –, weiß, dass wir nicht immer gleich fit sind. Unsere Tagesform wird nicht nur davon beeinflusst, was wir gegessen und wie viel wir geschlafen haben, sondern auch von Belastungen in Beruf und Familie, von Stress und Sorgen. Das kann uns müde, matt oder unkonzentriert machen – alles Faktoren, die als Hauptursachen für Verletzungen gelten. Nehmen Sie solche Befindlichkeiten ernst und schalten Sie im Training lieber einen Gang runter, statt mit einem Jetzt-erst-recht dagegenzuarbeiten. Vielleicht lassen Sie das Training einmal ausfallen und unternehmen etwas anderes, das Ihnen guttut. Dann macht das nächste Training wieder Spaß.

Wie Sie gelesen haben, unterstützen unsere Muskeln sich gegenseitig. Deswegen ist es wichtig, sie ausgewogen zu trainieren. Nur dadurch bekommen Ihre Gelenke, die für jeden langfristigen sportlichen Erfolg gesund sein müssen, den richtigen Schutz durch ein Muskelkorsett, das sie gut stützt. Es gilt also, immer auch die Gegenspieler der Zielmuskulatur zu berücksichtigen. Oder wenn Sie eine Sportart wie Tennis ausüben, auch dem anderen Arm, der nicht Ihr Schlagarm ist, etwas sportliche Aufmerksamkeit zu widmen.

Auch raus aus dem Auto, rein in die Sportklamotten und mit Vollgas ran an den Sport, ist keine gute Idee. Geben Sie sich und Ihrem Körper Zeit zum Aufwärmen, denn sowohl Ihr Geist als auch Ihre organischen Funktionen müssen sich auf die neue Anforderung ein wenig einstellen.

Zeit ist außerdem ein wichtiger und oft unterschätzter Aspekt, wenn es um den Trainingsfortschritt geht: In kurzer Zeit möglichst viel erreichen zu wollen klappt nie, zumindest nicht mit Blick auf die Gesundheit und auch auf die langfristige Motivation zum Sporttreiben. Ein gutes Training berücksichtigt immer auch, dass sich alle Strukturen des Körpers an die zunehmende Belastung anpassen müssen. Es gilt, jeweils individuell hinzuschauen und seine sportliche Praxis anzupassen: Das kann im Einzelfall schneller sein als im Trainingsplan vorgesehen. Für viele Menschen ist es aber auch sinnvoll, langsamer vorzugehen. Das gilt besonders nach einer Erkrankung oder für Einsteigerinnen und Anfänger.

Von Muskelkater bis Zerrung

Muskeln können durchaus beim und vor allem nach dem Training schmerzen, besonders wenn Sie viel oder gar zu viel trainiert haben. Eine normale Überlastung, die eine Anpassung des Muskels ans Training nach sich zieht, sollte etwa nach drei Tagen nicht mehr zu spüren sein.

Muskelkater: Alle kennen und bekommen ihn, selbst Leistungssportler. Bei einer längeren ungewohnten Belastung der Muskulatur entstehen immer winzige Mikrorisse in den Muskelfasern. Das zerstörte Gewebe schmerzt nicht sofort, sondern meist erst 18 bis 24 Stunden nach dem Training. Ursache ist das Immunsystem: Es löst an den Orten der Zerstörung kleine Entzündungen aus. Wasser wird eingelagert, die Zellen quellen auf, Fresszellen werden aktiv, die Durchblutung erhöht sich, Material für die Reparatur wird herangeschafft. Großzügig repariert unsere körpereigene Abwehr so, dass die gleiche Belastung beim nächsten Mal kaum noch oder keinen Muskelkater auslöst, weil die Muskulatur kräftiger geworden ist. Das kann zwei bis drei Tage dauern. Sie können den Heilungsprozess durch warmes Baden, Saunagänge, Eisbäder oder sanfte Bewegung unterstützen – all das fördert die Durchblutung und damit den Transport des Reparaturmaterials. Was jedoch entgegen der landläufigen Meinung nicht hilft: direkt die gleiche Belastung am nächsten Tag.

Muskelkrämpfe: Wenn Muskeln stark überanstrengt werden oder mit Flüssigkeit und/oder Mineralien unterversorgt sind, verkrampfen sie sich. Beugen Sie vor durch gutes Aufwärmen und genügend natriumhaltiges Wasser, Letzteres eventuell auch während des Sports. Während des Krampfs massieren Sie den Muskel und dehnen ihn. Entgegen allen Behauptungen hilft Magnesium nicht gegen Muskelkrämpfe.

Zerrungen: Überdehnungen oder winzige Risse in den Muskelfasern oder auch in den Bändern entstehen meist durch plötzliche schnellkräftige Belastungen, zum Beispiel wenn Sie beim Joggen in ein Loch treten und Ihr Gewicht auffangen müssen. Vorbeugen können Sie durch eine insgesamt gut und vor allem abwechslungsreich trainierte Muskulatur, die auch regelmäßig gedehnt wird. Ist die Muskelzerrung jedoch bereits da, helfen Kühlung, Kompressionsbinden und Quarkwickel. In jedem Fall sollten Sie in den nächsten fünf bis sieben Tagen auf größere Belastungen verzichten. Die Muskeln heilen meist in zwei bis drei Wochen. Sind allerdings Bänder betroffen, brauchen Sie bis zu sechs Wochen Geduld.

Muskelfaserriss: Wird ein Muskel über seine Belastungsgrenze hinaus gedehnt, reißen die Muskelfasern und sind nicht nur beschädigt, sondern zerstört. Oft werden dabei auch Gefäße geschädigt, sodass es neben den Schmerzen zu Blutergüssen kommt. Rund zwei Wochen Trainingspause sind meist fällig, dann können Sie normalerweise mit leichtem Lauftraining beginnen. Mit intensivem Muskeltraining müssen Sie aber mindestens vier Wochen warten, manchmal auch länger. Hören Sie auf Ihren Körper und die Schmerzen, die er aussendet.

Muskelriss: Wer es mit dem Krafttraining übertreibt, riskiert, dass Muskeln innerhalb ihres Faserverlaufs großflächig reißen oder gar komplett. Oder der Muskel reißt am Sehnenabsatz ab. Egal, welche Art von Muskelriss: Immer sind umfassende Therapien und vielfach auch eine Operation nötig. Eine mehrwöchige Trainingspause lässt sich nicht vermeiden.

Vorbeugen klappt am besten mit den drei Basics Tagesform, ausgewogenes Training und Zeitmanagement, wie sie zu Beginn dieses Kapitels ab Seite 110 erläutert werden.

NÄHRSTOFFE FÜR DIE MUSKELN

Vor allem mit ein paar Fettpölsterchen auf den Hüften wäre es uns am liebsten, wenn unsere Muskulatur ausschließlich Fett verbrennen und nutzen würde. Doch leider verhält es sich in den meisten Fällen anders. Die Frage, ob im Muskel vermehrt Fette oder Kohlenhydrate genutzt werden, hängt direkt von der Intensität und der Dauer unserer Muskelarbeit ab und natürlich auch vom Typ der dabei primär eingesetzten Muskelfasern. Schließlich haben die Muskelfasern unterschiedliche Ansprüche.

Wenn wir in unserem Alltag vor dem Computer sitzen und unsere Muskeln dabei nur leicht arbeiten lassen, dann wird die Energie überwiegend durch Fettoxidation bereitgestellt. Auch wenn wir gelassen und entspannt auf der Couch liegen und lesen oder fernsehen, stammt die Energie in der Regel aus unseren Fetten. Das ist im Grunde genau das, was wir wollen. Also gut, oder? Leider ist der Gesamtenergieverbrauch in einer liegenden oder sitzenden Position derart gering, dass er sich nicht merklich in der Kalorienverbrennung niederschlägt und schon gar nicht unser Hüftgold anknabbert. Das ist erst dann in einer relevanten Größenordnung der Fall, wenn wir über ausreichend Muskelmasse verfügen. Denn je mehr Muskelmasse wir haben, desto höher ist der Energieumsatz des Stoffwechsels und umso größer ist auch der Energieverbrauch in Ruhe. Möchten Sie also an die Fette ran, lohnt es sich, Ihre Muskeln zu trainieren und Muskelmasse aufzubauen.

Dagegen werden hohe Belastungen und schwere körperliche Aktivitäten oberhalb von 75 bis 80 Prozent des maximalen Sauerstoffverbrauchs überwiegend durch die Oxidation von Kohlenhydraten aus dem Muskelglykogen möglich gemacht. Speziell die Typ-IIx-Fasern sind darauf eingestellt, glykolytisch zu arbeiten und Kohlenhydrate als Energieträger zu nutzen. Wie lange eine körperlich anstrengende Arbeit überhaupt dauern kann, hängt von der Größe des muskulären Glykogenspeichers zu Beginn der Arbeit ab. In einem ruhenden, entspannten Muskel beträgt die Glykogenkonzentration ungefähr 50 bis 100 Mikromol Glukoseeinheiten pro 1 Gramm Muskelmasse.

In der Regel steht die Energie der Muskulatur aber nicht sofort in ausreichender Menge zu Beginn der Arbeit zur Verfügung, denn es dauert etwa ein bis zwei Minuten, bis sich die Muskeldurchblutung und damit der Sauerstofftransport hochgeregelt und angepasst haben. Deswegen besitzt der Muskel noch weitere Energiequellen. Meist tritt gerade zu Beginn ein Sauerstoffdefizit ein. Dann wird den Muskeln die Energie in den ersten Sekunden und Minuten einerseits durch den Abbau von ATP und Kreatinphosphatreserven unmittelbar bereitgestellt sowie andererseits aus den Glykogenreserven. Bei Letzteren entsteht Laktat, die Milchsäure, die früher für den Muskelkater verantwortlich gemacht wurde, inzwischen aber davon freigesprochen wurde. (Muskelkater entsteht durch Mikroverletzungen der Muskulatur.) Wie sich diese kurzfristige Energiebereitstellung anfühlt, kennen wir alle, wenn wir unvermittelt aus dem Ruhezustand schnell eine Treppe hochgehen: Dabei ermüdet unsere Muskulatur ungewöhnlich rasch, weil die Durchblutung noch nicht ausreicht, die notwendige Energie herbeizuschaffen. In einem aufgewärmten und damit gut durchbluteten muskulären Zustand wäre dies kein Problem, weil dann sämtliche Energie sofort verfügbar wäre. Muss es aber schnell gehen, werden die Glykogenreserven innerhalb von Sekunden nach Beginn der Arbeit bereitgestellt. Dieser Vorgang wird durch einen Anstieg der Kalzium2+-(Ca2+-)Konzentration im Myoplasma vermittelt, weil dadurch die Phosphorylase-Kinase angeregt wird. So koordiniert die Ca^{2+}-Konzentration in einer »konzertierten« Aktion verschiedene zelluläre Mechanismen wie den Abbau von Glykogen oder auch den Mechanismus der Aktin-Myosin-Bindung. Übrigens werden etwa 70 Prozent der verbrauchten chemischen Energie direkt in Wärme umgewandelt – das bemerken wir spätestens, wenn wir zu schwitzen beginnen.

In der anschließenden Erholungsphase sinkt der Sauerstoffverbrauch nicht sofort mit dem Ende der Arbeit auf den Ruhewert ab, denn für den Wiederaufbau der Reserven, wie der energiereichen Phosphate, und auch zur Laktatumwandlung benötigt der Organismus Sauerstoff.

PROTEINE – der wichtige Baustoff der Muskeln

Ohne Proteine geht beim Muskelaufbau nichts. Besonders Sportler haben einen hohen Bedarf an Proteinen, denn ihr Körper muss nicht nur »neue« Muskeln aufbauen, sondern vor allem die durch Sport und Training »zerstörten« Gewebebestandteile reparieren oder austauschen. Wie Prof. Philip Atherton von der University of Nottingham in Großbritannien 2012 beschrieb, ist die Proteinsynthese, also die Bearbeitung des Proteins in der Muskulatur, die treibende Kraft sämtlicher Anpassungsprozesse an ein Training, aber auch für alle anderen Reparaturen und Regenerationsprozesse. Daher hängen der Erhalt, die Stabilisierung und der Aufbau der Muskelmasse und besonders auch die Bewahrung der Muskulatur als Stoffwechselorgan in großem Ausmaß zum einen von der Bereitstellung hochwertiger Proteine über die Ernährung und zum anderen von deren Bearbeitung und Nutzung ab. Da beides im Alter schlechter funktioniert, müssen wir entsprechend mehr Eiweiß zu uns nehmen.

Eigene Studien mit verschiedenen Belastungsintensitäten und Trainingsumfängen zeigen, dass sich beim »normalen« Bewegen im Alltag oder bei niederschwelligen Belastungen unter 40 Prozent der maximalen Leistungsfähigkeit nahezu keine Beeinflussung der Proteinsynthese einstellt, etwa bei Spaziergängen oder lockeren Laufrunden. Erst mit zunehmender Anstrengung wird die Synthese von Proteinen angeregt. Sie erreicht ihr Maximum etwa in einem Bereich von 70 bis 90 Prozent der Maximalkraft.

Das ändert sich nur, wenn auch bei geringerer Beanspruchung bis zur energetischen Ausbelastung trainiert wird. Dann können auch ein Muskeltraining in einem Bereich um 40 bis 60 Prozent der Maximalkraft oder ein Fahrradergometer-Training bei entsprechendem Widerstand ebenfalls die Proteinsynthese anregen.

Besonders bei gemischten Trainingsformen wie Rudern, Spinning oder Radergometertraining zeigen sich im niedrigeren Belastungsbereich mit Ausdauerkomponenten Anpassungen der Proteinsynthese im mitochondrialen oder sarkoplasmatischen Bereich. In der Zelle bilden sich also mehr Minikraftwerke (siehe Mitochondrien auf Seite 65), und auch die Energiebereitstellung und die lokale Durchblutung verbessern sich. Ein intensives Muskeltraining erreicht die größten Effekte im Bereich der myofibrillären Strukturen, es löst also eine Hypertrophie aus.

Proteine regelmäßig nachtanken

Die Proteinsynthese reagiert sehr feinfühlig und wird nach der Aufnahme von Proteinen etwa für die Dauer von 1,5 Stunden stimuliert – leider nicht länger. Nur nach einem intensiven Muskeltraining kann sich die Proteinsynthese über mehr als 24 Stunden verlängern. Deswegen sollte ein durchdachtes Training auch immer eine gezielte Ernährung mit einplanen. Das gilt vor allem für die Quantität und Qualität der Eiweißzufuhr unter Berücksichtigung der körperlichen Belastung. Der Muskel und der gesamte Organismus brauchen speziell die essenziellen Aminosäuren. Nur dann kann der Stoffwechsel die Muskulatur auf einen Aufbau (Anabolismus) einstellen und vorbereiten.

Aminosäuren auf einen Blick

Essenzielle Aminosäuren	Semiessenzielle Aminosäuren	Nicht essenzielle Aminosäuren
Isoleucin*	Arginin	Alanin
Leucin*	Histidin	Asparagin
Valin*		Asparaginsäure
Lysin		Cystein
Methionin		Glutamin
Phenylalanin		Glutaminsäure
Threonin		Glycin
Tryptophan		Prolin
		Serin
		Tyrosin

**BCAA (Branched Chain Amino Acids), also verzweigtkettige Aminosäuren, kann der Organismus direkt verwenden, weil sie nicht vorher in der Leber verstoffwechselt werden müssen. Sie sind im Kraftsport beliebt, weil sie den Aufbau der Muskulatur anregen.*

Wie viele Proteine Sie benötigen, richtet sich nach der vorausgegangenen Belastung. Als grobe Orientierung sollten folgende Eiweißmengen pro Kilogramm Körpergewicht täglich zugeführt werden:

- gesunde Erwachsene unter 50 Jahren: 1 Gramm Protein
- Ausdauersportler: 1,2 bis 1,8 Gramm Protein (in hochintensiven Phasen auch 2,0 Gramm)
- Kraftsportler: 1,5 bis 2,0 Gramm Protein
- Erwachsene über 50 Jahren: 1,2 bis 1,5 Gramm Protein

Natürlich müssen individuelle Erfordernisse mitberücksichtigt werden: Grundsätzlich erhöht jedes intensive Training den täglichen Bedarf. Auch wegen der zunehmend notwendigen Regenerationsprozesse im Altersverlauf und zur Vermeidung von Muskelverlusten ab dem 50. Lebensjahr oder während einer Diätphase sind mehr Proteine notwendig. Der Körper braucht also dringend eine Muskel-Protein-Balance. Sie wird zwar durch regelmäßiges Muskeltraining verbessert, aber durch nicht adäquate Nahrungszufuhr in eine negative (katabole) Richtung gelenkt.

Übrigens sind etwa 2500 bis 3600 Kilokalorien insgesamt nötig, um 500 Gramm neue Muskelmasse entwickeln zu können. Dabei sollten 1,5 bis 2 Gramm Protein pro Kilogramm Körpergewicht im Minimum aufgenommen werden. Innerhalb von etwa 14 Tagen ist es maximal möglich, 1 Kilogramm Muskelmasse durch intensives und regelmäßiges Training zuzulegen. Dies bedeutet, dass täglich für den Aufbau der Muskulatur etwa 300 bis 500 Kilokalorien Energie zusätzlich neben den Proteinen über Kohlenhydrate zugeführt werden müssen. Das entspricht in der Summe etwa 5 bis 8 Kilokalorien pro Gramm Muskelmasse.

Training und Sport können nur dann einen entsprechenden Effekt haben, wenn ausreichend Eiweiße und die richtigen Aminosäuren für die Synthese und damit für den Aufbau von Muskeln vorhanden sind. Die Antwort des Muskelproteinstoffwechsels auf Muskeltraining dauert je nach Belastung in der Regel 24 bis 48 Stunden. In diesem Zeitraum ist die Proteinsynthese der trainierten Muskulatur erhöht. Genau jene Nahrung, die dann zur Verfügung gestellt wird, beeinflusst direkt das Muskelwachstum. Damit sind die Qualität und Quantität der Aminosäuren, die wir dann zu uns nehmen, der wichtigste Regulator des muskulären Proteinstoffwechsels nach dem Sport. Sie optimieren Wachstumsprozesse und garantieren Trainingseffekte. Eiweißreiche Lebensmittel sind die erste Wahl, denn sie enthalten außerdem andere nützliche Vitalstoffe. Für Leistungssportler kann es trotzdem manchmal schwierig sein, die nötige Menge über die tägliche Ernährung aufzunehmen. Dann ist der Griff zu Proteinshakes sinnvoll.

Auch Hormone steuern den Muskelaufbau

Neben unserer Ernährung beeinflussen die Hormone Insulin und Testosteron direkt die Proteinsynthese und damit die Hypertrophie. Insulin steigert zwar nicht die Proteinsynthese, aber stattdessen hemmt es den Proteinabbau aus der bereits vorhandenen Muskulatur, der in dieser Phase erhöht ist. Testosteron besitzt sogenannte anabole, also strukturaufbauende Eigenschaften und ist damit eines der wichtigsten Muskelaufbauhormone (neben dem Wachstumshormon STH, Cortisol, Insulin und IGF-1) und nimmt auch bei der Bildung gesunder und stabiler Knochen eine wesentliche Aufgabe ein. Dabei regelt das Gehirn, wie viel Testosteron produziert und freigesetzt wird. Der Testosteronspiegel wird unter anderem negativ durch das zunehmende Alter beeinflusst wie auch durch Übergewicht.

Am besten Eiweiß und Kohlenhydrate kombinieren

Während des Trainings und im Aufbauprozess der Muskulatur benötigt der Organismus zwei Hauptquellen an Makronährstoffen: Kohlenhydrate und Proteine. Beide sollten in ausreichender Güte und Menge zur Verfügung stehen. Die Zufuhr kleinerer Portionen von Aminosäuren kombiniert mit Kohlenhydraten stimuliert den Anabolismus und damit den Aufbau von Muskelprotein am besten. Das empfahl Dr. Kevin Tipton von der University of Texas Medical Branch (Galveston, USA) bereits 2001.

Deswegen sollten besonders Kraftsportler etwa zwei bis drei Stunden vor der Trainingseinheit eine kleinere Menge an Kohlenhydraten (unter 6 Gramm) sowie Proteinen (10 bis 20 Gramm) essen. Für Ausdauersportler gilt dies nur im Rahmen langer und intensiver Trainingseinheiten. Da sich das Training meist über längere Zeit hinzieht, muss zwischendurch auch ein wenig nachgetankt werden. Konkret bedeutet das: pro Trainingsstunde 1 bis 1,1 Gramm Kohlenhydrate pro Kilogramm Körpergewicht. In Kombination mit kleinen Portionen Protein von 10 bis 15 Gramm wird so eine optimale Grundlage für den Muskelaufbau und die Regeneration geschaffen. Dabei stimulieren die Kohlenhydrate indirekt den Muskelaufbau, weil sie die Insulinsekretion fördern, und Insulin wirkt – wie bereits beschrieben – dem Abbau von körpereigenem Eiweiß während des Trainings entgegen.

Mir ist sehr bewusst, dass gerade Bodybuilder die Zufuhr von Kohlenhydraten vor und während des Trainings absolut ablehnen, aber dafür fehlt die wissenschaftliche Begründung und auch die Logik. Schließlich brauchen gerade Muskelsportler Kohlenhydrate innerhalb des Trainings als wichtigste Energiequelle.

Da das Muskeltraining meist ein High Intensity Training (HIT) ist und die körpereigenen Speicher leert, empfehle ich auch nach dem Training eine Kombination aus Kohlenhydraten und Proteinen: 1 bis 2 Gramm Kohlenhydrate sollten in direkter Kombination mit etwa 0,4 Gramm Protein (immer jeweils pro Kilogramm Körpergewicht) über einen Zeitraum von etwa sechs Stunden alle zwei Stunden gegessen werden. Diese drei bis vier Portionen in der Phase der direkten Regeneration garantieren unmittelbar die Reparatur des Gewebes, füllen die Speicher wieder auf und regen das Immunsystem an, die Regenerationsprozesse zu unterstützen. All das ist für den Muskelaufbau zwingend notwendig. Direkt nach dem Training empfehle ich dementsprechend als Erstes einen Drink aus etwa 35 Gramm Kohlenhydraten und 15 Gramm Protein als Einstieg in die Einleitung und Stimulation der Regeneration.

Achtung bei Diäten!
Wer mit einer Diät abnehmen möchte, läuft immer Gefahr, deutlich Muskelmasse zu verlieren. Das gilt besonders, wenn zum einen wenige Kalorien gegessen werden und zum anderen auch zu wenige Proteine. Vor allem wenn Sie eine verminderte Kalorienzufuhr mit sportlicher Aktivität oder sogar mit Muskeltraining verbinden, verbietet es sich, mit einer zu geringen Kalorienmenge durch den Tag zu gehen und sich nur auf bestimmte Lebensmittel ohne vernünftigen Proteinanteil zu beschränken. Muskelaufbau braucht Proteine und Trainingsreize. Deswegen darf weder an Kalorien noch an Proteinen mit hoher Qualität gespart werden. Ansonsten droht aus Sicht des Körpers eine Hungersnot, und er muss quasi Selbstkannibalismus betreiben, um überleben zu können.

Proteinqualität nicht dem Zufall überlassen!

Welche Proteinqualität ein Lebensmittel hat, richtet sich in erster Linie nach der Zusammensetzung der enthaltenen unterschiedlichen Aminosäuren. Je näher und ähnlicher die mit der Nahrung zugefügten Eiweißbausteine den Körperproteinen sind, umso einfacher kann unser Organismus sie nutzen. Die sogenannte biologische Wertigkeit beschreibt, wie gut das Eiweiß aus der Nahrung in körpereigene Proteine umgebaut werden kann. Als Referenz gilt das Hühnerei, das alle essenziellen Aminosäuren enthält und hundertprozentig verwendet werden kann. Daher hat es hinsichtlich der biologischen Wertigkeit den Wert 100. Je näher der Wert eines Lebensmittels oder einer Kombination von Nahrungsmitteln an die 100 heranreicht, umso höher ist die biologische Wertigkeit und umso komplexer die Qualität des Proteins.

International zieht man in der Regel einen anderen Score heran: Der Protein Digestibility Corrected Amino Acid Score (PDCAAS) ist eine international anerkannte Methode zur Bestimmung der Qualität eines Proteins und berücksichtigt den Bedarf an Aminosäuren und die Fähigkeit, diese zu verdauen und zu nutzen. Das Hühnerei hat beim Aminosäureindex, wie der PDCAAS auf Deutsch auch genannt wird, den Wert 1. Auch in Deutschland geht man in den letzten Jahren vermehrt dazu über, diesen Score heranzuziehen, weil die Methode der biologischen Wertigkeit einige Schwächen aufweist, denn sie berücksichtigt nur bedingt die Mengenverteilung der Aminosäuren.

Warum sind die richtigen Aminosäuren für Muskeln so wichtig?

Aminosäuren sind biochemisch betrachtet organische Verbindungen mit mindestens einer Karboxylgruppe und einer Aminogruppe. Die Unterklasse der Alpha-Aminosäuren umfasst die Bausteine für unsere Körperproteine. Bekannt sind 20 unterschiedliche Aminosäuren, die zur Proteinsynthese herangezogen werden. Wir nehmen sie über die Eiweiße in der Nahrung auf, die verdaut, aufgespalten und anschließend in der Leber weiterverwertet werden.

Grundsätzlich sind Aminosäuren für die Muskelarbeit selbst nicht essenziell, weil sie nur bedingt an der Energiebereitstellung beteiligt sind. Die primären Energieträger sind bekanntlich Kohlenhydrate und Fette. Die Oxidation von Aminosäuren liefert mit etwa 10 Prozent nur einen Bruchteil der verstoffwechselten Energie. Da aber die wichtigsten Aufgaben von Aminosäuren Reparatur, Bau und Umbau der Skelettmuskeln sind, und zwar besonders bei körperlicher Anstrengung und Arbeit, sind Aminosäuren eben doch essenziell.

Besonders bedeutsam für den Organismus sind acht lebensnotwendige (essenzielle) Alpha-Aminosäuren, die der menschliche Organismus nicht selber herstellen kann. Dies sind: Isoleucin, Leucin, Lysin, Methionin, Phenylalanin, Threonin, Tryptophan und Valin (siehe Tabelle »Aminosäuren auf einen Blick« auf Seite 119. Die Abhängigkeiten zwischen diesen einzelnen Baustoffen sind fließend, aber unser Organismus bevorzugt sehr sensibel diese Alpha-Aminosäuren in einer bestimmten Mischung. Enthält beispielsweise unsere Nahrung zu wenig von einer Aminosäure, dann werden auch die anderen Aminosäuren nicht zum Proteinaufbau genutzt, sondern einfach nur abgebaut.

Deswegen ist die biologische Wertigkeit unserer Nahrung ganz entscheidend: Je höher sie ist, desto besser sind die Aminosäurenverhältnisse.

Empfohlene Tageszufuhr essenzieller Aminosäuren
So viele essenzielle Aminosäuren sind täglich nötig, damit unser Organismus und unsere Muskeln einwandfrei funktionieren (in Milligramm pro Kilogramm Körpergewicht):

- Isoleucin – 10 Milligramm
- Leucin – 14 Milligramm
- Lysin – 12 Milligramm
- Methionin – 13 Milligramm
- Phenylalanin – 14 Milligramm
- Threonin – 7 Milligramm
- Tryptophan – 3 Milligramm
- Valin – 10 Milligramm

Besonders wenn der menschliche Organismus intensiv sportlich aktiv ist, zum Beispiel bei einem Triathlon, entsteht eine negative Stickstoffbilanz. Sie resultiert vor allem aus dem Umbau von Glutamin zu Alanin, den beiden wohl häufigsten Aminosäuren. Alanin wird dann von den Muskelzellen in das Blut abgegeben, um die Produktion von Glykogen in der Leber über eine Stimulation des Harnstoffzyklus zu erreichen. Durch diesen Prozess jedoch gehen dem Muskel bei länger anhaltender und hochintensiver Beanspruchung Aminosäuren verloren – und er verliert somit an Muskelmasse.

Das ist natürlich gerade im Sport nicht gewollt! Deswegen müssen vor allem Ausdauersportler in der Phase der Regeneration besonders auf die drei essenziellen verzweigtkettigen Aminosäuren Leucin, Isoleucin und Valin achten (BCAA genannt, siehe Übersicht auf Seite 119). Nach der Intensivbelastung stimulieren die BCAA die Proteinsynthese und unterstützen so direkt den Muskel(wieder)aufbau.

Gute Quellen für essenzielle Aminosäuren

Aminosäure	Lebensmittel
Isoleucin	Sonnenblumenkerne, Reis, Geflügel, Wild
Leucin	Erbsen, Leinsamen, Reis, Eier, Thunfisch
Valin	Leinsamen, Sonnenblumenkerne, Reis, Geflügel, Fisch
Threonin	Reis, Chiasamen, Kürbiskerne, Geflügel, Wild
Methionin	Hanfsamen, Chiasamen, Eier, Rindfleisch
Phenylalanin	Leinsamen, Hanfsamen, Reis, Geflügel, Schweinefleisch
Lysin	Erbsen, Sonnenblumenkerne, Rindfleisch, Käse
Tryptophan	Leinsamen, Eier, Schweinefleisch, Wild

Taurin, Zink und Kreatin – weitere wichtige Begleiter im Sport

Taurin wird gerade im Kraftsport in den letzten Jahren zunehmend substituiert. Man weiß aus Tierversuchen, dass besonders die wiederholte Kraftentwicklung der schnellen Muskelfasern durch Taurin verbessert werden kann. Der Grund dafür scheint der antioxidative Effekt von Taurin bei der Aufrechterhaltung der

Elektrolyte Kalium und Magnesium im Sarkoplasma, dem Zellinhalt, zu sein. Ein ähnlicher positiver Effekt auf die Muskelkraft wird auch der Beta-Aminosäure Alanin sowie dem Peptid Karnosin zugeschrieben. Für den Menschen konnten diese Effekte allerdings bisher nicht eindeutig nachgewiesen werden.

Sarkoplasma

Das Sarkoplasma ist eine Flüssigkeit der Muskelzellen. Sie umgibt die Myofibrillen und besteht aus ATP, Glykogen, Kreatinphosphat und Wasser. Bei einer sarkoplasmischen Hypertrophie vergrößert sich das Volumen der Flüssigkeit im Inneren der Muskelzellen. Mehr Flüssigkeit heißt also mehr Muskelvolumen. Dies tritt auf, wenn der Muskel relativ stark durch intensive Trainingsreize belastet wird und es zu Mikroverletzungen kommt, die den Muskel anschwellen lassen. Der Muskel ist dann zwar dicker, aber die Zahl und Größe seiner Fasern bleibt unverändert, sodass sich daraus keine leistungssteigernde Wirkung ergibt. Diese Form der Hypertrophie ist also immer nur eine kurzfristige Reaktion des Muskels auf einen intensiven Reiz.

Eine sarkoplasmische Hypertrophie tritt vor allem beim Training von Bodybuildern auf. Diese Art des Trainings zeichnet sich durch eine höhere Anzahl an Wiederholungen mit etwas niedrigeren Gewichten und recht kurzen Pausen aus. Dabei ist das Ziel, neben einer nachhaltigen myofibrillären Hypertrophie, die Muskeln auch kurzfristig »aufzupumpen«, weil sie sich stärker mit Blut füllen und somit praller aussehen!

Der Eiweißstoffwechsel beeinflusst direkt auch die Erholung energetischer Ressourcen der Muskulatur. Das Peptid Kreatin, ein Produkt des Aminosäuren-Metabolismus, ist bei kurzzeitigen und maximalen anaeroben Belastungen wie im Muskeltraining oder auch bei Sprints mit hoher Wiederholungszahl und -frequenz entscheidend für die Leistungsfähigkeit und verbessert die muskuläre Kapazität.

Einige Wissenschaftler warnen vor der Substitution von Kreatin, weil gelegentlich Ödeme sowie eine Tonuserhöhung der Muskulatur gerade für Sportler unerwünschte und leistungshemmende Nebenwirkungen sind. Wer trotzdem Kreatin als Nahrungsergänzung nutzen möchte, sollte es niemals auf nüchternen Magen zu sich nehmen. Ideal ist es immer nur in Verbindung mit einem zuckerhaltigen Getränk, weil dadurch die Aufnahmekapazität im Organismus gefördert wird.

Obgleich wir wissen, dass Sportler häufig Defizite des Spurenelements Zink aufweisen, wird es leider im Sport häufig vergessen. Zink beeinflusst die muskuläre Leistungsfähigkeit erheblich. Ein ausreichend hoher Zinkspiegel im Organismus beeinflusst die statische und dynamische Kraft positiv. Ein Zinkdefizit kann daher im umgekehrten Fall sogar mit der Abnahme von Muskelmasse einhergehen. Grund dafür ist in der Regel die akute Schädigung von Muskelfasern durch Training und Wettkampf, zumal Zink auch immer aus den Fasern austritt und somit verloren geht.

MUSKELKRAFT UND MUSKELMASSE IM ALTERSVERLAUF

Vom Babyalter an wachsen unsere Muskeln, und mit der Pubertät bekommen sie einen richtigen Schub. Spätestens wenn das Testosteron im Jugendalter einschießt, beginnen auch die Muskeln richtig zu wachsen, und zwar auch bei Mädchen, allerdings nicht so intensiv. Im Alter von 18 bis etwa 30 Jahren ist dann die beste Zeit, um unsere Muskulatur zu trainieren und damit eine gute Grundlage für das spätere Leben zu schaffen.

In KINDHEIT und PUBERTÄT geht es nur BERGAUF

Unsere Muskulatur entwickelt sich in der Kindheit zusammen mit den Knochen und dem allgemeinen Wachstum. Einen richtigen Sprung macht die Muskelmasse erst mit der Pubertät. Das konnte eine groß angelegte Studie der Universidad Católica del Maule in Talca (Chile) unter Leitung von Dr. Marco Cossio-

Bolaños 2019 zeigen. Bei fast 2200 Kindern und Jugendlichen analysierte sein Team das Wachstum der Muskelmasse mittels Bioimpedanzanalyse und DEXA (siehe Seite 147). Bei Mädchen steigt die Muskelmasse etwa mit dem 11. Lebensjahr und bei Jungen etwa mit dem 14. Lebensjahr deutlich an. Der Grund dafür ist, dass der Körper zunehmend entsprechende Wachstumshormone bereitstellt. Jedoch wächst die Muskelmasse bei den männlichen Jugendlichen deutlich stärker und schneller, sodass Männer zum Ende der Pubertät über ein um 10 bis 15 Prozent größeres Muskelvolumen als Frauen verfügen.

In dieser Studie zeigte sich außerdem, dass die Muskelmasse im Jugendalter hervorragend geeignet ist, um die metabolische Gesundheit der Heranwachsenden bereits früh abzuschätzen. Es besteht eine enge Wechselbeziehung zwischen der schon in diesem Alter vorhandenen Muskelmasse, der Insulinsensitivität und der Knochengesundheit. Schon in jungen Jahren hat eine geringe Muskelmasse eine direkte Beziehung zu metabolischen Risikofaktoren, einer Insulinresistenz mit der Gefahr, frühzeitig an Diabetes Typ 2 zu erkranken, und für ein Risiko, später eine Osteoporose zu entwickeln.

Diese Ergebnisse unterstützt eine groß angelegte Studie aus Australien von der University of Tasmania unter Leitung von Dr. Michael Schmidt. Dabei wurden 1792 Menschen in ihrer Kindheit grundlegend untersucht und über einen Zeitraum von 20 Jahren hinsichtlich ihrer Gesundheit beobachtet. Kinder, die bereits im Alter von 7 bis 15 Jahren eine schlechte Muskelfitness und gleichzeitig eine ungünstige Fettverteilung im Bauchraum aufwiesen, hatten ein 8,5-fach erhöhtes (!) Risiko, in den nächsten 20 Jahren an einer Stoffwechselstörung in Form des metabolischen Syndroms (siehe Seite 236) zu erkranken.

Deswegen sollte meines Erachtens ein Blick auf die Muskelmasse bereits in die standardisierten Untersuchungen von Kindern und Jugendlichen integriert werden, um frühzeitig entsprechende Krankheitsrisiken zu erkennen. Vor allem aber sollten Eltern sehr frühzeitig die muskuläre Entwicklung ihrer Kinder im Blick haben – als Beitrag zu einer optimalen Entwicklungsförderung. Das nutzt nicht nur langfristig der Gesundheit und einem gesunden Alterungsprozess, wie Sie gleich sehen werden, sondern hilft auch beim Lernen (siehe Seite 170) und dem Stressabbau, der für Kinder und Jugendliche heutzutage genauso wichtig ist wie für uns Erwachsene.

Gezieltes Muskeltraining für Kinder und Jugendliche?

Mein Kollege Prof. Urs Granacher von der Universität Potsdam forscht seit vielen Jahren auf dem Feld des Muskeltrainings bei Kindern und Jugendlichen. Er veröffentlichte 2016 eine Studie zum Effekt eines regelmäßigen Trainings bei Jugendlichen. In den kindlichen Entwicklungsjahren vor der Pubertät erzielt das Muskeltraining nur sehr geringe oder höchstens mäßige Effekte auf die muskuläre Fitness. Besonders bei Muskelkraft und Muskelmasse zeigt es nur eingeschränkte Wachstumseffekte. Gerade in dieser Zeit scheinen daher koordinatives Muskeltraining sowie Kraftausdauertraining mit vielfältigen unterschiedlichen Bewegungsanforderungen ohne Zusatzgewichte die beste Methode für die kindliche Entwicklungsförderung zu sein.

Ab der Pubertät können das Training und dabei vor allem die Intensität und die Spezifität des Muskeltrainings gesteigert werden. Auch apparative Gewichte sowie das Freihanteltraining können hinzugenommen werden. Granacher schlägt vor, dass mit dem Aufbau von Muskelmasse im Sinn einer Hypertrophie in der

Trainingsinhalte und -schwerpunkte im Kindes- und Jugendalter*

Frühe Kindheit	Späte Kindheit	Jugendalter	Erwachsenenalter
Chronologisches Alter			
weibl.: 6–8 Jahre männl.: 6–9 Jahre	weibl.: 9–11 Jahre männl.: 10–13 Jahre	weibl.: 12–18 Jahre männl.: 14–18 Jahre	weibl.: >18 Jahre männl.: >18 Jahre
Reife			
Präpubertär	Präpubertär	Pubertär	Postpubertär
Phase der langfristigen Athletenentwicklung			
Grundlagen schaffen	Trainieren erfahren	Trainingsbelastbarkeit erarbeiten	Training für den Wettkampf
Langfristige Entwicklung der muskulären Fitness, Kraft und Ausdauer			
niedrig	Kompetenz im Widerstandstraining		hoch
– Koordinationstraining – Beweglichkeitstraining – Muskuläres Ausdauertraining mit dem eigenen Körpergewicht/Trainingsequipment (z. B. Medizinball) mit dem Fokus auf der Ausübungsqualität	– Balancetraining – Plyometrisches Training im Spiel (z. B. Seilspringen) mit Fokus auf korrekte Sprung- und Landetechnik – Core-Krafttraining – Muskuläres Ausdauertraining mit dem eigenen Körpergewicht/Trainingsequipment (z. B. Medizinball) – Freies Gewichttraining mit dem Fokus auf der Ausübungsqualität	– Balancetraining – Plyometrisches Training (Sprünge aus geringer Fallhöhe) – Core-Krafttraining – Freies Gewichttraining mit geringen bis moderaten Gewichten – Krafttraining mit hohem Widerstand (Hypertrophie) – Exzentrisches Widerstandstraining – Sportspezifisches Widerstandstraining	– Balancetraining – Plyometrisches Training (Sprünge aus moderater Fallhöhe) – Core-Krafttraining – Freies Gewichttraining mit moderaten bis schweren Gewichten – Krafttraining mit hohem Widerstand (neuromuskuläre Aktivierung und Hypertrophie) – Sportspezifisches Widerstandstraining
Trainingsbedingte Anpassungen/Ziele			
neuronale Anpassungen/Bewegungsqualität		hormonelle, neuronale, muskuläre und Sehnen-Anpassungen	

Pubertät begonnen werden kann. Parallel dazu sollen auch schon exzentrische Kontraktionsformen sowie das plyometrische Training, also das Schnellkrafttraining, in die Bewegungskompetenz und Wachstumsförderung der Jugendlichen integriert werden. Voraussetzung dafür sind allerdings eine ausreichend entwickelte Bewegungstechnik sowie eine weit entwickelte Koordination und Bewegungskontrolle.

Da Kinder und Jugendliche in den letzten Jahrzehnten immer früher in die Pubertät kommen, können wir heute den früheren Beginn eines Muskeltrainings im Jugendalter empfehlen. So wird dauerhaft die Grundlage für das Muskelwachstum geschaffen und die Basis für Fitness und Gesundheit im Sinn der metabolischen Gesundheit gelegt.

AB 30 GEHT ES BERGAB

Das Alter hinterlässt überall in unserem Körper Spuren und ganz besonders in der Muskulatur, wenn wir nichts dagegen unternehmen. Leider verlieren viele Menschen mit zunehmendem Alter so viel von ihrer Muskelkraft, dass sich für sie zahlreiche Alltagstätigkeiten viel schwieriger gestalten und ihre Fähigkeiten und Leistungen deutlich nachlassen – und das beeinträchtigt die Lebensqualität stark. Die Deutsche Gesellschaft für Innere Medizin machte dazu 2017 konkrete Angaben anlässlich des »Tags des älteren Menschen«: Ab dem 30. Lebensjahr baut der Organismus pro Jahr 0,3 bis 1,3 Prozent der Muskulatur in Fettgewebe um. Damit gehen also ab 30 durchschnittlich etwa 1 Prozent Muskeln pro Jahr einfach so verloren! Das ist dramatisch, weil es gravieren-

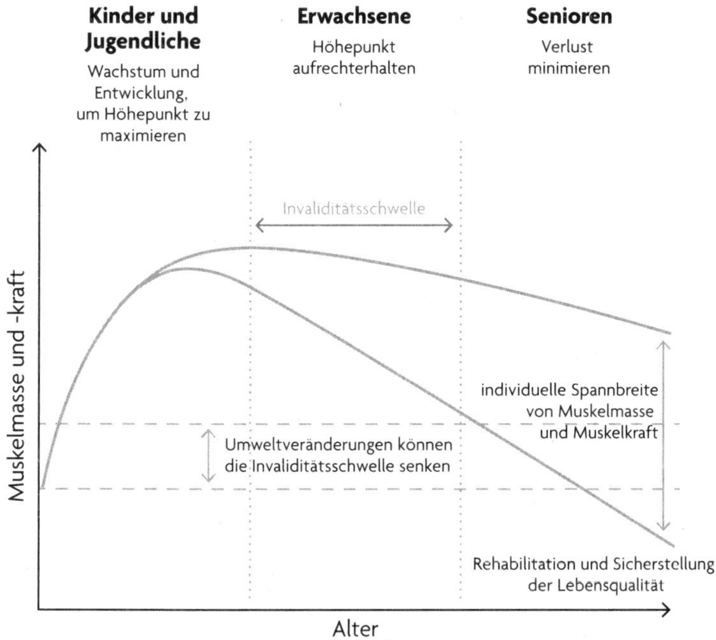

Veränderung der Muskelkraft im Altersverlauf (WHO 2000)

de Konsequenzen für unsere Gesundheit hat. So verschwinden etwa 30 bis 50 Prozent der Muskelmasse bis zum 80. Lebensjahr schleichend – und das treibt uns in die Krankheit und Pflegebedürftigkeit.

Dr. Patrick N. Siparsky von der Duke University in Durham (Großbritannien) zeigte in einer Studie mit dem Titel »Muscle Changes in Aging« 2014, dass sich ab dem 30. Lebensjahr die Kraft der Muskeln alle 10 Jahre um 10 bis 15 Prozent reduziert. Zwischen dem 70. und 80. Lebensjahr gehen sogar rund 25 Prozent der Muskelkraft durch Sarkopenie (siehe Seite 139) verloren.

Siparsky berichtete auch, dass männliche Versuchspersonen zwischen dem 65. und 75. Lebensjahr im Mittel innerhalb von 10 Jahren 15 Prozent ihrer Muskelmasse verlieren. Andere Studien zeigen, dass der Muskelmasseverlust bei Frauen sogar noch etwas stärker und schneller voranschreitet.

Zwar verändert sich die Muskelkraft im Altersverlauf, allerdings ist die Entwicklung sehr individuell: Sie wird sowohl von genetischen Faktoren als auch durch Nutzung und Training oder Inaktivität und einen sitzenden Lebensstil direkt beeinflusst. In der Regel haben wir das maximale Potenzial etwa im Alter von 25 bis 30 Jahren erreicht.

Die darauffolgende Verminderung der Muskelmasse ist dann stark abhängig vom regelmäßigen Training und der täglichen Beanspruchung der Muskulatur. Je mehr gerade im Alter dafür getan wird, desto länger bleibt die Muskelkraft erhalten. So kann ein trainierter 60-Jähriger sogar mehr Muskelkraft besitzen als ein untrainierter 30-Jähriger! Dabei gibt es eine minimale Kraft, die notwendig ist, um die eigene Selbstständigkeit zu erhalten und Pflegebedürftigkeit zu vermeiden.

2019 untersuchten Dr. Charlotte Suetta und ihr Team vom Copenhagen University Hospital 1305 Versuchspersonen im Alter von 20 bis 93 Jahren. Sie konnten zeigen, dass sich bereits ab dem 30. Lebensjahr in allen Parametern wie Muskelkraft und Muskelmasse umfassende Veränderungen im Altersverlauf zeigen. Dabei ist der Verlauf zwischen Männern und Frauen nahezu identisch. (Das Ausgangsniveau der Frauen war zwangsläufig geringer, weil sie geschlechtsabhängig weniger Muskeln haben als Männer.) Die größten Veränderungen zeigten sich in dieser Untersuchung aber besonders ab dem 50. Lebensjahr. Die Forschenden führen das zum einen auf die Veränderung der hormonellen Ausgangssituation zurück, aber zum anderen auch auf den zunehmend sitzenden, inaktiven Lebensstil ab diesem Alter.

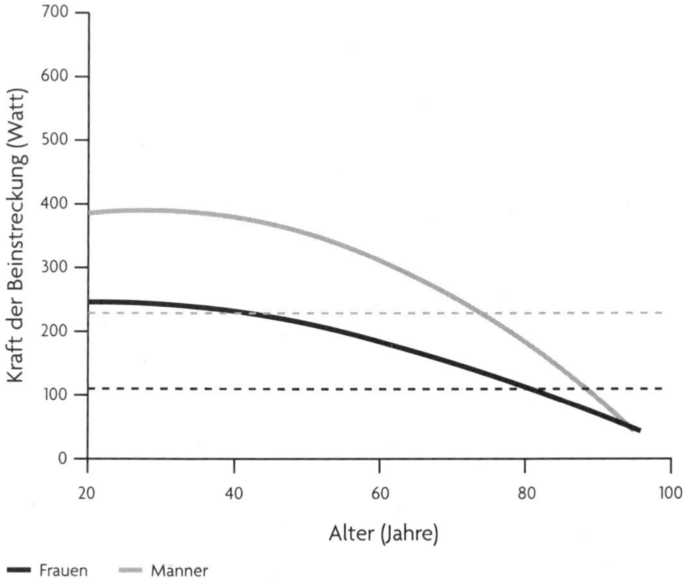

Die Beziehung zwischen Alter und Muskelkraft der Kniestreckmuskulatur von Männern und Frauen (aus der *»Copenhagen Sarcopenia Study«*, 2019).

Training hilft bis ins hohe Alter

Zum Glück ist dieser Muskelabbau im Alter kein unabwendbares Schicksal, dem wir hilflos ausgeliefert sind! Durch regelmäßiges Training können wir diesen »normalen« Abbau der Kraft und auch des Muskelvolumens sehr weit hinausschieben. Denn unsere Muskeln sind in jedem (!) Alter fähig, sich an ein Training anzupassen und dadurch ihre Kraft und ihr Volumen zu verbessern.

Die genannten Studien berichten außerdem darüber, dass regelmäßiges Training im Alter zwischen 60 und 80 Jahren die aerobe Kapazität der Muskulatur und damit der Fitness um 20 bis 30 Prozent steigern kann und somit Werte erreicht, die untrainierte Menschen mit etwa 40 Jahren haben. 20 Jahre lang 40 bleiben ist also für trainierte Menschen selbst mit 60 kein Problem. Die obere Kurve der Grafik auf Seite 136 zeigt eindrucksvoll: Je früher man im Leben mit dem Muskeltraining beginnt, desto stärker zahlt sich dies im späteren Leben aus, indem die Kraft einfach länger erhalten bleibt. Dann kann man durchaus mit 50, 60 oder 70 Jahren immer noch eine Muskelkraft haben, die auch mit 30 bereits vorhanden war – man muss eben nur dranbleiben.

Die Kopenhagener Untersuchung zeigte auch, dass Probanden, die erst sehr spät in einem Alter von über 80 Jahren mit einem regelmäßigen Muskeltraining beginnen, ihre muskuläre Leistungsfähigkeit selbst dann noch um 175 Prozent steigern können. Dazu benötigten sie 12 Wochen Training mit einer Belastungsintensität von 80 Prozent der willkürlichen Maximalkraft. Muskeln sind in ihrer Anpassungsfähigkeit so dynamisch, dass sie in jedem Alter schnell und effizient Verbesserungen der Leistungsfähigkeit zeigen und uns damit die Ressourcen geben, unsere Lebensqualität lange zu erhalten.

SARKOPENIE – krankhafter Muskelverlust

Wenn es um Sarkopenie geht, um den krankhaften Muskelverlust im Alter, sprechen wir immer auch über einen eklatanten Verlust an Lebensqualität. Dieser kann so weit gehen, dass die Betroffenen ihr Leben nicht mehr selbstbestimmt führen können, auf Hilfe angewiesen sind oder sogar ins Pflegeheim müssen. Dabei ist die Sarkopenie kein unausweichliches Schicksal, das uns allen früher oder später droht. Nein, sie ist hausgemacht! Wer sich regelmäßig um seine Muskulatur kümmert und sie durch gezieltes Training pflegt, kann diese Krankheit komplett vermeiden. Das gilt nicht nur für Menschen, die schon immer sportlich waren, sondern auch für jene, die sich erst spät für mehr Bewegung entscheiden, um sich und ihrer Gesundheit etwas Gutes zu tun.

Leider nutzen nur weniger als 10 Prozent der über 60-Jährigen regelmäßiges Muskeltraining, um ihre Gesundheit zu fördern. Ausdauertraining steht etwas höher im Kurs, obwohl auch das nur ein Bruchteil der älteren Menschen regelmäßig praktiziert. Doch besonders der Verlust an Muskelmasse und -kraft beschleunigt frühzeitiges Altern und führt recht schnell zu einer umfassenden körperlichen Beeinträchtigung und Hilfsbedürftigkeit im Alltag. Vorzeitige Pflegebedürftigkeit stellt sich gerade bei einem Verlust an Muskelkraft viel früher ein, wenn nicht durch zielgerichtetes Training gegengesteuert wird. Dieses Wissen ist leider noch nicht in der breiteren Bevölkerung, ja nicht einmal in der Ärzteschaft angekommen.

Dabei zeigt nicht nur eine umfassende Metaanalyse, die Prof. Ching-Lung Cheung von der University of Hongkong 2021 veröffentlichte, dass wenig Muskelmasse mit einem deutlich höheren Risiko eines vorzeitigen Todes einhergeht. Bereits 2014 führte Prof. Shao-Yuan Chuang vom Institute of Popular Health Science in Miaoli (Taiwan) eine große Studie mit 1512 älteren Menschen über 65 Jahren durch. Er untersuchte das Risiko für einen frühzeitigen Tod in Abhängigkeit von der Muskelmasse bei Männern und Frauen – und kam zu erschreckenden Ergebnissen: Die Testpersonen mit dem geringsten Anteil an Muskelmasse hatten ein etwa doppelt so hohes Risiko, frühzeitiger zu sterben im Vergleich zu den anderen Gruppen mit einer normalen oder guten Muskelmasse. Das gilt für beide Geschlechter gleichermaßen. Dieser negative Effekt wirkt sich sowohl auf die Gesamtmortalität als auch auf die kardiovaskuläre Sterblichkeit aus, sodass die Muskelmasse ein sehr guter Parameter wäre, solch gravierende Ereignisse vorherzusehen. Die beiden Grafiken auf Seite 142 zeigen die Unterschiede deutlich: Männer und Frauen wurden anhand ihrer Muskelmasse nach dem »Skeletal Muscle Mass Index« (SMMI) in vier Gruppen eingeteilt: Q 1 beschreibt die Gruppe mit einer sehr geringen Muskelmasse, Q 2 bis Q 4 jene Gruppen mit einer normalen beziehungsweise guten Muskelmasse.

Kraft und Ausdauer trainieren für Cross-over-Effekte

Welche körperliche Aktivität sollten ältere Menschen für sich wählen? Bei dieser Frage wird fälschlicherweise davon ausgegangen, dass die positiven Anpassungen von Ausdauer- und Muskeltraining unabhängig voneinander zu betrachten sind. Aus diesem Grund wird häufig empfohlen, beides unabhängig voneinander auszuführen. Doch gerade diese umfassende Empfehlung macht es vielen älteren Menschen schwer, überhaupt den Weg in das Training zu finden. Deswegen gehen jene, die sich für den Sport entscheiden, meist den vermeintlich »einfacheren« Weg über das Ausdauertraining.

Das ist jedoch nicht optimal, um die gesundheitlichen Beeinträchtigungen im Rahmen von Alterungsprozessen präventiv oder gar therapeutisch anzugehen! Zu diesem Ergebnis kam Prof. Dallin Tavoian von der University of Arizona (USA) 2020 in einer

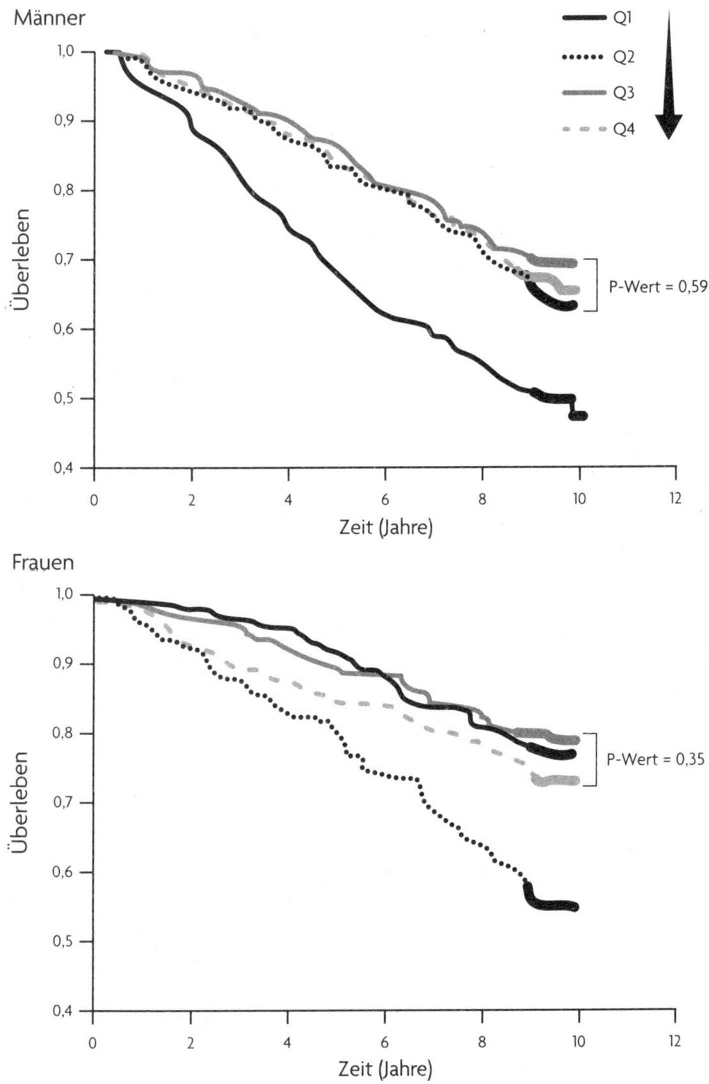

Das Sterberisiko im Verhältnis zur Muskelmasse (Q)

Studie. Sie zeigt eindrucksvoll die sogenannten Cross-over-Anpassungen sowohl von Ausdauer- als auch Muskelbelastungen: Entgegen der herkömmlichen Meinung beeinflussen sich beide Trainingsformen gerade im Altersverlauf positiv!

So kann Ausdauertraining bei älteren Menschen die Muskelmasse und auch die Muskelkraft steigern. Das zeigt sich zum Beispiel an der Oberschenkelmuskulatur von Seniorinnen und Senioren nach regelmäßigem Fahrradergometer-Training: Dabei wird zwar die Muskulatur – verglichen mit dem Krafttraining – geringer beansprucht, und die muskuläre Adaptation fällt zwangsläufig etwas niedriger aus. Trotzdem ist sie eine gesundheitlich relevante Größe bei der Bekämpfung von Alterungsprozessen. Laut Tavoian steigerte sich das Muskelvolumen nach einem drei- bis viermonatigen regelmäßigen Training auf einem Ergometer um 11 bis 35 Prozent.

Im Gegensatz zu früheren Behauptungen erhält auch regelmäßiges Muskeltraining nicht nur die muskuläre Gesundheit, sondern es beeinflusst gleichzeitig positiv Blutdruck, Stoffwechsel, viele kardiovaskuläre Risikofaktoren und Krankheiten wie Diabetes und Krebs – und senkt damit die Mortalitätsrate. Das »US Physical Activity Guidelines Advisory Committee« (»US-amerikanischer beratender Ausschuss für Leitlinien zur körperlichen Bewegung«) veröffentlichte 2018 eine Analyse der Daten von fast 400 000 Amerikanern im Alter von 18 bis 80 Jahren, die regelmäßig Muskeltraining betrieben hatten. Dabei zeigte sich ein deutlich geringeres Vorkommen von Bluthochdruck, Fettstoffwechselstörung, Diabetes, Herzinfarkt und anderen kardiovaskulären Erkrankungen. Auch die Körperfettmasse konnte im Durchschnitt um 6,3 bis 7,3 Kilogramm reduziert werden. Diese Effekte sind umso größer, je größer die Belastungsintensität und der Umfang des Muskeltrainings waren.

So kommen alle Autoren zu dem Schluss, dass regelmäßiges

Muskeltraining die viel bessere und nachhaltigere Strategie ist, um die Gesundheit von älteren Menschen dauerhaft zu fördern und die negativen Auswirkungen einer Sarkopenie zu verhindern. Wenn Sie nicht beides trainieren können oder wollen, also Ihre Ausdauer *und* Ihre Muskelkraft – das wäre optimal! –, dann empfehle ich Ihnen: Entscheiden Sie sich aufgrund des größeren Spektrums an umfassenden und weitreichenderen positiven Effekten für das Krafttraining.

Ab 50 wird es kritisch

Erst 2016 wurde die Sarkopenie, also der Verlust an Muskelmasse, in den internationalen Katalog von Krankheiten ICD-10 aufgenommen. Entsprechend wenig wird sie von der Wissenschaft und der Medizin beachtet – leider! Das ist fatal, weil die Muskulatur unser größtes Stoffwechselorgan ist und für unsere Mobilität, Selbstständigkeit und Vitalität der einzige Garant ist. Tatsächlich lässt unsere Muskelkraft ohne Training bereits ab dem 30. Lebensjahr allmählich nach. Verlieren wir im Durchschnitt ab 50 »nur« 1 bis 2 Prozent Muskelmasse pro Jahr, steigert sich der Verlust ab 70 Jahren auf rund 50 Prozent – wenn wir nicht aktiv gegensteuern. Einmal in Gang gesetzt, ist die Sarkopenie nur noch mit großer Disziplin, Training und dauerhafter regelmäßiger Beanspruchung umzukehren.

2019 veröffentlichte dazu ein Team um Prof. Lars Larsson vom Karolinska-Institut in Stockholm eine große Übersichtsarbeit in der Zeitschrift *Physiological Reviews*, in der sehr umfassend alle Studien mit hohem internationalen Standard zum Thema Sarkopenie analysiert wurden. Das Fazit aller Studien ist eindeutig: Die Sarkopenie geht weit über das Thema Muskulatur hinaus, weil sie Folgen für alle Organe und insbesondere für den Stoffwechsel hat. Damit erreicht sie jede einzelne Zelle des Körpers und führt zu vorzeitigen massiven Alterungsprozessen.

Wissenschaftlich mittlerweile klar nachgewiesen sind die Ursachen der Sarkopenie:

- Bewegungsmangel und körperliche Inaktivität
- Um- und Abbaumechanismen im neuromuskulären System
- verminderte Nahrungsaufnahme und dabei insbesondere zu geringe Proteinaufnahme

Diese Ursachen fördern Veränderungen in den sogenannten motorischen Einheiten der Skelettmuskeln, die sowieso mit etwa 30 Jahren schleichend einsetzen und sich ab einem Alter von 50 verstärken. Die motorische Endplatte (siehe Seite 52) ist für die Arbeit der Muskulatur enorm bedeutsam, weil sie die Nervensignale direkt auf den Muskel überträgt und ihn dadurch zur Kontraktion veranlasst. Muskel und Nerven bilden also eine Einheit, denn sie kommunizieren über die motorische Endplatte miteinander und sind darüber untrennbar miteinander verbunden. Wenn diese Kommunikation nicht mehr einwandfrei klappt, kommt es zu einem Verlust an Muskulatur.

Warum sich diese Struktur, die so wichtig für die Kontraktionsfähigkeit und die Ansprache unseres Muskels ist, ab einem gewissen Alter verändert, ist bisher noch nicht zufriedenstellend wissenschaftlich geklärt. Die bereits erwähnte Studie von Prof. Larsson aus Stockholm belegt aber eindeutig, dass eine besondere Problematik bei der Ansprache und Kontraktion der weißen großen und schnellen Muskelfasertypen, also der Typ-II-Fasern, entsteht.

Die Sarkopenie verschärft dieses Problem noch: In diesen veränderten Muskeln finden sich kaum noch aktive schnelle weiße Muskelfasern. Die Muskeln ähneln dann in ihrer Faser-

Sarkopenie diagnostizieren

Wenn das Gehen sehr beschwerlich wird und die Treppe ein Folterinstrument zu sein scheint, sind das ziemlich sichere Anzeichen für Sarkopenie (griechisch: *sarx* = Fleisch und *penia* = Verlust). Als objektiver Maßstab gilt die Gehgeschwindigkeit: Liegt sie bei einer Gehstrecke von sechs Metern unter 0,8 Meter pro Sekunde, besteht sehr wahrscheinlich Muskelschwund. Noch exakter ist die Kraftmessung der Hand mit einem Dynamometer: Ein Verdacht auf Sarkopenie liegt vor bei Handgreifkraftwerten unter 27 kg bei Männern und unter 16 kg bei Frauen sowie bei einer fettfreien Masse von unter 20 kg bei Männern und unter 15 kg bei Frauen. Die ermittelte Handkraft erlaubt sehr gute prognostische Aussagen über die Kraftfähigkeit des gesamten Körpers. DEXA-Messgeräte, mit denen bisher vor allem die Knochendichte bestimmt wird, können mittlerweile auch die Muskelmasse und den Fettanteil sehr exakt messen.

struktur jenen, die auch chronisch Kranke, inaktive Menschen und Patienten aufweisen. Durch die mit dem Alter zunehmende körperliche Inaktivität fehlt der Muskulatur der mechanische Stimulus, und die Muskelstruktur verändert sich nachhaltig: Die schnellen weißen Typ-II-Fasern gehen verloren, und stattdessen breitet sich Fettgewebe in der Muskulatur mit vielfältigen negativen Folgen aus. Fettgewebe löst nämlich Veränderungen im Stoffwechsel der Muskelzellen und damit auch im gesamten Organismus aus, denn schließlich ist die Muskulatur das größte Organ des Stoffwechsels.

Jede Verschiebung der morphologischen Struktur der Muskelzelle zieht immer umfassende Störungen des Stoffwechsels nach sich. Veränderungen ergeben sich aber nicht nur in der Muskulatur, sondern in allen stoffwechselaktiven Organen wie der Leber und den Nieren. Selbst am Herzen verändern sich direkt zelluläre Prozesse, die den Zelluntergang beschleunigen. Ein Verlust der schnellen Muskelfasern durch Sarkopenie zieht also große Kreise, formt unseren gesamten Metabolismus nachhaltig um und beschleunigt sämtliche Alterungsprozesse.

Sie sehen: Sarkopenie ist ein vielschichtiges, aber leider bei uns immer noch missachtetes Problem. Zum Glück können wir es durch regelmäßiges Muskeltraining in den Griff bekommen. Spätestens ab dem 50. Lebensjahr sollten wir damit beginnen, wie Prof. Dr. Sebastian Gehlert von der Universität Hildesheim 2021 in seinen Untersuchungen feststellen konnte. Seinen Aussagen zufolge können wir durch Training die Leistungsfähigkeit der Muskeln selbst im Alter sehr stark positiv beeinflussen, und wir können sowohl die Kraft der Muskulatur als auch die Muskelmasse erhöhen.

Gezielt gegen Sarkopenie trainieren

Wie bereits erwähnt: Sarkopenie muss nicht sein! Wir können und sollten ab einem Alter von 50 vorbeugen, und selbst wenn Sie bereits betroffen sind, können Sie diesen schwerwiegenden Muskelverlust wieder rückgängig machen. Das ist allerdings sehr viel anstrengender, als ihm vorzubeugen. In beiden Fällen ist das Mittel der Wahl regelmäßiges gezieltes und anstrengendes (!) Muskeltraining.

Dagegen ist die häufige Empfehlung, sich zu schonen oder höchstens altersangemessen ruhig und bedächtig zu trainieren, definitiv falsch! Das kann nicht oft genug betont werden. Im Gegenteil: Je älter wir werden, umso intensiver müssen unser muskuläres Training und die Belastung sein, um die Qualität und die Quantität der Muskelkraft und -masse überhaupt erhalten zu können. Unsere Muskulatur ist überaus belastbar, trainierbar und kann sich in jedem Alter positiv entwickeln!

Einfaches Bewegen im Alltag oder ausschließlich Ausdauertraining greifen gerade ab dem 50. Lebensjahr deutlich zu kurz. In beiden Fällen sind die Reize viel zu niedrig, um die schnellen weißen Muskelfasern zu erreichen. Sie stehen bei der Sarkopenie im Mittelpunkt, und dies bedeutet immer ein gezieltes Training mit höheren beziehungsweise hohen und intensiven Kraftbelastungen.

Dafür können wir zwei unterschiedliche Trainingsformen nutzen:

- Volumentraining: Sie wählen 2 bis 3 Belastungen mit hoher Wiederholungszahl (8 bis 15) in zwei bis drei Sätzen und mittlerer Belastung (60 bis 75 Prozent der maximalen Kraft), trainieren aber bis zur maximalen Erschöpfung Ihrer Muskeln. Für ein schnelles und effektives Muskelwachstum ist der wichtigste Reiz die energetische Ausbelastung der Muskeln bis zur maximalen Erschöpfung der Muskulatur. Die erkennen Sie daran, dass Ihre Muskeln »brennen«. Das ist meist dann der Fall, wenn Sie bei einer Übung denken: »Das war ganz schön anstrengend, jetzt reicht's« und dann noch ein bis drei Wiederholungen mehr machen. Mit dieser Trainingsform sind Ungeübte gut beraten sowie all jene, deren Muskeln bereits schwächeln.
- High Intensity Training (HIT): Sie setzen beim Training auf eine geringe Anzahl von ein bis sechs Wiederholungen, dafür aber auf hohe bis höchste Intensität – das bedeutet Belastun-

gen über 75 Prozent beziehungsweise bis zu 100 Prozent der Muskelkraft. Mit dieser Trainingsform erreichen Sie, dass sich besonders das Zusammenspiel von Nerven und Muskelfasern verbessert: Dadurch wird die Einbeziehung und Kontraktion der schnellen Typ-II-Fasern möglich, denn die großen motorischen Einheiten, die für die schnellen Fasern zuständig sind, müssen verstärkt mitarbeiten. Das mündet in einer dauerhaften positiven Veränderung dieser Fasern. Das Ergebnis ist eine Optimierung der neuromuskulären Qualität des Muskels, ohne dass dieser viel an Masse und Volumen zunimmt. Dieses Training ist also besonders interessant für all jene, die keine Muskelmasse zulegen wollen, aber deren Muskulatur

Eiweiß zum Muskelaufbau

Damit unser Organismus Muskeln aufbauen kann, benötigt er nicht nur die richtigen intensiven Trainingsreize, sondern auch »Baumaterial«, und zwar die passenden Aminosäuren. Diese Eiweißstoffe müssen wir über die Nahrung in ausreichender Menge zu uns nehmen. Da der Organismus Protein aber mit zunehmendem Alter nicht so gut verwerten kann wie in jungen Jahren, benötigt er ab 50 sowieso schon mehr und erst recht, wenn er Muskulatur bilden soll. Deswegen ist eine proteinbasierte Ernährung eine wichtige Grundlage zur Vermeidung oder Aufhebung der Sarkopenie. Nehmen Sie daher etwa 30 bis 40 Gramm Proteine mit jeder Hauptmahlzeit zu sich. Wenn Sie das übers Essen nicht schaffen, können Sie auch zu Protein-Shakes greifen. Speziell die essenzielle Aminosäure Leucin sollte täglich dabei sein, weil diese das Wachstumshormon mTOR (siehe Seite 50) anregt und so den Muskelaufbau begünstigt.

dennoch Höchstleistung erbringen soll. Für Einsteiger ist es jedoch nicht geeignet!

Egal, für welche Trainingsform Sie sich entscheiden: Sie sollten mindestens zweimal, besser dreimal pro Woche trainieren. Falls Sie ein 30-minütiges Work-out tatsächlich nicht in Ihren Alltag integrieren können, versuchen Sie, als unterstes Minimum zwei Trainingseinheiten in zehn Tagen zu schaffen.

Wenn Sie Ihre Leistungsfähigkeit auch nach dem 50. Lebensjahr weiterentwickeln wollen, müssen Sie natürlich deutlich mehr und intensivere Trainingsreize setzen. Aber Sie können sicher sein, dass dies angesichts der Anpassungsfähigkeit unserer Muskulatur immer möglich sein wird. Wir dürfen nur keine Angst haben, unsere Muskeln mit 50, 60, 70 und auch 80 Jahren und darüber hinaus intensiv zu beanspruchen. Sie wollen und sollen nicht geschont werden!

PROPRIOZEPTION – MUSKELN SIND WAHRNEHMUNGSORGANE

Wie sensibel und feinfühlig unser Organismus und speziell unsere Muskulatur ist, unterschätzen wir oft und nehmen es kaum wahr. Doch wenn wir richtig hinhören, dann erzählen uns die Muskeln und ihre Gewebe sehr viel. Sie berichten über Anspannung und Entspannung, über Druck und Zug, über Geschwindigkeit und Beschleunigung, über die Temperatur und über ihre Nährstoffversorgung. Möglich machen das winzige Messfühler, die diese Zustände regelmäßig aufnehmen und an das zentrale Nervensystem weiterleiten, mit dem die Muskeln direkt über Nerven verbunden sind.

Diese sogenannte Propriozeption, die Eigenwahrnehmung, garantiert, dass wir uns überhaupt bewegen können. Sie ist unser sechster Sinn, der uns Informationen aus der Tiefe unseres Körpers gibt und den wir daher auch als »Tiefensensibilität« bezeichnen können. Genau diese Informationen repräsentieren unser tief verborgenes Körperbewusstsein und stellen damit die Grundlage für alle komplexen Vorgänge unseres Körpers dar.

Die Propriozeption läuft unbemerkt im Hintergrund ab, sodass wir sie weder wertschätzen noch registrieren oder wahrnehmen können: Ständig werden Informationen zu Körperfunktionen und -positionen abgefragt und zwischen Gliedmaßen, Rumpf,

Muskeln, Rückenmark und Gehirn ausgetauscht. Nur dadurch lässt sich überprüfen und ständig nachregulieren, welche Kraft oder Geschwindigkeit für eine Bewegung oder Handlung notwendig ist, wie unsere Gliedmaßen aktuell stehen und wie stark die Muskeln angespannt oder entspannt sind, um nur wenige Beispiele zu nennen. Erst die Propriozeption ermöglicht uns über diese Informationen eine Auseinandersetzung mit der Umwelt und bildet auch die Basis für sämtliche Bewegungen.

Möglich machen diese innere Wahrnehmung Rezeptoren, die überall im Körper wichtige Informationen aufnehmen und weiterleiten. Hinzu kommen die Informationen aus dem Gleichgewichtsorgan, dem Tastsinn der Haut und all jene aus unseren großen Sinnesorganen wie Auge, Ohr, Nase oder Mund. All diese Botschaften werden miteinander im Gehirn verknüpft.

Die wichtigsten Rezeptoren der Muskeln sind:

Muskelspindeln

Jeder Muskel enthält sogenannte Dehnungsrezeptoren, die Muskelspindeln. Sie bestehen aus feinen dünnen Muskelfasern, sind von einer Kapsel umhüllt und liegen parallel zu den Muskelfasern. Die Muskelfasern in dieser Kapsel werden als sogenannte intrafusale Muskelfasern bezeichnet, während normale Muskelfasern extrafusale Muskelfasern heißen.

Werden die Muskeln und damit die innen liegenden Muskelspindeln gedehnt, so werden Informationen – sogenannte Aktionspotenziale – ans zentrale Nervensystem (ZNS) gesandt, deren Frequenz dem Ausmaß der Dehnung entspricht. Je mehr der Muskel gedehnt wird, also je länger er wird, desto größer ist die Impulsfrequenz der Muskelspindel. Verkürzt sich dagegen der Muskel durch Kontraktion, wird die Muskulatur entdehnt, und die Impulsfrequenz wird geringer oder tendiert sogar gegen null. Unsere Muskelspindeln registrieren also die Länge der Muskeln

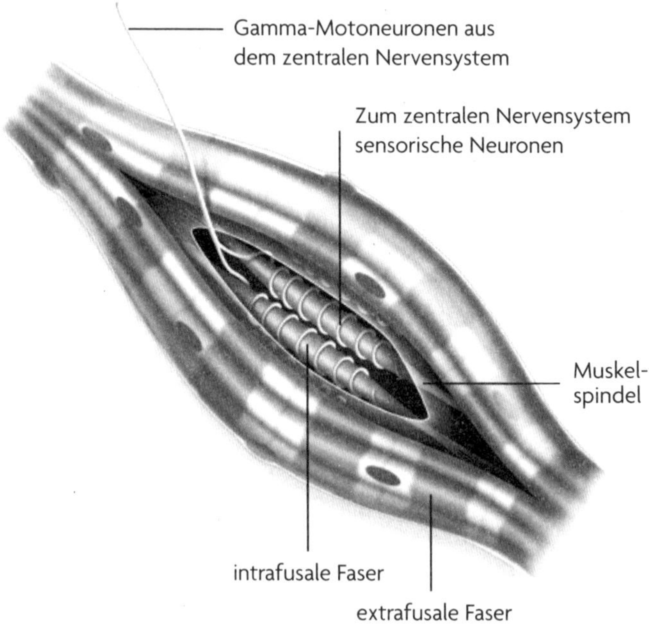

Muskelspindel mit ihrer sensorischen und motorischen Innervierung

und geben diese Information an die »Zentrale« zur Verarbeitung weiter. Das ist wichtig, um die Muskulatur vor einer überproportionalen Längenveränderung zu schützen: Im Grenzbereich veranlassen die Muskelspindeln die gefährdeten Muskeln zu einer reflexartigen Kontraktion der extrafusalen Fasern und damit zur Gegenbewegung. Dieser sogenannte Muskelspindelreflex erfolgt umso intensiver und schneller, je rascher die jeweilige Bewegung die Länge des Muskels an ihre Grenze bringt.

Zusätzlich liefern die Muskelspindeln im ZNS auch jene Informationen ab, um Haltung und Bewegung, aber auch die Ruhelänge (Entspannung) des Muskels exakter und differenzierter abstimmen, anpassen und melden zu können. Egal, ob in Ruhe oder in Bewegung – die Muskelspindeln entladen sich und senden Informationen. Damit sind sie das eigentliche »Sinnesorgan« des Muskels, und erst durch ihre Informationen wird es uns möglich, aufrecht im Raum zu stehen, zu gehen oder komplexe Bewegungen im Alltag und im Sport überhaupt auszuführen.

Sehnenspindeln – Golgi-Sehnenorgane

Weitere bedeutende Rezeptoren, die ebenfalls die Länge und damit die Dehnung messen, sind die sogenannten Golgi-Sehnenorgane. Sie bestehen aus den Sehnenansätzen von etwa zehn extrafusalen Muskelfasern, die ebenfalls von einer bindegewebigen Kapsel umhüllt sind und die von ein oder zwei dicken Nervenfasern versorgt werden. Die Sehnenorgane liegen in Serie hintereinander zur extrafusalen Muskelfaser.

Sehnenspindeln messen primär die Spannung der Muskulatur und schützen sie genau wie die Muskelspindeln vor einer zu starken Belastung. Wird der Muskel zu stark angespannt, dann veranlassen die Sehnenspindeln über Nervenimpulse die Muskulatur zur Entspannung und leiten reflexartig die Gegenbewegung (Streckreflex) ein. Die Reizschwelle der Golgi-Organe liegt jedoch höher als die der Muskelspindeln, sodass Erstere immer etwas später reagieren. Neben dem Schutz der Muskelstruktur liefern auch Sehnenspindeln Informationen über die Spannung der jeweiligen zugehörigen Muskelgruppe.

Gelenkrezeptoren

Die Gelenkrezeptoren – besonders bekannt sind die Vater-Pacini-Körperchen und die Ruffini-Körperchen – befinden sich meist in der Kapsel des Gelenks oder in den Bändern unmittelbar in der Nähe des Gelenks. Ihre Aufgabe ist es, sowohl die Stellung der Gelenke zu erfassen und weiterzuleiten, als auch deren Bewegungsgeschwindigkeit zu messen. Ergänzend registrieren sie auch Vibrationen, die besonders an den großen Sehnenplatten auftreten, wie etwa im vorderen Bauchraum.

Im Alter von etwa 20 bis 30 Jahren ist die Tiefenwahrnehmung am besten ausgebildet. Danach lässt sie langsam, aber stetig nach. Allerdings können wir sie durch Training durchaus ein Leben lang auf einem hohen Niveau halten. Das ist nicht nur sinnvoll, um sportliche Leistungen zu verbessern oder zu erhalten. Es hilft uns auch im Alltag, denn damit können wir Verletzungen und Stürzen vorbeugen: Eine gute Propriozeption ermöglicht es unserem Körper, beim Stolpern wieder in die Balance zu finden oder nicht umzuknicken, wenn wir in ein Loch treten. Alle Übungen, die Gleichgewicht erfordern, trainieren unsere Tiefensensibilität. Das Spektrum reicht vom Balancieren auf dem Bordstein über den Einbeinstand, Wackelbretter bis hin zum Stand-up-Paddling und dem Hochseilgarten. Jeder kann das Passende für sich finden. Mein persönlicher Tipp ist: Üben Sie mit Freunden oder der Familie, denn das bringt viel Spaß.

MUSKELN UND GEFÜHLE – wie sie sich gegenseitig beeinflussen

Psychische Reaktionen und Emotionen zeigen sich unmittelbar und direkt in muskulärer Aktivität. Das kann ein trauriges Gesicht, eine gebeugte Körperhaltung, eine Drohgebärde oder auch ein strahlendes Lächeln, ein glückliches Hüpfen, ein ansteckendes Lachen sein. Muskeln beantworten und zeigen also unsere emotionale Verfassung, indem sie direkt reagieren. Manchmal bewusst, viel öfter aber unbewusst. Wenn zum Beispiel nur ein kleiner Gesichtsmuskel kontrahiert wie beim Runzeln der Stirn, wirkt dies schon nach außen als Signal für unsere Umwelt. Umgekehrt kann er aber auch nach innen gerichtet eine Veränderung von Gedanken und Gefühlen nach sich ziehen.

Emotionen verändern auch unsere Bereitschaft für Bewegungen. Positive Empfindungen machen uns aktiver, während Traurigkeit uns hemmt und träge werden lässt. Nicht selten sind unsere körperlichen Aktivitäten auch direkt von unserer momentanen Gefühlslage geprägt. Emotionen können sogar die Kraftentfaltung, die maximale Kraft und unsere Körperhaltung direkt modifizieren. Davon wissen gerade Sportler ein Lied zu singen, denn obgleich ihre Leistung im Training überdurchschnittlich gut war, ist sie dann im Wettkampf oder im Spiel unter psychischer Belastung, Druck oder Ängsten häufig völlig anders. Athleten müssen ihre Emotionen unter Kontrolle haben, damit ihre sportliche Leistung und die damit verbundene Muskelarbeit exakt und optimal ablaufen können.

Auch Bilder und Autosuggestion verändern die Arbeit der Muskulatur. So konnte Prof. Stephen Coombes von der University of Florida (USA) 2006 in einer Studie zeigen, dass eine längere Konfrontation mit negativen Bildern die Kraftentfaltung beeinflusst: Unter diesem Einfluss kam es zu einer größeren isometrischen Maximalkraft. Der emotionale Stress fördert also unsere »Aggressivität« – mit dem Resultat einer größeren Kraft, um kampfbereit zu sein.

Stress und Angst – wenn Muskeln nicht mehr loslassen

Früher dachte man, dass Stress ausschließlich psychologische und mentale Komponenten hat und sich die Behandlungsansätze darauf konzentrieren sollten. Dabei weisen schon Begriffe wie Verkrampfung, Anspannung und Verspannung, die uns bei Stress einfallen, auf die physischen Komponenten einer emotionalen Belastung hin. Heute bestreitet niemand mehr, dass sich die Konsequenzen von Stress, Sorgen und Ängsten – und auch von Freude, Spaß und Glück – keinesfalls nur auf die reine Emotionalität beschränken, sondern ebenfalls unsere motorischen Systeme und unsere Organe beeinflussen. Das reicht bei der Muskulatur von leichten Verspannungen bis zum schmerzhaften Zähneknirschen und bei den Organen von Verdauungsproblemen bis hin zum Broken-Heart-Syndrom. Ursache ist immer, dass Gefühle in unserem Gehirn und unserem Körper komplexe biochemische Prozesse auslösen.

Im Gehirn steuern hauptverantwortlich die Amygdala und der Hippocampus unsere Emotionen, zwei wesentliche Strukturen des sogenannten limbischen Systems. Dabei beziehen sie immer auch ältere emotionale Erfahrungen mit ein. All unsere Gefühle »übersetzt« das Gehirn und transferiert sie in organische Verbindungen, sogenannte Peptide, die irgendwo im Körper Spuren hinterlassen. Unsere Organe und Gewebe, die Haut und auch die Muskeln sowie unsere Hormondrüsen besitzen feine Peptidrezeptoren, sodass sie emotionale Informationen erkennen und speichern können. Die Speicherung geschieht also nicht nur im Gehirn, wie früher angenommen wurde, sondern in verschiedenen Abschnitten und Gewebetypen unseres Körpers, zum Beispiel im Gastrointestinaltrakt oder in den Muskeln. Emotionen, die wir nicht verarbeitet haben, verschwinden nicht einfach, sondern bleiben auf diese Art und Weise im Körper. Zwar hinterlassen auch die verarbeiteten Emotionen ihre Spuren im Organismus, aber sie verursachen keinen neuen Stress.

Wie schnell und unmittelbar sich Emotionen körperlich bemerkbar machen, kennen Sie vom Erröten in peinlichen Situationen oder vom plötzlichen Zusammenziehen des Magens bei schlechten Nachrichten. Schon nach Millisekunden spüren wir die Veränderung. Wenn wir gestresst sind, spannen sich automatisch die Muskeln an den Augen, der Stirn und im Bereich des Kiefers an genauso wie die Muskulatur im Schulter-Nacken-Bereich und im Rücken. (Leider empfinden viele Menschen diese Spannung oft gar nicht oder erst viel später, sodass es zu schmerzhaften Dauerspannungen der Muskeln kommt.) Das Herz schlägt schneller, und manchmal kribbelt es intensiv im Bereich von Magen und Darm oder in den Händen und Füßen.

Die Muskeln reagieren auf Stress deswegen so rasch, weil sie uns vor einer drohenden Gefahr schützen wollen. Die Muskelanspannung und die Aktivierung aller Sinne machen uns reaktionsbereit, damit wir möglichst unbeschadet aus der Situation herauskommen. Dieser uralte »Reflex« wurde uns von der Evolution mitgegeben und ist bis heute in unserem Körper aktiv – und auch immer noch notwendig, sollten wir in Gefahr geraten. Schließlich sollten wir nicht lange nachdenken, sondern uns sofort wehren oder wegrennen, wenn wir überfallen werden.

Das eigentlich sinnvolle Vorgehen der Natur entwickelt sich jedoch zum Problem, wenn dieser Zustand chronisch wird, sodass sich die Muskulatur nicht mehr entspannt und dauerhaft angespannt bleibt: Dadurch verändern sich Muskeln nachhaltig strukturell, wie wir es besonders im Schulter-Nacken-Bereich sehr häufig finden. Leistungsfähige Muskelzellen werden dann vom Organismus in »passives« Bindegewebe umgebaut. Das soll einerseits den Muskel schützen, hat aber andererseits seinen Funktionsverlust zur Folge: Durch die dauerhafte Anspannung der Muskulatur wird das betroffene und verspannte Areal deutlich schlechter durchblutet. Dadurch wiederum bekommen die Muskelzellen zu wenig Sauerstoff, es sammeln sich toxische Metaboliten (Stoffwechselprodukte) und Laktat an, sodass sich das biochemische Milieu in dieser Region komplett verändert. Die ganze Situation verschärft sich, wenn wir uns neben der psychischen Anspannung auch noch wenig bewegen wie bei der Schreibtischarbeit. Dann muss die Muskulatur nur noch statisch arbeiten, und Blutfluss sowie Sauerstoffversorgung werden weiter reduziert. Ein solcher Teufelskreis aus psychischer Überlastung und muskulärer Überforderung führt dann zu einer nachhaltigen Veränderung der Muskelstruktur.

Wie umfassend sich die Muskulatur anspannen kann, lässt sich mithilfe der sogenannten Elektromyografie ermitteln. Ähnlich wie bei einem EKG werden auf die entscheidenden Muskeln Elektroden geklebt, die die elektrischen Signale der Muskulatur registrieren. In Ruhe sollten bei einem entspannten Muskel nur sehr wenige elektrische Signale zu erfassen sein, und sie sollten sich deutlich von einer aktiven Kontraktion unterscheiden. Angespannte oder verspannte Muskeln dagegen zeigen auch beim stillen Sitzen oder Liegen eine dauerhafte elektrische Aktivität, die immer ein Indiz dafür ist, dass die Muskeln keineswegs entspannt sind. Besonders die obere Schulter- und die Oberarmmuskulatur reagiert bei mentaler und emotionaler Anspannung mit einem erhöhten elektrischen Output. Das zeigte 2013 Danuta Roman-Liu in einer großen Studie der Universität Warschau. Bereits 2002 beschrieb Dr. Ulf Lindberg von der Universität Stockholm, dass die Muskulatur bei einer chronischen (Über-) Belastung wie bei Akkord-Dateneingaben an Computer-Arbeitsplätzen oder in Callcentern sogar mit einer dauerelektrischen Entladung auf hohem Niveau reagiert.

Stress im Muskel lässt sich also genauso elektrophysiologisch bestimmen und erfassen wie der Stress am Herzen. Beide Organsysteme reagieren mit einer erhöhten elektrischen Aktivität, die nachhaltig und langfristig zu einer Überbelastung der jeweiligen Struktur führt. Beim Herzen kann es bis zum Herzinfarkt führen und bei der Muskulatur zu einer Dauerverspannung bis hin zum beschriebenen Umbau vom Gewebe.

Lokal betrachtet ist für diese Daueranspannung unter anderem eine deutlich erhöhte Menge an biochemischen Triggern verantwortlich: Bei Belastung und Stress werden sogenannte Katecholamine wie Adrenalin, Noradrenalin und später Cortisol, also die Aktivierungs- und Stresshormone, vermehrt ausgeschüttet, um unsere Leistungsfähigkeit in einer belastenden Situation zu erhöhen. Sie schalten uns in den »Fight-or-Flight-Modus«, der uns kampf- oder fluchtbereit, aufmerksam und fokussiert macht. Herzfrequenz und Blutdruck gehen in die Höhe, und das Blut wird aus dem Verdauungstrakt in die Nähe aktuell wichtigerer Organe gebracht, wie zum Herzen und zu den Muskeln. Auch die Anspannung der Muskulatur für eine schnelle körperliche Reaktion gehört dazu.

All das ist überhaupt kein Problem, wenn es nicht ständig passiert und sich der Spiegel der Stresshormone nicht über eine längere Zeit dauerhaft erhöht. – Durch intensives Sporttreiben lässt er sich übrigens nachweislich wirksam senken. – Andernfalls entwickelt der Organismus eine spezielle Sensibilität für eine Stressantwort, die bereits durch kleinste psychische Belastungen ganz leicht und schnell getriggert werden kann. Schon kleine Veränderungen führen dann zu einer entsprechenden körperlichen Reaktion. Die Folgen sind ein dauerhaft erhöhter Cortisolspiegel und zunehmende systemische Entzündungsreaktionen.

Dieser Zyklus aus Stress, Cortisol und Anspannung erhält sich irgendwann quasi von selbst und ist nur schwer zu durchbrechen, weil dadurch in der Muskulatur eine Daueranspannung entsteht. Sie wird für die Betroffenen so normal, dass sie das Empfinden für eine gesunde, entspannte Muskulatur gar nicht mehr kennen und verlernen. Es ist dementsprechend auch nur über ein längeres Training wiederherzustellen.

Muskuläre Antworten auf psychische Reaktionen sind typisch für die folgenden Körperbereiche und können durch kleine Erste-Hilfe-Maßnahmen gelindert werden:

- **Stirn und Augenbrauen:** Wenn wir angespannt sind oder uns ärgern, ist es fast normal, dass wir die Stirn in Falten legen und die Augenbrauen hochziehen. Zwangsläufig erhöht sich die Muskelspannung in der Stirnregion deutlich, und das fördert wiederum Ängstlichkeit, und zwar über efferente Bahnen, also Nervenbahnen, die Emotionen ans Gehirn übermitteln.
  Lösung: Aktivieren Sie bewusst die Muskulatur, indem Sie zunächst die Augenbrauen kräftig nach oben ziehen und dann langsam senken und in die Gegenrichtung »drücken«. Wiederholen Sie dies fünfmal. Unterstützen Sie diesen Prozess, indem Sie tief einatmen, dabei die Augen schließen und bei der Ausatmung die Augen wieder öffnen.
- **Halswirbelsäule und Nacken:** Diese Region als Verbindung und Schnittstelle zwischen Gehirn und Körper leidet besonders unter intensiver Arbeit in einer starren Haltung am Schreibtisch und Computer, weil einerseits das Gehirn intensiv gefordert ist, gleichzeitig die Muskulatur statisch haltend arbeitet, andererseits aber der Rest des Körpers inaktiv bleibt und damit keinen Ausgleich bietet. Die Belastung landet also direkt in der Nackenmuskulatur, wenn das Gehirn überproportional gefordert ist und die großen Muskeln unterhalb des Nackens nicht bereit oder nicht in der Lage sind, den Druck abzupuffern.

Lösung: Wichtig ist, dass der Blutfluss zum Gehirn oder zur Halswirbelsäule reibungslos funktioniert. Dies fördern Sie durch leichte Bewegungen des Kopfs vorwärts und rückwärts sowie seitwärts und durch ein gleichzeitiges Hängenlassen der Arme.

- **Schultern:** Ebenso wie der Nacken ist auch die Region der Schultern und des oberen Rückens aufgrund der räumlichen Nähe zu Kopf und Gehirn eines der emotionalen Zentren, in dem unser Organismus Stressreaktionen auslebt. Die Schultern rotieren nach innen und dürfen nicht locker hängen. Eine Daueranspannung ist die Folge, denn schließlich trägt man die Sorgen und Ängste wie eine große Last auf den Schultern.
  Lösung: Spannen Sie die Muskeln kräftig an und ziehen Sie die Schultern mit einer tiefen Einatmung hoch bis zu den Ohren. Halten Sie diese Position für drei bis fünf Sekunden. Dann drücken Sie die Schultern bewusst langsam nach unten und atmen aus. Wiederholen Sie das drei- bis fünfmal. Sie werden spüren, wie Ihre Muskeln warm werden, weil mit dem frischen Blut Sauerstoff und Nährstoffe in das Gewebe einströmen und sich die Muskeln endlich wieder entspannen. Anspannung vor Entspannung – das ist gerade im Schulter- und im Nackenbereich eine einfache Strategie, um die Muskelentspannung herbeizuführen.
- **Unterer Rücken:** Die Belastungen des Alltags setzen sich oft im unteren Rücken, in der Lendenwirbelsäule, fest. Kein Wunder, denn dort laufen in unserem Körper zahlreiche Informationen ein und fließen über den Nervenstrang in der Wirbelsäule zurück in den Körper. Die Wirbelsäule und damit der Rücken agieren wie ein Server für uns, der die zahlreichen Informationen aus unserem Organismus aufnimmt, analysiert, weiterleitet oder manchmal sogar reflexartig beantwortet.
  Lösung: Bewegen Sie Ihr Becken bewusst nach hinten und

nach vorn sowie zu den Seiten und drehen Sie Ihren Rumpf vorsichtig in beide Richtungen, um die Muskulatur im unteren Rücken zu entspannen und gleichzeitig ein wenig zu trainieren. Um Rückenschmerzen dauerhaft zu vermeiden, ist allerdings mehr Bewegung nötig (siehe Seite 265).

Der Kiefer ist so oft betroffen, dass ich auf ihn im folgenden Abschnitt detaillierter eingehen möchte.

Zähneknirschen – Muskeln geben Spannung weiter

Ängste und Stress führen oft zu Reaktionen im Bereich des Kiefers wie Zähneknirschen, besonders in der Nacht, oder einer starken Verkrampfung des Kiefers und seiner Gelenke im Alltag. Laut Statistik knirschen, beißen oder mahlen etwa 20 Prozent der Erwachsenen regelmäßig – das ist jeder Fünfte! Die Wissenschaft nennt dieses Zähneknirschen »Bruxismus« und zählt die meisten Knirscher im Alter von 35 bis 45 Jahren. Dr. Mateus de Azevedo Kinalski von der Universität in Pelotas (Brasilien) beschrieb 2019 in einer Studie sogar ein um 41 Prozent höheres Auftreten bei den über 30-Jährigen im Vergleich zu einer Gruppe von 20-Jährigen. Mit zunehmendem Alter nimmt das Knirschen wieder ab.

Unsere Zähne gehören zwar zu den festesten Knochen im Körper, allerdings sind unsere Kaumuskeln auch die stärksten Muskeln, die wir besitzen. So können beim Zähneknirschen, -pressen und -mahlen schon einige 100 Kilogramm an Druck zusammenkommen. Jean-Marc Pho Duc von der Zahnklinik der Universität München spricht sogar von einem möglichen Druck bis zu 400 Kilogramm! Die Folgen sind ein massiver Einfluss auf den gesamten Kieferbereich, die Gesichtsmuskulatur sowie die Zahnsubstanz. Das kann bis zum kompletten Absterben von Zähnen reichen.

Oft tritt Bruxismus parallel zur Craniomandibulären Dysfunktion (CMD) auf, einer Funktionsstörung des Kausystems, bei der das Zusammenspiel von Zähnen, Kaumuskeln und Kiefergelenken gestört ist. Betroffene leiden unter vielfältigen Symptomen von Kopf-, Ohren-, Nacken- bis hin zu Rückenschmerzen, die immer wieder auftreten, weil die CMD als Ursache nicht erkannt wird. Im schlimmsten Fall können die Betroffenen irgendwann den Mund gar nicht mehr schmerzfrei öffnen, weil der Kiefer eingesteift ist.

Die Ursachen für Bruxismus und CMD konnten bisher noch nicht eindeutig wissenschaftlich geklärt werden, scheinen jedoch vielfältig zu sein. Psychische Belastungen mit daraus resultierenden Schlafstörungen sind eine häufige Ursache. Unser Kausystem scheint die Ängste und die Frustrationen des Alltags nachts auszuleben. Unsere Kiefer- und Gesichtsmuskulatur, also genau jene Muskulatur, die sich ganz in der Nähe unseres Gehirns befindet, hilft uns, den Alltag zu bewältigen und eine gewisse Balance wiederherzustellen. Nur leider auf Kosten der Zähne. Auch Menschen mit umfassenden Schmerzphänomenen neigen zum Zähneknirschen.

Als »Therapie«, die aber letztlich nur die Symptome behandelt, kommen vor allem kieferorthopädische Maßnahmen zum Einsatz wie eine Aufbissschiene. Eine sinnvolle Ergänzung, die an den Ursachen ansetzt, ist ein gezieltes Achtsamkeitstraining: Beobachten Sie sich im Alltag, und versuchen Sie, in stressigen Situationen den Kiefer möglichst locker zu lassen. Schieben Sie ihn hin und her und ziehen Sie Grimassen, wenn Sie bemerken, dass Sie gerade wieder fest zubeißen. Langfristig können muskuläre und kognitive Entspannungstechniken wie die progressive Muskelentspannung nach Jacobson (PME), autogenes Training und Biofeedback-Methoden helfen. Dadurch lernen Sie, die unbewussten Stressprozesse im Körper wahrzunehmen und bewusst gegenzusteuern.

Mit Biofeedback den Körper beeinflussen

Schneller Herzschlag, hoher Puls, Schweiß, angespannte Muskeln – all das sind typische körperliche Anzeichen von Stress. Wer sie bewusst wahrnimmt, kann sie gezielt verändern. Genau das strebt Biofeedback an. Mithilfe unterschiedlicher Geräte werden über Sensoren die Muskelspannung, die Aktivität von Herzschlag und Blutdruck oder Schweißdrüsen für den Patienten auf einem Bildschirm sichtbar gemacht. So kann er die Verbindung zwischen äußeren Einflüssen und seinen körperlichen Reaktionen erkennen. Im nächsten Schritt lernt er, diese durch Entspannungsübungen aktiv zu beeinflussen. Am Monitor kann er beobachten, wie gut das klappt. Die Methode ist nebenwirkungsfrei, erfordert allerdings konzentrierte Mitarbeit.

Efferenz und Afferenz – der kybernetische Regelkreis

Wie schon beschrieben, reagieren unsere Muskeln auf Belastungen wie Stress, Ängste und Sorgen, aber natürlich auch auf positive Erlebnisse wie gute Laune und Zufriedenheit. Sie sind deshalb immer auch ein Abbild unserer emotionalen Stimmung, weil sie über zentrale Steuerungsprozesse unseres Gehirns Informationen erhalten, wie und in welchem Umfang sie sich anspannen, kontrahieren und auch entspannen sollen. Diese Informationsprozesse vom zentralen Nervensystem in die Muskulatur hinein nennen wir »Efferenz«.

Es geht aber auch umgekehrt und viel besser, als wir oft denken: Aus der Peripherie des Körpers, und zwar besonders aus den umfangreichen Informationen der Muskulatur, werden ohne Pause unendlich viele Informationen zum Gehirn geschickt, dort analysiert und interpretiert. Probieren Sie es einmal aus, und heben Sie Ihre Mundwinkel zu einem Lächeln, selbst wenn Ihnen nicht danach zumute ist. Behalten Sie das eine Weile bei, und Sie werden feststellen, dass sich Ihre Laune bessert. Diesen umgekehrten Weg vom Körper in unser Gehirn hinein nennen wir »Afferenz«. Aus dem Zusammenspiel von efferenten Impulsen und afferenten Informationen ergibt sich ein sogenannter kybernetischer Regelkreis. Er ermöglicht uns die ständige Auseinandersetzung mit der Umwelt und lässt uns in allen Situationen entsprechend reagieren und handeln.

Dr. Rochelle Ackerley von der Universität in Göteborg zeigte 2017 in der Zeitschrift *Nature*, dass sich die Information aus der Muskulatur in das Gehirn, die Afferenz also, durch Emotionen direkt und unmittelbar verändert. Muskeln verändern also ihre Sensitivität und Sensibilität, ihre Informationsmenge und -geschwindigkeit dadurch, dass Emotionen die afferenten Informationen modifizieren. Um dies zu beweisen, bot sie den Versuchspersonen unterschiedliche Musik an und registrierte dabei die Herzfrequenz sowie elektrophysiologisch die Reaktionen ihrer Beinmuskeln. Die Musik variierte von trauriger, neutraler zu positiv stimulierender Musik. Zusätzlich gab es eine Phase ohne Musik, um auch »passive Traurigkeit« als Gefühl zu initiieren. Das Erstaunliche war, dass positive und stimulierende Musik die Muskulatur an den Beinen entspannte, während traurige Musik oder auch die stille Phase ohne Musik zu einer deutlich stärkeren Informationsweitergabe führte. Die Muskelspindeln gaben also deutlich intensivere Informationen bei stressbezogenen Emotionen weiter. Das führte als Antwort zwangsläufig reflektorisch und unbewusst immer zu einer messbaren Erhöhung der Muskelanspannung.

Gezielte Muskelentspannung für das körperliche und seelische Gleichgewicht

Dieser kybernetische Regelkreis erklärt, warum aktive muskuläre Entspannungstechniken wie progressive Muskelentspannung (PME) oder autogenes Training so wirksam sind. Diese Techniken schicken afferente Impulse zu den zentralen Organen, und die reagieren mit der entsprechenden Ausschüttung endokriner Stoffe. Natürlich gilt dies auch für die dabei mitwirkenden Muskeln, die dann verstärkt Myokine ausschütten. Dabei scheinen insbesondere endogene Opioide wie zum Beispiel Enkephalin, Dynorphin, Endomorphin und ß-Endorphin eine besondere Rolle zu spielen. Von Opioiden wissen wir grundsätzlich auch, dass sie Stress modulieren und hemmen können. Regelmäßiges Training dieser Entspannungsmethoden über mehrere Wochen und Monate erhöht die Produktion dieser Opioide bei Erwachsenen. Dadurch entsteht ein nachhaltiger biochemischer Effekt auf die Entspannung von Muskeln durch regelmäßiges Üben, wie es Dr. David Jessop von der britischen University of Bristol 2002 und 2006 beschrieb.

PME ist eine bewährte und einfache Entspannungsmethode, die auch von Ärzten und Krankenkassen empfohlen wird. Sie hilft, den Unterschied von An- und Entspannung der Muskulatur zu erkennen und wahrzunehmen sowie zu lernen, ihn bewusst zu steuern. Betroffene spannen dazu nacheinander – daher das »progressiv« im Namen – alle großen Muskelgruppen kräftig an, um sie dann loszulassen und die Entspannung zu spüren.

Zahlreiche Untersuchungen haben gezeigt, dass durch PME nicht nur die Muskelspannung sinkt, sondern auch der Blutdruck, und dass sich das Herz-Kreislauf-System beruhigt. Regelmäßig angewendet nehmen Nervosität und Schlafprobleme ab, sogar chronische Schmerzen können gelindert werden oder ganz verschwinden. Forscher um Udo Niederberger aus Kiel konnten im MRT zeigen, dass während der PME eine deutliche Aktivierung der Hirnregion zu sehen ist, die mit der Schmerzkontrolle in engem Zusammenhang steht. Ein schönes Beispiel für den kybernetischen Regelkreis von afferenter und efferenter Informationsweitergabe!

Eine große Metaanalyse von Prof. Piyanee Klainin-Yobas an der National University of Singapore kam 2015 in der Zeitschrift *Aging and Mental Health* zu dem Ergebnis, dass aktive Entspannungstechniken Angst und Depressionen wirksam verringern. Besonders PME und Yoga zeigten den größten Effekt. Die Auswirkungen hielten sogar danach über einen Zeitraum von 14 bis 24 Wochen an!

Dr. Sy Atezaz Saeed von der East Carolina University in Greenville (USA) zeigte 2019 ebenfalls, dass die Effekte von Yoga über mehrere Monate anhalten und gerade auch bei schweren Fällen von unipolarer Depression, posttraumatischen Ängsten und Angststörungen wirken. Für die asiatischen Methoden Tai-Chi und Qigong konnten ähnliche Effekte auf individueller Ebene nachgewiesen werden, aber die grundsätzliche wissenschaftliche Bestätigung fehlt bisher noch.

Auch körperliche Aktivität oder Training führen zu einem Loslassen von schlechten Gedanken und über metabolische Prozesse in der Muskulatur zu einer wieder normalisierten Zusammenarbeit von Muskeln und Gehirn. Ich selbst laufe zur Entspannung immer eine längere Runde im Wald, und so bin ich nach 60 Minuten meist wieder ziemlich relaxt.

Fitte MUSKELN – fittes GEHIRN

Bewegung, Sport und Training beeinflussen all unsere Körperzellen – auch die des Gehirns. Schon seit Langem ist bekannt, dass sich körperliche Aktivität auf zahlreiche kognitive Funktionen auswirkt. Das geschieht einerseits durch die bessere Versorgung der Zellen mit Sauerstoff, Flüssigkeit und Nährstoffen. So haben wir in einer Studie an der Deutschen Sporthochschule Köln herausgefunden, dass sich die Durchblutungsprozesse im Gehirn bei einem ganz normalen Spaziergang um 20 bis 30 Prozent gegenüber einer Beschäftigung im Sitzen erhöhen. Das ist ein Indiz dafür, dass körperliche Aktivität und die Versorgungsprozesse des Gehirns eng miteinander in Verbindung stehen. Auch Gedächtnisleistung, Konzentrationsfähigkeit und Aufmerksamkeit werden durch körperliche Aktivität und Training stark verbessert. Selbst das Vokabellernen fällt leichter und klappt schneller, wenn wir es während eines ruhigen Spaziergangs machen.

Andererseits ist wissenschaftlich nachgewiesen, dass die Hirnleistung durch körperliche Aktivitäten verändert werden kann, weil unser Gehirn ein sogenanntes plastisches Gewebe ist, das sich dynamisch an alle Herausforderungen, Anforderungen, aber leider auch Unterforderungen entsprechend anpasst. Dabei ist es dem Gehirn egal, ob wir uns bei anstrengenden Alltagsaktivitäten, Ausdauer- oder Muskeltraining bewegen – entscheidend ist die Muskulatur als Motor für diese positiven Effekte. Eine bemerkenswerte Rolle spielen dabei auch zahlreiche Botenstoffe, die der Organismus ausschließlich bei Aktivität ausschüttet oder doch in deutlich größeren Mengen.

Studien zeigen, dass vor allem das Hormon Oxytocin eine wichtige Rolle bei Lernprozessen spielt. Es wird bei Muskelarbeit vermehrt im Gehirn ausgeschüttet und hat unter anderem die Aufgabe, die Synapsen, also die Verbindungen zwischen den Nervenzellen, flexibler und damit plastischer, das heißt anpassungsfähiger, zu machen. Wie gut Informationen innerhalb unseres Gehirns weitergeleitet und ausgetauscht werden, hängt nämlich davon ab, wie groß und wie vielfältig diese synaptischen Kontakte zwischen den Zellen sind. Oxytocin beeinflusst die Plastizität des Gehirns insgesamt sehr stark.

Muskuläre Aktivität wirkt ebenfalls positiv auf den wichtigen Botenstoff Dopamin, der besonders für zahlreiche kognitive Prozesse, aber auch für viele motorische Aktivitäten dringend benötigt wird. Muskelarbeit und regelmäßiges Training führen dazu, dass Dopamin nur langsam abgebaut wird und daher dem Körper für sämtliche Funktionen länger zur Verfügung steht. Wenn zu wenig Dopamin vorhanden ist, sehen wir gravierende Auswirkungen, wie unter anderem bei der Erkrankung Morbus Parkinson.

Bewegung und körperliche Aktivität erhöhen auch die Spiegel unserer sogenannten Stresshormone Adrenalin und Noradrenalin, die uns wacher und aufmerksamer machen. Denken Sie nur an das Phänomen des »Lampenfiebers«: Bei diesem Stress, solange er nicht überschießt, sind wir deutlich besser und aufmerksamer. Viele Showstars berichten, dass sie ohne Lampenfieber niemals so gut wären, wie sie sind, denn diese Hormone erhöhen unsere geistige Leistungsfähigkeit für einen gewissen Zeitraum.

Lernen klappt mit Muskeln besser

Körperliche Aktivität, Muskeleinsatz, Muskelwachstum sowie die Muskelmasse selbst begünstigen direkt die Leistungen unseres Gehirns und seine Lernprozesse. Die Effekte sind kurzfristig – zwei bis drei Stunden nach dem Training – und auch langfristig und dauerhaft zu beobachten. In zahlreichen Studien wurde dies mithilfe von Aufmerksamkeits-, Konzentrations- und Kognitionstests sowie Messungen des Hirnvolumens untersucht. Bei all diesen Parametern schneiden sportlich aktive Menschen in der Regel signifikant besser ab als inaktive.

Dabei bestehen Unterschiede zwischen verschiedenen Beanspruchungsformen der Muskulatur. Mein Kollege an der Deutschen Sporthochschule Köln, Prof. Dr. Stefan Schneider, forscht auf diesem Gebiet schon seit vielen Jahren und weiß, dass es sehr stark von der Dosierung der Belastung abhängt, welche Effekte sich in unserem Gehirn und unseren Nerven einstellen. So wirken sich gerade höhere, intensivere Intensitäten verstärkt auf die neuronale Aktivität und auch positiv auf Wachstumsfaktoren aus. Weiterhin sind zusätzlich besondere Beanspruchungen der koordinativen Fähigkeiten wie Rhythmik, Gleichgewicht oder Orientierung förderlich – je komplexer, desto besser! Dann sind unser Nervensystem und hier speziell die Neuronen und Synapsen besonders gefordert. Die Ausführung von komplexen Bewegungen, wie beim Tanzen oder auch bei Aktivitäten in der Natur, ist nur bei erhöhter Konzentration möglich. Dadurch lernen die Systeme, und so verbessern sich vor allem bei den Nervenbahnen die Reizschwelle und die Reizfrequenz.

Die beim Sport ausgeschütteten Myokine (siehe Seite 181) beeinflussen auch unser zentrales Nervensystem positiv. Sie stimulieren zum Beispiel die Freisetzung von Corticoliberin (auch Corticotropin Releasing Factor, CRF, genannt) aus dem Hypothalamus, das als wichtiger Mediator im zentralen Nervensystem wirkt. Sie fördern die Hirndurchblutung, wirken als Wachstumsbeschleuniger für Nervenzellen und Synapsen und optimieren die Sauerstoff- und Nährstoffversorgung.

Sport wirkt aber auch wie eine mentale Waschmaschine für unser Gehirn und reinigt es von zu vielen oder auch von schlechten Gedanken. Sorgen und Ängste haben bei regelmäßiger Bewegung deutlich weniger Chancen, uns komplett niederzudrücken. Beim Sporttreiben verändert sich die Gehirnaktivität: Wenn wir körperlich aktiv sind, wird währenddessen die Tätigkeit des präfrontalen Cortex heruntergefahren und entlastet, während zwangsläufig parallel der motorische Cortex stärker arbeitet.

Das ist völlig normal, denn um körperlich aktiv zu sein, brauchen wir auch die Fähigkeit des Gehirns, und zwar vorzugsweise die der motorischen Areale. Sie beanspruchen dann so viel Raum und Konzentration, dass alle anderen Dinge zurückgefahren werden. Dadurch kommt unter anderem auch der präfrontale Cortex nicht mehr so stark dran, der für unser logisches Denken, unsere Planungen und das Vorhersehen der Konsequenzen unserer Handlungen zuständig ist – und damit auch für unsere Sorgen und kreisenden Gedanken. So entspannt uns der Sport und bringt uns in eine körperlich-seelische Balance.

Sie können sich das fast wie bei einem Reset, einem Neustart, des Computers vorstellen, dessen Arbeitsspeicher voll ist. Durch diesen Neustart können wir uns danach viel besser konzentrieren und unsere Aufmerksamkeit auf die wirklich relevanten Dinge lenken. Nach der körperlichen Aktivität aber wird der präfrontale Cortex verstärkt für einige Stunden hochgefahren, sodass speziell die Lernbereitschaft unseres Gehirns deutlich ansteigt. Wir lernen also nach einer sportlichen Aktivität deutlich effizienter und schneller.

Also wäre es optimal, eine Lernpause nicht mit dem Surfen im Internet, sondern mit Bewegung zu verbringen. Dass effektives Lernen Pausen benötigt, zeigten jüngst erst Prof. Ethan Buch und sein Team vom US-amerikanischen National Institute of Health. Laut ihrer 2021 veröffentlichten Studie treten im Gehirn während der Pause identische Aktivitätsmuster auf wie während des Übens, allerdings dreimal so häufig und mit zwanzigfach erhöhter Geschwindigkeit.

Demenz und Alzheimer davonlaufen

In Deutschland leiden etwa 1,6 Millionen Menschen an einer Demenz, darunter die Mehrzahl an Demenz infolge einer Alzheimer-Erkrankung. Der Anteil der Bevölkerung, der im Alter zwischen 56 und 70 Jahren an Alzheimer erkrankt (Prävalenz), wird in Deutschland aktuell mit 1 bis 5 Prozent angegeben, allerdings mit steigender Tendenz. Die Prävalenz verdoppelt sich mit jedem weiteren Fünfjahresschritt und liegt bei den 70- bis 75-Jährigen bereits bei bis zu 10 Prozent und bei den 75- bis 80-Jährigen bei bis zu 20 Prozent – das ist jeder Fünfte in dieser Altersgruppe!

Was ist Demenz?

Hinter dem Begriff Demenz verbergen sich rund 50 Krankheiten, die bisher nicht heilbar sind. Allenfalls kann ihr Fortschreiten durch Medikamente verlangsamt werden. Sie alle haben gemeinsam, dass durch den Verlust von Hirnleistungen die Lebensqualität stark beeinträchtigt wird. Das Spektrum der Beschwerden reicht von Gedächtnis- über Bewegungs- bis hin zu Sprach- oder Sinneswahrnehmungsstörungen. Eine selbstständige Lebensführung ist dann früher oder später nicht mehr möglich.

Die größten Risikofaktoren für Alzheimer sind – neben dem Alter – Rauchen, Bluthochdruck, Diabetes mellitus, Adipositas, erhöhte Blutfettwerte (Hyperlipidämie) sowie körperliche Inaktivität und Bewegungsmangel. Aber auch Faktoren wie Depression oder soziale Isolation und Einsamkeit spielen eine wichtige Rolle bei der Entwicklung dieser Erkrankung. Prof. Tobias Luck von der medizinischen Fakultät der Universität Leipzig zeigte in einer 2016 veröffentlichten Untersuchung, dass mangelnde körperliche Aktivität und ein sitzender Lebensstil die bedeutsamsten Risikofaktoren sind und mit 21 Prozent den höchsten Einfluss auf die Alzheimerprävalenz haben.

Ein bewegungsarmer Lebensstil begünstigt also das Auftreten von neurodegenerativen Erkrankungen wie Demenz und Alzheimer sehr. Aber Sie können dagegen mit regelmäßigem Training vorbeugen. Doch worin liegt der Effekt? Eine aktuellere Studie aus dem Jahr 2019 im renommierten Journal *Nature Medicine* deckte einen Mechanismus auf, der bei regelmäßigem Aktivsein dem kognitiven Abbau bei Alzheimerpatienten entgegenwirkt. An dieser Stelle kommen wieder die Myokine ins Spiel – ganz speziell das Irisin. Durch körperliche Aktivität wird der Botenstoff Irisin durch die Spaltung des Transmembranproteins FNDC5 aus dem Muskel freigesetzt und gelangt dann über die Blutbahn und durch die Blut-Hirn-Schranke in unser Gehirn.

Die brasilianische Forschergruppe um Prof. Mychael Lourenco von der Federal University of Rio de Janeiro konnte beweisen, dass Alzheimerpatienten niedrige FNDC5- und Irisin-Spiegel im Hippocampus, unserer »Gedächtniszentrale« im Gehirn, und in der Rückenmarksflüssigkeit (Liquor) aufweisen. In Tierexperimenten löste ein Anstieg der FNDC5- und Irisin-Konzentration eine deutliche Verbesserung der »synaptischen Plastizität« aus. Darunter versteht man spezielle Umbauprozesse, die zur Vernetzung von Hirnarealen und Nervenzellen führen und wichtig für das Lernen und Erinnern sind.

Dass Sport die kognitive Leistung bei älteren Menschen nachhaltig steigert, bewies auch eine 2019 publizierte experimentelle Studie von Prof. Alfonso Alfini an der Johns Hopkins Bloomberg School of Public Health in Baltimore: Er untersuchte eine Gruppe mit 18 Menschen ohne kognitive Einschränkung und 17 Menschen mit milder kognitiver Einschränkung im Alter zwischen 61 und 88 Jahren. Die Probanden trainierten über 12 Wochen regelmäßig ihre Ausdauer im aeroben Bereich. Zu Beginn und am Ende der Studie wurden unter anderem auch neuropsychologische Untersuchungen durchgeführt. Das Ergebnis zeigte, dass regelmäßiges Training die Gedächtnisleistung und auch die Sprachkompetenz verbessert.

Mehr Proteine führen zu besseren Nervenimpulsen

2022 veröffentlichte die Zeitschrift *Alzheimer's & Dementia* eine Studie von Prof. Kaitlin Casaletto von der University of California San Francisco (UCSF), die den präventiven Faktor von körperlicher Aktivität und Training umfassend in seiner Wirkung beschreibt. Diese Schutzwirkung konnte über eine Autopsie sogar noch bei jenen Menschen festgestellt werden, die bereits »toxische« Störungen in der Proteinsynthese sowie Symptome von Alzheimer oder anderen neurodegenerativen Erkrankungen aufwiesen. Casaletto konnte erstmalig für uns Menschen belegen, dass die synaptische Proteinregulation unmittelbar verknüpft ist mit körperlicher Aktivität und dass sich daraus der große positive Effekt auf die kognitive Leistungsfähigkeit ergibt.

Als Neuropsychologin und Mitglied des Weill Institute of Neurosciences arbeitet Casaletto eng mit William Honer zusammen, einem Professor für Psychiatrie an der Columbia University in Vancouver, Kanada. Honer begleitet seit vielen Jahren das Projekt »Memory and Aging« an der Rush University in Chicago: Dafür hat eine große Anzahl Menschen zugestimmt, dass nach ihrem Tod ihr Körper und ihr Gehirn autopsiert werden dürfen. Forschende begleiten und dokumentieren die körperliche Aktivität in den letzten Lebensjahrzehnten der Probanden. Besonders spannend für die Wissenschaftler ist dabei, ob durch körperliche Aktivität die Unversehrtheit (Integrität) der Synapsen, also der Verbindungen zwischen Nervenzellen, langfristig erhalten bleibt und dadurch viele kognitive Funktionen optimiert werden.

Honer und Casaletto fanden bei diesen Autopsien heraus, dass all jene älteren Menschen, die aktiv blieben, deutlich höhere Proteinlevels aufwiesen. Diese fördern den Informationsaustausch zwischen den Neuronen effektiv. Überraschenderweise war ein Großteil dieser Proteine im Hippocampus zu finden: Von dort werden auch andere Gehirnregionen für bessere kognitive Funktionen angeregt. Training wirkt also auf das Hirn insgesamt und begünstigt damit gleichzeitig die umfassenden gesund machenden Funktionen der Proteine, die insbesondere den Informationsfluss und die synaptische Übertragung innerhalb des gesamten Gehirns anregen.

Unter den Proteinen im Gehirn befinden sich jedoch auch solche, die den Untergang von Synapsen und Neuronen fördern. So gelten die Proteine Amyloid und Tau als eindeutige diagnostische Kennzeichen einer Alzheimer-Erkrankung. Casaletto entdeckte als Erste, dass die synaptische Integrität unmittelbar die Beziehung zwischen den Proteinen Amyloid und Tau schwächt. – Der Zustand der Synapsen wurde in der spinalen Nervenflüssigkeit der lebenden Erwachsenen und später in den autopsierten Gehirnen der Verstorbenen gemessen. – Vor allem zeigte sich, dass jene älteren Menschen mit höheren Proteinmengen im Gehirn aufgrund von mehr körperlicher Aktivität ihre synaptische Integrität deutlich länger erhalten konnten und sich so die Wirkung der toxischen Alzheimerproteine abschwächte.

Als Fazit kann diese aktuelle aufsehenerregende Studie mit völlig neuen Daten belegen, dass das Gehirn von körperlich aktiven Menschen deutlich mehr regenerative Potenziale aufweist. Gleichzeitig werden zerstörerische Proteine derart abgeschwächt, dass neurodegenerative Veränderungen und Krankheiten wie Alzheimer erst gar nicht auftreten.

Mit Vibration gegen Parkinson

Zu den häufigsten neurodegenerativen Krankheiten gehört das Parkinsonsyndrom (Morbus Parkinson): Weltweit sind etwa 10 Millionen Menschen betroffen, in Deutschland aktuell mindestens etwa 400 000 Menschen. Bei manchen Menschen wird Parkinson bereits in der Lebensmitte ab etwa 40 Jahren festgestellt, die meisten Diagnosen gibt es allerdings ab dem Alter von 60. Dadurch ist Parkinson nach Alzheimer die zweithäufigste chronische Alterserkrankung des Gehirns. Sie äußert sich in folgenden Symptomen:

- verkleinerte Bewegungen (Hypokinese)
- weniger Spontanbewegungen (Akinese)
- Zittern (Tremor)
- Gleichgewichtsstörung (posturale Instabilität)
- erhöhter Muskeltonus (Rigor)

Welche Symptome wie heftig auftreten, ist individuell – genau wie das Fortschreiten der Krankheit. Bei den Betroffenen ist ein umfangreicher Mangel an Dopamin nachzuweisen, der zu einem Überschuss an Acetylcholin und weiteren Neurotransmittern führt. Nervenimpulse können so nicht mehr richtig übertragen werden, und das führt zu recht umfangreichen und auffälligen neurologischen motorischen Störungen.

Ursache ist eine zu geringe Produktion des Botenstoffs Dopamin in der Substantia nigra, einem bestimmten Kernkomplex in unserem Gehirn, der funktional betrachtet ein Bestandteil der Basalganglien ist. Dieser Komplex ist eingegliedert in ein größeres Netzwerk von sogenannten extrapyramidalmotorischen Systemen – das ist ein bestimmter Hirnabschnitt, der vor allem für die zentrale Kontrolle und Steuerung der Motorik verantwortlich ist – und steht übergeordnet mit zahlreichen anderen Hirnstrukturen in Verbindung. Über die dopaminergenen Neuronen, also Neurone, die auf Dopamin reagieren, werden Signale vermittelt, die besonders auf die Bewegungsabsicht und die Planung einer Bewegung, die sogenannte Starterfunktion, einwirken.

In der Regel wird medikamentös behandelt, um den Dopaminmangel auszugleichen. In manchen Fällen werden operativ Elektroden ins Gehirn gesetzt zur sogenannten Tiefenhirnstimulation. Parallel unterstützen fast immer Physiotherapie, Ergotherapie oder auch Logopädie die Behandlung, um die Lebensqualität der Patienten möglichst lange zu sichern. Gerade in den letzten Jahren haben sich auch ein zielgerichtetes Muskeltraining und insbesondere das Vibrationstraining als effektiv und symptomreduzierend herausgestellt. Die meisten Betroffenen beschreiben dessen positive Wirkung auf den Tremor als sehr wertvoll.

Beim Vibrationstraining lösen die Muskelspindeln durch die rasche Abfolge schneller Bewegungen reflektorische (unwillkürliche) Kontraktionen der Muskeln aus. Gleichzeitig werden der Dehnungs- und der sogenannte Hoffmann-Reflex gehemmt oder gänzlich unterdrückt. Die Auswirkungen der Vibration sind abhängig von der Körperposition, dem Grad der Muskelspannung und der Vibrationsfrequenz.

Der Hoffmann-Reflex

Der Hoffmann-Reflex wird kurz auch nur H-Reflex genannt. In der neurophysiologischen Diagnostik nutzt man ihn, um die Reaktion des Muskels zu bestimmen. Dabei wird über einen äußeren elektrischen Reiz auf einen Nerv das Aktionspotenzial, also die »Erregung«, des zugehörigen Muskels ermittelt.

Die Professoren Wolfgang Oertel und Jörg Schulz von der Marburger Philipps-Universität haben die positiven Effekte 2016 in der Zeitschrift *Journal of Neurochemistry* umfassend beschrieben. Sie berichten von einer (kurzfristigen) Erhöhung der Muskelaktivität, einer besseren Ansteuerung der Muskeln, einer größeren Schnell- und Maximalkraft, einer Erhöhung der anabolen Hormone wie Testosteron und einer Hemmung von Cortisol.

Bei den Betroffenen verbessern sich das Gleichgewicht, die Geschwindigkeit und die Körperhaltung, während das Sturzrisiko und insbesondere auch der Tremor deutlich schwächer werden – das zeigen auch andere Studien. Dahinter steckt eine besser gesteuerte Aktivierung der sensorischen und auch der motorischen Neuronen. Das wiederum steigert die Reaktionsfähigkeit verschiedener Prozesse in den zentralen Strukturen unseres Gehirns. Die Freisetzung des Neurotransmitters Acetylcholin, der für die Erregungsübertragung unverzichtbar ist, wird dann besser reguliert und führt zu einer passenden Übertragung von Signalen an die Muskeln.

Leider halten diese Effekte meist nur kurzfristig an, denn das Kontrollsystem bleibt trotzdem defekt. Für die Erkrankten bedeutet es aber dennoch eine zeitweise Erhöhung der Lebensqualität. Außerdem kann und sollte man sicher auch grundsätzlich von einem Lernprozess der zentralen Strukturen durch das Training ausgehen, was mittelfristig eine Verbesserung der Symptome bedeutet. Sehr wahrscheinlich regulieren körperliches Training und auch die Aktivität der Muskelspindeln speziell neurotrophe Faktoren und fördern so nachhaltig und langfristig das Überleben von dopaminbildenden Nervenzellen. Allerdings gelten diese Aspekte in der Wissenschaft aktuell noch als umstritten, weil die Muskelspindelaktivierung bei dieser Trainingsform durch einen äußeren Reiz erfolgt – mit gleichzeitiger Aktivierung der Sensomotorik und Beeinflussung der Acetylcholinproduktion, was die Kritiker dieses Trainings sicher teilweise berechtigt anführen.

Es gilt also, weiter zu forschen und insbesondere die kausalen Zusammenhänge zwischen dieser »reaktiven« Trainingsform und der biologischen Anpassung herzustellen. Vor allem die Belastungsdosierung muss zukünftig weiter konkretisiert und in den Studien vereinheitlicht werden. Aktuell ist die typische Belastung innerhalb des Vibrationstrainings bei dieser Erkrankung fünfmal eine Minute Belastung bei 6 Hertz und variabler Schwingungscharakteristik mit jeweils einer Minute Pause. Betroffene berichten dabei durchgängig von einem positiven Effekt. Das sollte reichen, die positiven Effekte dieser speziellen Trainingsform anzunehmen und weiterzuentwickeln.

MYOKINE – DIE HEILSTOFFE DER MUSKULATUR

Wenn ich von den Muskeln als unserem größten Organ spreche, stutzen selbst manche Wissenschaftskollegen. Sie denken wie die meisten Menschen fast immer zuerst an die mechanische Aktivität, mit der die Muskeln unsere Körperposition aufrechterhalten und uns die vielfältigsten Bewegungen bis hin zur Atmung ermöglichen. All das basiert auf den Kontraktionen der Muskelfasern. Doch das ist längst nicht alles – Muskeln können noch sehr viel mehr: Sie leisten einen wichtigen und bisher meist unterschätzten Beitrag für unsere Gesundheit!

Gerade in den letzten Jahren hat sich die Wissenschaft verstärkt mit der Muskulatur auseinandergesetzt und festgestellt, dass sie wie eine körpereigene »Drüse« Botenstoffe produziert. Diese sogenannten Myokine geben unsere Muskeln in den Körper ab, damit die Heilstoffe ihre Wirkung entfalten können. Daher sind unsere Muskeln sehr viel mehr als nur ein Bewegungsorgan und können mit Fug und Recht als eigenständiges »endokrines Organ« (endokrin = nach innen abgebend) bezeichnet werden.

In vielen Laboren weltweit werden diese Substanzen heute erforscht, denn von ihnen verspricht man sich nicht nur neue Wege bei der Behandlung von Krankheiten, sondern Grundstoffe für neue Medikamente – und damit neben Heilung auch gutes Geld. Mittlerweile wurden Zytokine – sie beeinflussen unser Immunsystem – und andere Peptide, also Eiweißstoffe, entdeckt, die von unseren Muskelfasern produziert, ausgeschüttet und weitergeleitet werden. Außerdem hat man herausgefunden, dass sie den Ort ihres Wirkens auf unterschiedliche Art und Weise erreichen:

- **Endokrin** gelangen sie über die Blutbahn in den Organismus und wirken weit entfernt. (Die Wirkung von IL-6 gegen Krebszellen ist ein gutes Beispiel dafür: Seite 193.)
- **Parakrin** werden sie direkt vor Ort (lokal) in den Zwischenzellraum von Geweben abgegeben, in das sogenannte Interstitium.
- **Autokrin** werden sie – als Sonderform der parakrinen Sekretion – ebenfalls direkt ins Interstitium des Nachbargewebes beziehungsweise der Nachbarzellen ausgeschüttet, wirken aber vor allem auf die ausschüttende Zelle zurück.

Diese Unterscheidung der Signalwege bei den Myokinen zeigt, dass die Muskeln mit anderen Organen wie beispielsweise dem Fettgewebe, der Leber, der Bauchspeicheldrüse, den Knochen und dem Gehirn kommunizieren und dort Veränderungen auslösen können. Genau das erklärt auch, warum körperliche Aktivität und vor allem das Training der Muskulatur unsere Gesundheit positiv beeinflussen.

Immer noch voller
GEHEIMNISSE und RÄTSEL

Trotz aller naturwissenschaftlichen Studien haben wir unseren Körper längst nicht vollständig verstanden. Es gibt noch viel zu entdecken, und auch bei den Myokinen steckt die Wissenschaft noch in den Kinderschuhen: Forscher gehen davon aus, dass es vermutlich etwa 3000 unterschiedliche Myokine gibt. Bekannt sind aktuell »nur« rund 600, und die sind keinesfalls bis ins Detail untersucht, sondern geben manches Rätsel auf. Kein Wunder: Wir kennen diese bioaktiven Substanzen der Muskulatur gar nicht so lange.

Erst 2007 beschrieb die dänische Forscherin Prof. Bente Klarlund Pedersen vom Rigshospitalet an der Universität Kopenhagen (Dänemark) erstmalig körpereigene Botenstoffe, die Hormonen ähneln, vom Muskel fast ausschließlich bei aktiver Bewegung ausgeschüttet werden und im Körper bestimmte Reaktionen auslösen. Sie nannte diese Botenstoffe »Myokine«, abgeleitet von den griechischen Begriffen »mys« für Muskel und »kinema« für Bewegung. Diese Entdeckung war bahnbrechend für die Wissenschaft, denn damit konnte belegt werden, dass der Muskel quasi wie ein endokrines Organ im Körper funktioniert und dadurch außerordentlich viele Stoffwechselprozesse im Körper beeinflusst. Das stellte alte Theorien auf den Kopf, denn so war der Muskel bisher noch nie betrachtet worden. Heute, nach fast zwei Jahrzehnten weiterer Forschung auf diesem Gebiet, wissen wir, dass Myokine unendlich wichtig sind für die Gesundheit und für unseren gesamten Organismus. Bente Pedersen brachte es auf den Punkt: »Muskeln sind eben nicht nur zum Laufen oder Stehen da, sie unterhalten sich mit anderen Organen.«

So wirken Myokine

Die Botenstoffe der Muskulatur können vielfältige Aufgaben erfüllen und dabei auf mehrere Organe gleichzeitig wirken. Insgesamt kann man die positiven Eigenschaften der Myokine nach heutigem Kenntnisstand folgendermaßen zusammenfassen:

- Sie wirken bei der Bildung neuer Abwehrzellen für das Immunsystem mit.
- Sie bekämpfen und regulieren Entzündungen.
- Sie hemmen zahlreiche Erkrankungen, chronische wie Diabetes und darunter auch neurodegenerative wie Parkinson.
- Sie bauen Muskelsubstanz auf und aktivieren darüber den Stoffwechsel.
- Sie fördern die Neubildung von Blutgefäßen und erhalten die Elastizität der Gefäßwände.
- Sie stimulieren und aktivieren den Fettstoffwechsel und erhöhen dadurch den Energieverbrauch des Körpers.
- Sie fördern die Insulinsensitivität der Körperzellen und verhindern beziehungsweise minimieren so das Risiko, an Diabetes oder Adipositas zu erkranken.
- Sie optimieren das Erinnerungsvermögen und die Lernfähigkeit.
- Sie schützen vor psychischen Verstimmungen und sogar vor Depression.
- Sie stimulieren die Neubildung von Knochensubstanz und verhindern somit Osteoporose.
- Sie wirken präventiv gegen einige Krebsformen wie Brust-, Darm-, Prostata-, Pankreas- und Leberkrebs.

- Sie reduzieren die Folgen einer Chemotherapie, beispielsweise Fatigue.

In den nächsten Jahren werden sicher noch weitere positive Effekte dieser winzigen Botenstoffe entdeckt und erforscht werden.

Myokine gehören biochemisch gesehen zur Gruppe der sogenannten Interleukine (Botenstoffe des Immunsystems), die wiederum den Peptidhormonen (fettunlösliche Hormone mit einer Eiweißstruktur aus Aminosäuren) zuzuordnen sind. Ähnlich wie die Fettzellen, deren Aktivität bereits einige Jahre früher erkannt wurde, sind auch die Muskelzellen kleine aktive Organe mit vielen Einflüssen auf den gesamten Organismus. Dazu passt, dass es auch Mischformen gibt, sogenannte Adipomyokine. Sie entstehen nicht nur aus Muskelzellen, sondern auch aus den Fettzellen. IL-6, TNF-α (= Tumornekrosefaktor-alpha) oder Myostatin gehören dazu.

Prof. Jürgen Eckel beschreibt dies sehr umfassend und interessant in seinem Buch *The Cellular Secretome and Organ Crosstalk* (2018). In der Forschung bleibt es auch weiterhin spannend, besonders wenn der Muskel näher analysiert und in den Mittelpunkt der Forschung gestellt wird.

Myokin oder nicht? Begriffsklärung gar nicht so einfach

Die Skelettmuskeln und das weiße Fettgewebe sind die größten endokrinen Organe im menschlichen Körper, und beide sondern zahlreiche bioaktive Moleküle ab, was Fachleute als »sekretieren« bezeichnen. Obwohl Muskelstoffe schon einige Jahre erforscht werden, gibt es immer noch keine hundertprozentige Klarheit, wann und wie der Begriff Myokin überhaupt angewendet werden sollte. Prof. Sven Görgens und seine Arbeitsgruppe vom Deutschen Diabetes-Zentrum der Universität Düsseldorf schlugen deswegen bereits 2015 vor, dass der Ausdruck Myokine beschränkt bleiben solle auf Proteine oder Moleküle, die von den sogenannten Myozyten (Muskelzellen) sekretiert werden. Der Begriff »Adipokine« dagegen solle ausschließlich für Proteine und Moleküle verwendet werden, die von Adipozyten (Fettzellen) ausgeschieden werden.

Heute jedoch wissen wir, dass zahlreiche Myokine auch von den Adipozyten produziert werden. Genau deshalb sollten wir diese Botenstoffe vielleicht zukünftig besser und exakter »Adipomyokine« nennen. Viele dieser Substanzen, egal, ob sie von den Muskeln oder vom Fettgewebe produziert werden, werden durch Muskelaktivität stimuliert und aktiviert. Insofern ist es sehr wahrscheinlich, dass die Adipomyokine eine bedeutsame Rolle bei den gesundheitlichen Effekten von körperlicher Aktivität und Training einnehmen und daher auch ein hohes Potenzial besitzen, um gegen viele chronische Erkrankungen zu wirken.

Vielleicht ist es daher sogar besser und wissenschaftlich klarer, wenn wir in Zukunft von drei Gruppen an Proteinen und Molekülen reden:

- Myokine
- Adipokine und
- Adipomyokine.

Die Forschung der nächsten Jahre wird den richtigen Weg zeigen. Jedenfalls bin ich an dieser Stelle bereits sicher, dass, egal von welcher Form der Moleküle wir sprechen, die meisten dieser bioaktiven Stoffe durch körperliche Aktivität, Bewegung und Sport angeregt werden. Darin liegt für mich der Schlüssel, um in der Zukunft zahlreiche Erkrankungen präventiv zu verhindern oder therapeutisch zu behandeln.

Bitte beachten Sie: *Da ich in diesem Buch primär die Skelettmuskulatur im Blick habe, werde ich – vielleicht manchmal etwas undifferenziert – immer nur von Myokinen reden, wenngleich es vielleicht auch Mischformen sein könnten.*

OHNE BEWEGUNG
keine Myokine

Schon lange hatten Wissenschaftler vermutet, dass Muskeln mehr sind als nur reine »Bewegungsorgane« und dass es eine Verbindung zwischen Effekten im Körper und der Muskelaktivität geben müsste, doch beweisen konnte es erst die dänische Medizinerin. Besonders problematisch war es bis dahin, den Kommunikationsweg der muskulären Botenstoffe nachzuweisen. Heute wissen wir durch viele Studien, dass Myokine – je nach Art – entweder ausschließlich oder vermehrt bei (intensiver) Beanspruchung der Muskulatur ausgeschüttet werden – ganz besonders während eines Trainings. Deswegen hängt die Menge der sekretierten Myokine immer von der vorhandenen Muskelmasse ab. *Mehr Muskelmasse heißt also gleichzeitig auch, dass bei Bewegung mehr positive Myokine ausgeschüttet werden!* Aber auch jegliche andere *aktive* Muskelarbeit trägt, wenn auch eingeschränkter, zu diesem Aktivierungsprozess bei. Aktuell wird vermutet, dass Ausdauertraining andere Myokine oder Botenstoffe freisetzt als Muskeltraining. Allerdings sind die spezifischen Zusammenhänge noch nicht vollständig geklärt.

Schon vor Bente Pedersens Entdeckung hatten Ärzte ihren Patienten bei verschiedenen Erkrankungen Bewegung verordnet, weil sie aus Erfahrung wussten, dass sie hilft. Dieses Erfahrungswissen hat seit 2007 eine wissenschaftliche Basis und Bestätigung: Bei Bewegung schütten die Muskeln unterschiedliche Myokine aus, die ihren Weg zu den Organen finden, wo sie weitere endokrine Effekte auslösen und stimulieren. Da die Skelettmuskulatur zwischen 40 und 65 Prozent unserer Körpermasse ausmacht – je nachdem, wie gut wir sie trainiert haben –, ist sie das größte eigenständige Sekretionsorgan des menschlichen Organismus und beeinflusst über die Steuerung des Stoffwechsels unsere Gesundheit nachhaltig.

Die Forschung konnte inzwischen spezielle Myokine identifizieren, die eine bedeutsame Rolle in einer biochemischen Kettenreaktion spielen, die sich direkt auf das Immunsystem des Menschen auswirkt, also auf die Abwehr- und Reparaturprozesse im Organismus. Die Heilstoffe der Muskeln hemmen Entzündungen, optimieren den Fettabbau und noch vieles mehr. Da wir noch nicht alle Muskelstoffe kennen, verstehen wir nur einen kleinen Teil ihrer Wirkungen. Zu den bisher am besten erforschten Myokinen zählen die Interleukine, darunter vor allem IL-6, IL-8 und IL-15, BDNF und Irisin so wie Myonectin und Follistatin, die Sie jetzt genauer kennenlernen werden.

IL-6 – DAS MYOKIN
der Gegensätze

Ganz verschiedene, manchmal sogar gegenläufige Mechanismen bringt Interleukin-6 (IL-6) mit. Eigentlich ist es als Zytokin ein Stoff, der Entzündungen fördert, und deswegen wird es auch in der Literatur häufig proinflammatorisches, also entzündungsförderndes, Zytokin genannt. Es kann sogar die Blut-Hirn-Schranke passieren und dabei die Prostaglandin-E_2-Synthese stimulieren. Daraus entsteht dann schließlich Fieber als recht typische Reaktion des Immunsystems auf eine Infektion. Diesem Interleukin sagt man auch eine beträchtliche Wirkung bei der Entstehung einer Muskelatrophie (siehe Seite 84) im Rahmen einer chronischen Erkrankung nach. Muskeln schwinden also, weil Interleukin-6 entsprechende Prozesse im Körper fördert.

Besonders bei Patienten mit Diabetes Typ 2 sowie bei vielen kardiovaskulären Erkrankungen wie dem metabolischen Syndrom ist IL-6 im Blut deutlich erhöht. Das zeigt, dass diese Erkrankungen mit einer stummen, also unbemerkten, Entzündung einhergehen, auch bekannt unter dem Begriff »silent inflammation«. Menschen mit den typischen zivilisationsbedingten Erkrankungen haben in der Regel nachweisbar deutlich erhöhte IL-6-Konzentrationen im Blut.

Neben dieser »bösen«, schädlichen Seite hat IL-6 aber auch eine »gute«, gesundheitsfördernde Seite. Welche Seite der Interleukin-Medaille wir zu spüren bekommen, hängt vermutlich von der Verweildauer und dem Zeitpunkt der Ausschüttung ins Blut ab und dabei ganz wesentlich von einem Faktor: der Bewegung!

In Ruhe wirkt sich IL-6 negativ aus, nämlich entzündungsfördernd. Dagegen nutzt es unser Organismus während körper-

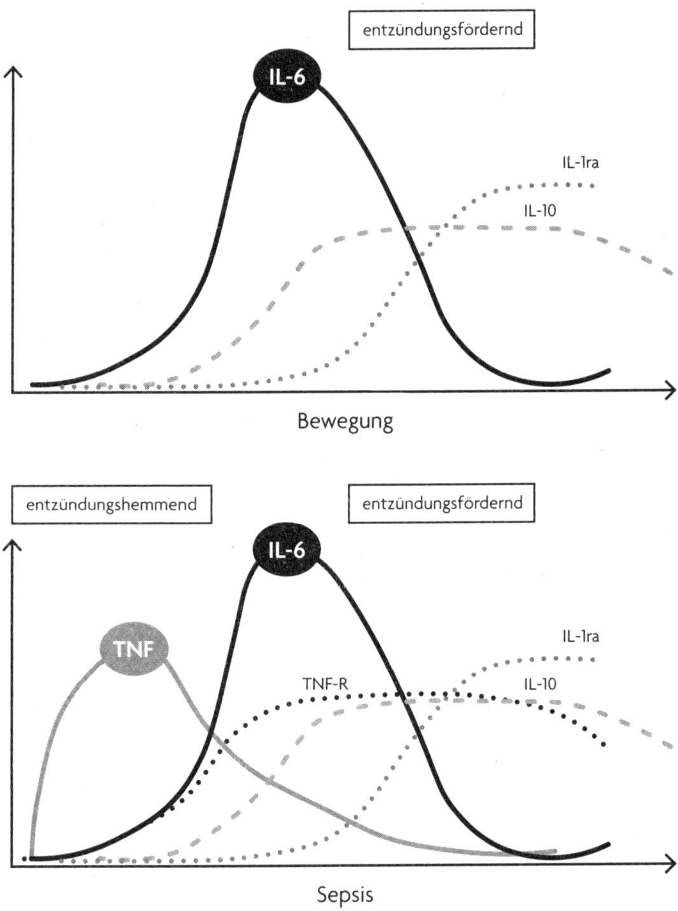

Aktivitäten von Zytokinen während der Muskelarbeit im Vergleich zu einer akuten Entzündung (Sepsis; vgl. Pedersen 2009)

licher Aktivität stark positiv, und zwar entzündungshemmend. Zum Glück, denn beim Ausdauertraining steigt die Konzentration von IL-6 im Blut in kürzester Zeit während der Aktivität um das Hundertfache an. Wie rasant IL-6 bei körperlicher Aktivität ansteigt, zeigt die Abbildung links. Dieser Anstieg wird aber nicht wie bei einer Entzündung (zweites Bild) von erhöhten TNF-α-Werten begleitet. Diese erhöhen sich nur während einer akuten Sepsis schnell und markant.

Die Ausschüttung von IL-6 ist aber nicht nur allein von der Form und der Intensität der Aktivität abhängig, sondern auch direkt von der Menge des Glykogens im Muskel (siehe Seite 116). Je kleiner der Glykogenspeicher in den Muskeln wird, umso mehr IL-6 wird ausgeschüttet. Dieses Myokin wirkt also direkt als Energiesensor, damit dem Muskel während der Arbeit genug Energie bereitgestellt werden kann. Als Folge der hohen IL-6-Ausschüttung werden die Fettsäureoxidation und die Glukoneogenese in der Leber angekurbelt. Parallel wird nachhaltig die Insulinsensitivität der Zelle verbessert, damit die arbeitende Muskulatur immer genügend Nährstoffe erhält. Gleichzeitig fördert IL-6 auch die Insulinproduktion der Betazellen in der Bauchspeicheldrüse, und das stimuliert die Insulinsekretion insgesamt. Interleukin-6 nimmt also direkten Einfluss auf den gesamten Metabolismus und verhindert oder verlangsamt eine mit zunehmendem Alter häufig auftretende Verschlechterung des Fett- und Zuckerstoffwechsels.

Diese Vorgänge im Organismus erklären auch, warum ein Training unter Nahrungskarenz, also nüchtern, so gesundheitsfördernd ist.

Wirkung von IL-6 auf den Metabolismus

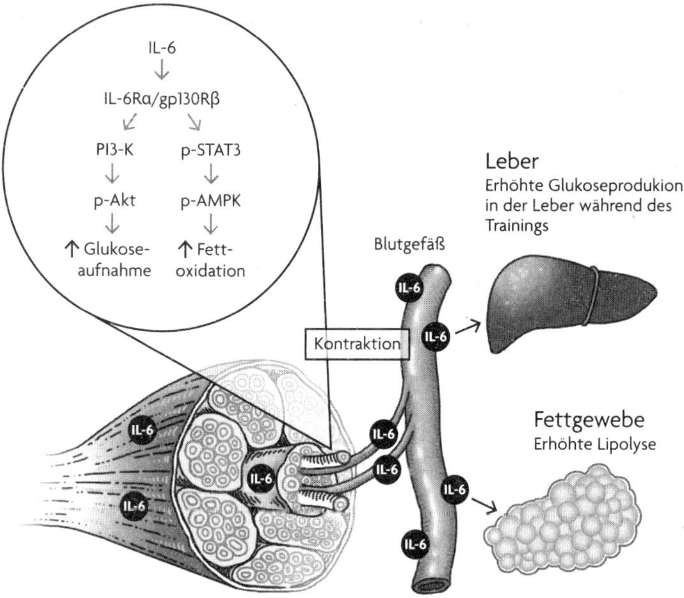

(in Anlehnung an Pedersen 2009)

Wie die Abbildung zeigt, werden durch die Muskelaktivität Myokine in den Blutkreislauf ausgeschüttet. Dabei produzieren beide Muskelfasertypen, Typ I und Typ II, das Myokin IL-6. Es übt zunächst lokal seinen Effekt in der Muskulatur durch Aktivierung von AMPK (siehe Seite 50) aus und wirkt dann nach Überführung in den Blutkreislauf »hormonähnlich« an den verschiedenen Organen. Speziell in der Muskulatur agiert IL-6 in autokriner oder parakriner Form und aktiviert die AMP-Kinase sowie die Glukoseaufnahme und die Fettoxidation. IL-6 kurbelt aber gleichzeitig auch die Glukoseproduktion in der Leber und die Lipolyse im Fettgewebe während der körperlichen Aktivität an.

IL-6 gegen Krebs

Neben IL-15 und BDNF ist Interleukin-6 eines von drei Myokinen, von denen man aktuell weiß, dass sie direkt gegen bestimmte Krebsarten wirken. Dabei arbeitet IL-6 mit Adrenalin, dem bekannten Aktivierungshormon aus dem Nebennierenmark, sowie speziellen Nervenzellen zusammen: Adrenalin stimuliert das Immunsystem zur Bildung von natürlichen Killerzellen, die entartete Zellen oder einen Tumor direkt angreifen. Aber erst IL-6 dirigiert die Killerzellen zum Tumor und bewirkt dort, dass sie das entartete Gewebe angreifen und zerstören.

Besonders bei Brust-, Darm- oder Prostatakrebs scheint dieses Myokin von großer Bedeutung für Prävention und Therapie zu sein. Wissenschaftliche Untersuchungen zeigen: Frauen, die regelmäßig Sport treiben, reduzieren ihr Risiko, an Brustkrebs zu erkranken, um mehr als 30 Prozent. Dafür müssen sie nur regelmäßig etwa dreimal pro Woche 60 Minuten ihre Ausdauer trainieren. 2018 publizierten Prof. Pernille Hojman und ihr Team umfassende Studien, die demonstrieren, dass eine durch Bewegung herbeigeführte Ausschüttung von Myokinen das Wachstum von Krebszellen bei trainierenden Mäusen minimierte.

Eine Studie der Universität Erlangen aus dem Jahr 2020 von Dr. Raphaela Schwappacher zeigt eindrucksvoll, dass regelmäßige Bewegung und auch gezieltes Training das Krebsrisiko deutlich reduzieren, weil entsprechende Myokine wie IL-6 die Entstehung von Krebszellen hemmen. Auch Krebspatienten im Frühstadium profitieren vom Training, weil das Wachstum und die Existenz von Karzinomzellen durch die körperliche Aktivität massiv gestört werden. Die Forschergruppe konnte außerdem darlegen, dass selbst bei Patientinnen mit einer fortgeschrittenen Krebserkrankung nach einem zwölfwöchigen Trainingsprogramm die

Vermehrung von Karzinomzellen gehemmt und deren Apoptose (Zelltod) ausgelöst wird. Krebspatienten scheinen also in jedem Stadium von körperlichem Training zu profitieren, weil Myokine dann ihre heilende Wirkung entfalten.

Doch wie kann ein Tumor direkt beeinflusst werden, wenn die Muskulatur häufig relativ weit vom Ort der Krebszellen entfernt ist? Die Antwort ist einfach: Das geschieht über das Blut. Dort verändern und erhöhen die körperliche Belastung und die Muskelarbeit die Konzentration von Myokinen und anderen Metaboliten so, dass sie mit dem Blut alle Körperregionen erreichen und ihre Funktionen erfüllen können.

Ganz konkret konnten Prof. Kévin Contrepois von der Stanford University in Kalifornien und sein Team im Jahr 2020 mithilfe von DNA-Methoden und der neuesten Massenspektrometrie zeigen, dass eine Trainingseinheit die Konzentrationen von mehr als 10 000 Molekülen, Metaboliten (Stoffwechselprodukten), Proteinen sowie RNA (Ribonukleinsäure) im Blut verändert. Außerdem verändert sich nach einer körperlichen Belastung die Anzahl von Zellen, besonders die Menge unserer Immunzellen. Das durch die körperliche Belastung veränderte Blut durchströmt dann auch den Tumor und kann ihn »unschädlich« machen.

Klar ist mittlerweile, dass das Serum von gesunden oder an Brustkrebs im Frühstadium erkrankten Frauen die Tumorzellen nach aktiver Bewegung stark hemmt. Auch bei Überlebenden einer Darmkrebserkrankung verringerte sich nach akuter Bewegung und Muskelarbeit die Proliferation, also das Wachstum und die Vermehrung, von Krebszellen deutlich, wie die Universität Erlangen 2020 schrieb. Die Forschenden dort führten dies neben dem Einfluss von IL-6 vor allem auf den Einfluss weiterer Myokine wie Irisin (siehe Seite 199) oder auch Osteonektin zurück.

Schwappacher und ihr Team gingen 2020 sogar noch einen Schritt weiter und stimulierten im Labor Prostata-Krebszellen mit dem Serum von trainierten und von untrainierten Testpersonen. Bereits kurz nach der Behandlung mit dem jeweiligen Serum konnten die Forschenden beobachten, dass durch das Serum der trainierten Probanden die Proliferation der Tumorzellen stark gehemmt und die Apoptose der Zellen angeregt wurde. Weitere Studien unterstützten dieses Ergebnis und kamen zu einem eindeutigen Schluss: Mechanismen, die durch ein gezieltes Muskeltraining aktiviert werden, sind für die antitumoralen Effekte auf Krebszellen verantwortlich.

Dabei werden von der Muskulatur zum einen vor allem die Myokine IL-6, IL-15 und BDNF (siehe Seite 201) direkt ausgeschüttet, die eine besondere Rolle bei der Tumorbekämpfung zu spielen scheinen. Zum anderen löst die muskuläre Belastung genetische Prozesse in den Krebszellen aus: Sie verändert signifikant die Ausprägung von Genen, die wesentlich für den Zellzyklus sind oder auch Wachstumssignale vermitteln. Es konnte sogar eine gesteigerte Aktivität von Apoptosevermittlern in den Zellen beobachtet werden. Das deutet insgesamt auf eine Verbindung zwischen Muskelarbeit und -stimulation sowie dem Einleiten eines vorzeitigen Zelltods von Tumorzellen hin. All dies wurde mithilfe einer Analyse von 730 krebsassoziierten Genen in Prostatakrebszellen gezeigt.

Die Studien lassen nur einen Schluss zu: Muskeltraining ist eine herausragende Therapie, um Krebszellen zu zerstören oder sie erst gar nicht entstehen zu lassen! Das aktive Beanspruchen der Muskulatur wirkt als Prävention und Rehabilitation.

Ebenfalls sehr gut bewiesen ist mittlerweile die hemmende Wirkung von IL-6 auf die Produktion von TNF-α. Dieser multifunktionale Signalstoff des Immunsystems aus der Gruppe der sogenannten Zytokine spielt bei starker Abmagerung (Kachexie, Seite 197) von Krebspatienten sowie bei lokalen und systematischen Entzündungsreaktionen im Körper eine große Rolle.

Nicht ganz so populär: IL-8

Auch Interleukin-8 zählt zur Gruppe der Entzündungsmediatoren, also zu den Botenstoffen, die Entzündungen steuern. Es wird aber im Gegensatz zum IL-6 nur in geringeren Mengen ausgeschüttet und wirkt daher eher lokal. Bekannt und nachgewiesen ist der direkte förderliche Einfluss von IL-8 auf den Energiestoffwechsel, die Wundheilung sowie die Bildung und Neubildung von Blutgefäßen.

IL-15 – DER KRAFTPROTZ

unter den Myokinen

Auch das Interleukin-15 gehört zu den Myokinen, die Bente Pedersen direkt zu Beginn ihrer Entdeckung der Muskelheilstoffe beschrieben hat. Es zählt ebenfalls zu den Zytokinen und wird speziell beim Muskeltraining ausgeschüttet. Vermutlich stellt es das in höchster Konzentration auftretende Myokin der Skelettmuskulatur dar. Es ist jedoch so vielfältig wie ein Chamäleon und in seiner Wirkung viel schwieriger einzuordnen als IL-6.

Bei IL-15 finden sich eine ganze Reihe verschiedener sogenannter Isomere. Dabei handelt es sich vorrangig um chemische Komplexverbindungen, die sich durch unterschiedliche Strukturformeln beschreiben lassen, aber auch um physikalische Verbindungen. Aus den verschiedenen chemischen Strukturen des IL-15 ergeben sich die mannigfachen Wirkmechanismen, die seine Einordung so schwierig machen.

In ersten Studien reagierte das Myokin nämlich kaum auf Ausdauertraining: Weder stieg die Konzentration seiner mRNA (= messenger-RNA, Boten-Ribonukleinsäure) in der Muskelzelle noch im Plasma an. Beim Krafttraining hingegen wird dieses Myokin stark stimuliert, was besonders zum Anstieg von Muskelmasse führt. Zu Beginn wurde dem IL-15 also ausschließlich eine anabole Wirkung zugesprochen. Jedoch zeigten neuere und bessere Testverfahren, dass bei körperlicher Aktivität immer ein IL-15-Anstieg direkt im Muskel stattfindet, und zwar auch beim Ausdauertraining. Dieser Anstieg führt zu einer verstärkten Glukoseaufnahme und einer besseren Fettsäureoxidation bei aktiven Muskeln. Besonders gut scheint sich dieser Effekt auf die Reduktion des »gefährlichen« und hormonaktiven viszeralen Fetts auszuwirken. Es hilft also beim Abbau von Fettgewebe sowie bei der für die Energiebereitstellung so wichtigen Lipolyse und übt dementsprechend direkte und indirekte Effekte auf den Stoffwechsel aus. Auch in der Leber zeigt sich der Einfluss von IL-15, denn der Leberstoffwechsel wird durch aktive Muskelarbeit und die dabei stattfindende erhöhte IL-15-Ausschüttung stimuliert und die Fetteinlagerung dort lokal reduziert.

Vor allem aber ist IL-15 ein dominantes Schlüssel-Interleukin für die Arbeit des Immunsystems, weil es sehr stark an der Bildung der T-Killerzellen beteiligt ist. Zudem spielt es eine ganz besondere Rolle bei der Heilung von Wunden.

Insgesamt gilt IL-15 heute auch als Waffe gegen Kachexie – das ist eine krankhafte starke Abmagerung mit Schwäche und Kraftverlust – bei zahlreichen Erkrankungen wie bei der Lungenerkrankung COPD und insbesondere bei Tumoren. Genau deswegen empfiehlt es sich, in der Therapie dieser Patienten zunehmend die Stärken von IL-15 zu nutzen, indem regelmäßig Ausdauer und Kraft trainiert werden.

Da dieses Zytokin so multipotent ist, sprechen Wissenschaftler heute bereits davon, sein enormes therapeutisches Potenzial für die unterschiedlichsten (chronisch entzündlichen) Erkrankungen einzusetzen und zu nutzen. Forscher wie Dr. Manoj Patidar von der Nirma University in Ahmedabad, Indien, sehen seit ihren umfassenden Experimenten aus dem Jahr 2016 in dem gezielten Einsatz von IL-15 in der Zukunft ein riesiges, aber noch nicht ausgeschöpftes Potenzial zur Bekämpfung zahlreicher Krankheiten. Bisher (Stand: Anfang 2023) konnten keine entsprechenden Medikamente entwickelt werden.

Mit Muskeltraining als gezielte Therapie gegen Erkrankungen

Mit Blick auf die vielversprechenden Ergebnisse der Forschung wird sich aktive Muskelarbeit hoffentlich bald zu einer der wichtigsten therapeutischen Maßnahmen bei zahlreichen Krankheiten entwickeln und etablieren. Vielen Erkrankungen wird nämlich durch die Myokine offensichtlich die Grundlage entzogen: das viszerale Fett. Es löst im Körper massive hormonelle Veränderungen aus und fördert entzündliche Reaktionen stark. Erhöhte körperliche Aktivität reduziert daher direkt und indirekt systemische Entzündungsreaktionen und hat so einen bedeutsamen Einfluss auf diverse chronische Erkrankungen. Speziell diskutieren Wissenschaftler Erkrankungen wie Diabetes, Arteriosklerose, neurodegenerative Erkrankungen wie Alzheimer und Demenz sowie auch Krebs. Patienten können allein durch ein Plus an Bewegung und gezieltes Muskeltraining und die durch die Myokine in Gang gesetzte »positive« Kaskade ihren Gesundheitszustand nachhaltig verbessern – präventiv und kurativ, also vorsorgend und heilend.

IRISIN – der HOFFNUNGSTRÄGER für ÜBERGEWICHTIGE

Auch Irisin gehört zu den Alleskönner-Myokinen. Besonders interessant ist es aber, weil es bei Erwachsenen das so ungeliebte weiße Fettgewebe, das Speicherfett, über einen speziellen Signalweg während der körperlichen Aktivität in ungefährliches und gut nutzbares braunes Fettgewebe umwandeln kann. Diese Erkenntnis wurde bereits 2012 in der Zeitschrift *Nature* veröffentlicht und ist seitdem Gegenstand intensiver Forschung vor allem auch der Pharmaindustrie. Sie erhofft sich von Irisin einen therapeutischen Lösungsansatz, um gegen die vielfältigen Stoffwechselerkrankungen und ganz besonders gegen Adipositas oder das so weit verbreitete metabolische Syndrom wirksame Medikamente zu entwickeln.

Für stark Übergewichtige könnte Irisin tatsächlich zumindest theoretisch die Rettung sein, denn das Myokin verbessert außerdem die Oxidation von Fettsäuren und auch den Zuckerstoffwechsel über den sogenannten AMPK-Signalweg (siehe Seite 261). Das ist besonders bei Diabetikern vom Typ 2 in der Therapie ein wichtiger Lösungsansatz. Aber auch Krebspatienten profitieren von Irisin, denn ebenfalls über den AMPK- und auch über den mTOR-Signalweg (siehe Seite 50) hemmt es direkt das Zellwachstum von Pankreastumorzellen.

Irisin kann aber noch viel mehr: Es fördert das Knochenwachstum und den Erhalt der Knochenfestigkeit, indem es die Arbeit der knochenabbauenden Zellen hemmt oder zumindest begrenzt. Eine Vorstufe des Irisins, das Myokin FNDC5 (Fibronectin Type III Domain Containing 5), minimiert den Knorpelabbau, erhält die Knochenfestigkeit und wirkt so arthrotischen

Veränderungen entgegen. Das veröffentlichte Prof. Feng-Sheng Wang mit seinem Team 2021 in einer Studie. Sie sahen die Ursache dafür im Stoffwechsel der Mitochondrien, der in den jeweiligen Knorpel- und Knochenstrukturen umprogrammiert wird und dadurch deren Festigkeit nachhaltig fördert. Die Forschenden sprachen sogar davon, dass eine bewegungsabhängige Ausschüttung dieses Myokins langfristig und nachhaltig die Alterungsprozesse von knöchernen Strukturen deutlich verlangsamt.

Erst 2019 wurde in der Zeitschrift *Nature Medicine* eine Untersuchung veröffentlicht, die dem Myokin sogar eine Erhaltung der synaptischen Plastizität (das ist die große Variabilität der Anpassung und Veränderung der Synapsen, also der Verbindungen zwischen den Nervenzellen) von alzheimergeschädigten Nervenzellen zuspricht.

Gerade Ausdauertraining lässt die Ausschüttung und Produktion von Irisin während der körperlichen Aktivität stark ansteigen. Dies geschieht in direkter Abhängigkeit von PGC-1α (Peroxisome proliferator-activated Receptor gamma Coactivator 1-alpha), der als Transkriptionsfaktor (Transkription ist die Umschreibung der DNA zu mRNA) in einem bewegten Muskel eine wichtige Rolle spielt. Anschließend wird das Irisin durch FNDC5 abgespalten und dann ins Blut abgegeben.

Inzwischen wissen wir, dass auch das Muskelzittern bei Kälte zu einem Anstieg der Irisinkonzentration im Blut führt. Das wiederum zeigt, wie umfassend die Einflüsse der Muskulatur im Körper sind. Genau diese »Multipotenz« macht es jedoch schwierig für die Pharmaindustrie, Arzneien mit Irisin zu entwickeln, die gezielt nur gegen einzelne oder wenige Symptome wirken: Daher ist der anfängliche Hype um Irisin als potentes Heilmittel abgeflaut. Studien widersprechen sich hinsichtlich der Aktivierung des Irisins, und es ist immer noch nicht geklärt, wie genau beispielsweise Kälte, Alter oder auch der Fitnesszustand die Produktion von Irisin verändern. Aber aus allen Studien geht klar hervor: Irisin übt auf vielfältige Funktionen positive Wirkungen aus und wird durch Muskelarbeit vermehrt in den Organismus ausgeschüttet.

BDNF – lässt schnelle kräftige Muskelfasern wachsen

Der Botenstoff »Brain-derived neurotrophic factor«, kurz BDNF, beeinflusst zum einen direkt das Nervenwachstum und fördert zum anderen maßgeblich die Bildung der weißen kräftigen Muskelfasern vom Typ II. 2019 konnte eine Schweizer Forschergruppe um Prof. Christoph Handschin vom Biozentrum der Universität Basel zeigen, dass BDNF vom Muskel hergestellt wird und dabei die neuromuskulären Synapsen umformt, also die Nervenverbindungen zwischen Motoneuron und Muskeln. Das Myokin bewirkt dabei nicht nur, dass die weißen Fasern kräftiger werden, sondern auch, dass die roten ausdauernden Typ-I-Fasern abgebaut und damit weniger werden. Es kommt also zu einem sogenannten Muskelfaserswitch (siehe Seite 46), bei dem sich die Gestalt (Morphologie) des Muskels hin zu mehr FT-Fasern verändert.

Die Forschenden haben dazu diesen hormonähnlichen Botenstoff aus der Familie der Myokine im Mausmodell untersucht. Myokine werden wie bereits beschrieben vom Muskel nur bei seiner Kontraktion und bei aktiver Arbeit ausgeschüttet. Besonders bemerkenswert ist, dass BDNF vom Muskel direkt selbst gebildet wird und nicht nur von außen auf den Muskel und die Nerven einwirkt, sondern auch direkt im Innern des Muskels ansetzt. Es verändert die neuromuskulären Synapsen, also die Verbindungen zwischen Motoneuron und Muskel. Diese Transformation der neuromuskulären Synapsen durch Krafttraining hat zur Folge, dass der Organismus vermehrt weiße Muskelfasern aufbaut. Allerdings geht das auf Kosten der roten Fasern, deren Zahl und Querschnitt sich reduziert. »Genauer gesagt werden durch die Ausschüttung des BDNF die Ausdauermuskeln in Kraftmuskulatur umgewandelt«, so Handschin. Es wird also der Faserswitch ausgelöst, der Muskeln dauerhaft »umprogrammiert«. Damit wiesen die Schweizer Forscher erstmalig nach, dass BDNF als Myokin eigens vom Muskel hergestellt wird und direkt Einfluss auf die Muskelfaserzusammensetzung nimmt.

Dr. Julien Delezie, ebenfalls von der Universität Basel, bestätigte 2019 in einer großen Untersuchung, dass BDNF nicht nur die Differenzierung, die Plastizität und das Überleben von zentralen Neuronen positiv beeinflusst, sondern die gesamte Entwicklung des neuromuskulären Systems. Auch er stellte im Laborversuch mit trainierenden Mäusen fest, dass BDNF die Muskelfaserzusammensetzung insbesondere der Typ-II-Fasern shiften kann – und zwar von Typ IIa zu Typ IIx. Dagegen reduziert ein Mangel an BDNF das Volumen der motorischen Endplatten (siehe Seite 52). Als Folge reagieren die Muskeln langsamer und ermüden schneller. Im Gegensatz dazu fördert eine hohe Ausschüttung von BDNF das Genprogramm für schnelle Muskelfasern und erhöht die Anzahl der glykolytisch arbeitenden Typ-IIx-Fasern. Trainierte Muskeln sind dank BDNF also schneller und ermüden langsamer! Wichtig ist dies vor allem mit Blick auf die zunehmende Sturzneigung im Alter. Durch regelmäßiges Muskeltraining kann das Sturzrisiko von Senioren massiv reduziert werden – das wissen wir aus zahlreichen Stu-

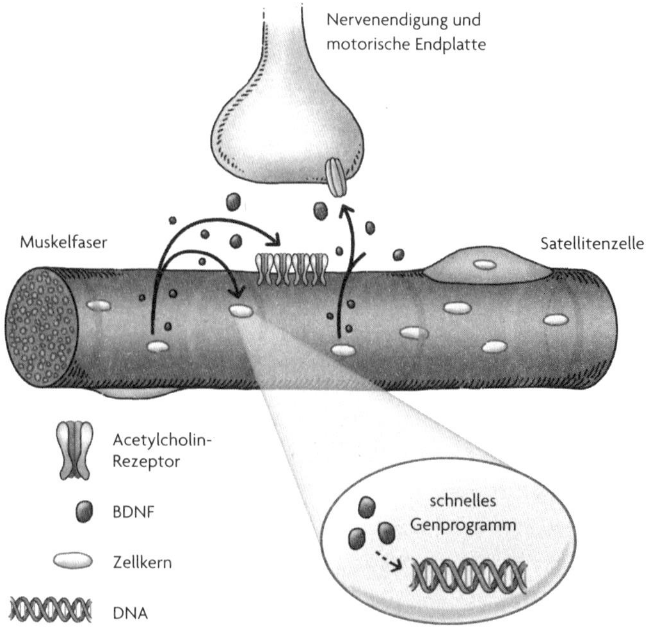

Wie die Signalübertragung von BDNF neurophysiologische Prozesse beeinflusst *(modifiziert nach Universität Basel 2019).*

dien. Jetzt kennen wir auch die Ursache: Verantwortlich ist vermutlich ein erhöhter BDNF-Spiegel durch die Muskelarbeit.

In einer weiteren Untersuchung zeigte das Team um Handschin, dass sich die Muskulatur stark abbaut und sich auch die Ausprägung der Sarkopenie (siehe Seite 139) im Altersverlauf massiv verstärkt, wenn nicht ausreichend BDNF im Muskel vorhanden ist. Das sind deutliche Hinweise darauf, dass sich Krafttraining mit intensiveren Belastungen im Alter lohnt, und man letztlich nur dadurch den fortschreitenden Muskelschwund aufhalten kann.

MYONECTIN –
gut für Herz und Stoffwechsel

Falls bei Ihnen bis jetzt der Eindruck entstanden sein sollte, dass Krafttraining viel wichtiger für eine gesundheitsfördernde Myokinausschüttung ist als Ausdauertraining, liegen Sie falsch: Für Wohlbefinden und eine gute Gesundheit müssen alle Muskeln regelmäßig und vielfältig bewegt werden, und daher sind beide Trainingsformen gleich wichtig. Den Beweis tritt (in diesem Buch stellvertretend) Myonectin (CTRP15) an – in der Literatur auch bekannt als Erythroferron. Dieser Muskelbotenstoff wird vor allem bei Ausdauerbeanspruchungen durch die langsamen, ausdauernden ST-Fasern ausgeschüttet, über das Blut im gesamten Körper bis hin zu den inneren Organen verteilt und leistet dann Erstaunliches.

Bei einem akut auftretenden Durchblutungsproblem am Herzen, etwa einem Herzinfarkt, begrenzt es die Auswirkungen und damit die Schäden am Herzmuskel! Das Myokin unterdrückt und hemmt den Zelluntergang und die entzündlichen Prozesse am Herzen, die sich aus der Schädigung ergeben. So wird das mögliche Problem eines sogenannten Reperfusionsschadens am Herzen unterdrückt. Dies ist eine recht heikle zusätzliche Gewebeschädigung in der bereits betroffenen Region, die zu weiteren massiven nachhaltigen Beeinträchtigungen führen kann. All das wissen wir erst, seit der japanische Forscher Prof. Naoya Otaka 2018 seine Studie dazu veröffentlichte.

Schon seit 2012 ist durch Prof. Marcus Seldin und sein Team von der Johns Hopkins University School of Medicine in Baltimore (USA) bekannt, dass Myonectin eine besondere Rolle im Fettstoffwechsel einnimmt: Es reduziert die Menge der freien

Fettsäuren im Blut und trägt dadurch zu einer deutlich besseren Fettstoffwechsellage mit einer optimierten Fettoxidation bei. Die Zellen sind unter dem Einfluss von Muskelarbeit mithilfe des Myokins deutlich eher bereit, die Fettsäuren aufzunehmen. Dadurch kann innerhalb des Organismus eine bessere Homöostase, also ein Gleichgewicht, des Fettstoffwechsels im Gewebe und besonders auch in der Leber hergestellt werden.

Das klappt jedoch nur bei ausreichender Ernährung, wie Laborversuche mit Mäusen zeigten. Bei Nahrungskarenz, etwa während längerer Fastenzeiten und bei Diäten, nimmt die Konzentration von Myonectin deutlich ab. Sie steigt jedoch rasch an, wenn der Organismus wieder ausreichend versorgt wird.

Auch eine neuere Studie aus dem Jahr 2019 von Prof. Hannah Little und ihrer Arbeitsgruppe an der Johns Hopkins University School of Medicine in Baltimore demonstriert den Einfluss von Myonectin auf den Fettstoffwechsel: Bei einem Laborversuch mit weiblichen Mäusen förderte ein niedriger Spiegel an Myonectin insbesondere Übergewicht, Adipositas und auch Insulinresistenz als Vorstufe von Diabetes Typ 2 dramatisch. Bei männlichen Mäusen führte es auch dazu, dass bei einem niedrigen Myonectinspiegel die freien Fettsäuren im Blut auffällig anstiegen. Die sportlichen Mäuse dagegen zeigten einen deutlich ausgeglicheneren Fettstoffwechsel, und vor allem war die unkontrollierte Speicherung von Fett im Organismus reduziert. Inaktive Mäuse zeigten also unverkennbare Zeichen von typischen »zivilisationsbedingten« Erkrankungen wie dem metabolischen Syndrom mit all seinen Auswirkungen auf den Stoffwechsel.

Wie wichtig die aktive Ausdauerbelastung dabei ist, wurde an den Mäusen ebenfalls deutlich: Jene Tiere, die sich täglich mindestens 30 Minuten über einen Zeitraum von zwei Wochen in einem Laufrad bewegten, konnten ihren Myonectinspiegel im Blutserum um mehr als 300 Prozent steigern im Vergleich zu einer inaktiven Kontrollgruppe. Für eine hohe Myonectinausschüttung gilt es daher auch für uns Menschen, im Training primär die langsamen roten Muskelfasern zu aktivieren. Das klappt mit Ausdauerbelastungen wie Joggen, Schwimmen, Rudern oder Radfahren und auch durch Muskeltraining im Kraftausdauerbereich mit höheren Wiederholungszahlen an Geräten oder auch mit dem eigenen Körpergewicht.

FOLLISTATIN – der Bodybuilder

In vielen Versuchen der vergangenen Jahre konnte gezeigt werden, dass durch einen Anstieg des Myokins Follistatin, auch FSTL genannt, das Muskelwachstum gefördert wird. Damit ist Follistatin der aktive und natürliche Antagonist zu Myostatin. Letzteres findet sich besonders bei inaktiven und immobilisierten Muskeln im Blut und sorgt für Muskelschwund. Durch Training steigt der Spiegel von Follistatin im Plasma rasch an und reguliert beziehungsweise hemmt die Myostatinausschüttung.

In wissenschaftlichen Untersuchungen wurde gezeigt, dass bei gesunden Menschen im Rahmen eines Trainings auf einem Fahrradergometer der Spiegel im Plasma um das Siebenfache anstieg. Forscher fanden heraus, dass dabei der Ursprung des Follistatins nicht unmittelbar in der Muskulatur liegt, sondern primär in der Leber. Auch dies ist wieder ein Beweis dafür, dass es eine direkte Verbindung zwischen der Muskulatur und den wichtigen Organen gibt wie in diesem Fall die Muskel-Leber-Achse.

Muskelabbau durch starke Ausdauerbelastung
Vor allem Ausdauersportler sollten wissen, dass extreme Ausdauerbelastungen wie ein Ultramarathon mit einem eklatanten Abfall von Follistatinen einhergehen. Entsprechend steigt parallel der Myostatinspiegel an und erhöht den Muskelabbau dieser Sportler drastisch.

Follistatin wirkt auch positiv mit beim Knochenaufbau, wie es die Wissenschaftlerin Prof. Marta Gomarasca und ihre Kollegen vom Istituto Ortopedico Galeazzi in Mailand im Journal *Advances in Clinical Chemistry* 2020 schrieben: Es fördert die Knochenmineralisation und dämmt gleichzeitig den pro-osteoporotischen Einfluss von Myostatin ein.

Knochen und Muskeln sind darauf angewiesen, zusammenzuspielen, und ihre Verbindung entsteht primär durch Muskelarbeit und die sich daraus ergebende mechanische Beanspruchung der Knochenstruktur, also die Belastung mit dem Körpergewicht beim Gehen und Laufen, Springen und Hüpfen. Der Muskel zieht bei Bewegung an den Knochen, übt also eine mechanische Last auf den Knochen aus, und regt dadurch den Metabolismus des Knochens an. Doch ist – entgegen früheren Annahmen – durch die Erhöhung des Follistatinspiegels bei einfacher Muskelarbeit ohne direkte mechanische Belastung (wie beim Schwimmen) ebenfalls eine positive Beeinflussung des Knochenstoffwechsels möglich, wie die Autoren aus Mailand zeigen.

Die Muskelarbeit ist also der primäre physiologische Stimulus für den Knochenstoffwechsel und speziell für den Knochenaufbau, nicht die mechanische Belastung. Dies geschieht durch die Produktion und Sekretion von Myokinen wie IL-6 oder Follistatin auch ohne den direkten Effekt von mechanischer Belastung.

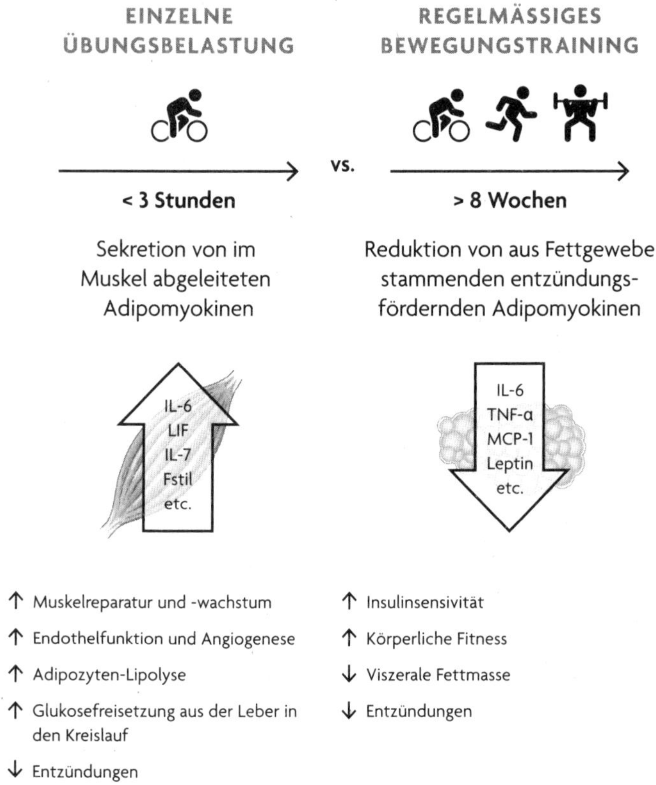

Effekte von akutem und langfristigem Training
(modifiziert nach Prof. Jürgen Eckel 2018)

DIE APOTHEKE
des aktiven Muskels

Wenn Sie sich die vielfältigen Wirkungen der Myokine ansehen und wodurch sie ausgelöst werden, dann wird Ihnen sicher klar, wie wichtig und unverzichtbar Bewegung und Training für uns Menschen sind. Wir besitzen sozusagen eine körpereigene Apotheke, die jederzeit griffbereit ist. Allerdings gibt diese Apotheke ihre Heilstoffe nur dann ab, wenn wir unsere Muskeln aktiv einsetzen. Nur der arbeitende Muskel kann seine vielfältigen Wirkungen entfalten! Die Myokine, die er dann ausschüttet, können ihre unmittelbar antientzündlichen Wirkungen nicht nur lokal, sondern auch systemisch, also überall im Organismus, entfalten. Außerdem wirken sie nicht nur gegen Infektionen, sondern gegen zahlreiche unterschiedliche Erkrankungen.

Dabei gibt es deutliche Unterschiede, wenn Sie nur gelegentlich oder regelmäßig Sport treiben, wie die Grafik auf Seite 209 zeigt. Wer nur ab und an trainiert, profitiert zumindest akut von den zahlreichen dabei ausgeschütteten Myokinen und ihrer Wirkung. IL-7, Decorin und LIF sind in die Regulation des Muskelwachstums eingebunden und spielen eine große Rolle bei der trainingsbezogenen Reparatur des Muskelgewebes. Die große Menge an IL-6 nach dem Training bringt die antientzündliche Wirkung mit und beeinflusst den Glukosestoffwechsel und die Fettoxidation positiv.

Doch erst langfristiges Training wirkt nachhaltig und reduziert deutlich die aus dem Fettgewebe ausgeschütteten entzündungsfördernden Zytokine. Außerdem verbessert es die Insulinsensitivität. Sport reduziert damit insbesondere das viszerale Fett – und zwar unabhängig von einer Gewichtsreduktion! Das

Übersicht über ausgewählte Myokine und ihre Wirkungen

Wirkungsort	Myokin	Wirkung
Bauchspeicheldrüse	IL-6	Förderung der GLP-1-Sekretion
Blutkreislauf	IL-8	Ausschüttung von VEGF und dadurch Förderung der Bildung von Blutgefäßen und bessere Kapillarisierung in den Muskeln
Brustdrüse	OSM	Hemmung des Wachstums von Mammakarzinomzellen
Fettgewebe, braun	IL-15	Förderung der Thermogenese und Fettoxidation
Fettgewebe, weiß	IL-6	Förderung der Lipolyse
Fettgewebe, weiß	FGF 21	Verbesserung der Glukoseaufnahme
Fettgewebe, weiß	Irisin, BAIBA, Metrnl	Steigerung der Thermogenese und Umwandlung des weißen und braunen Fettgewebes
Gastrointestinaltrakt	IL-6	Förderung der GLP-1-Sekretion
Gastrointestinaltrakt	SPARC	Hemmung einer Tumorentwicklung
Gehirn	Irisin	BDNF – Expression für Gedächtnis und Lernprozesse
Herzmuskel	Myonectin	reduziert die Gefahr von Muskelschädigung
Herzmuskel	FSTL-1	herzschützender Effekt
Knochen	CNTF	Hemmung der Osteoblasten (abbauende Knochenzellen) und damit Stärkung der Knochensubstanz
Knochen und Knorpel	FNDC5	fördert den Knochen- und Knorpelstoffwechsel

Wirkungsort	Myokin	Wirkung
Leber	Myonectin	reduziert Überlastung durch Fettspeicherung
Leber	IL-13	Schonung der Leber bei der Glukosebereitstellung und Verbesserung der Glukoseaufnahme
Metabolismus	FGF 21	Insulinregulierung, fördert Fettoxidation
Skelettmuskeln	FSTL-1	fördert Muskelwachstum
Skelettmuskeln	MSTN	Hemmung der negativen Einflüsse auf die Muskelmasse
Skelettmuskeln	IL-6	verbesserte Glukoseaufnahme und Fettoxidation
Skelettmuskeln	IL-8	fördert die Entstehung von neuen Blutgefäßen in den Muskeln der Muskulatur
Skelettmuskeln	IL-13	verbessert den Glukosestoffwechsel
Skelettmuskeln	IL-15	Aufbau von Muskelmasse (Hypertrophie)
Skelettmuskeln	BDNF	Verbesserung der Beta-Oxidation
Skelettmuskeln	Irisin	Optimierung der Energieausbeutung und des desoxidativen Stoffwechsels
Skelettmuskeln	ANGPTL 4	verhindert lokale Überfettung und beschleunigt den Fetttransport in die Muskelzelle

Legende: ANGPTL4 = Angiopoietin-related protein 4; BAIBA = Beta-Aminoisobutyric acid; BDNF = Brain-derived neurotrophic factor; CNTF = Ciliary neurotrophic factor; FNDC 5 = Fibronectin Type III Domain-containing protein 5 (Vorstufe des Irisin); GLP-1 = Glukagon-like-Peptide 1; Metrnl = Meteorin-Like; MSTN = Myostatin; OSM = Oncostatin-M; SPARC = Secreted protein acidic and rich in cysteine; VEGF = Vascular endothelial growth factor;

Quelle: in Anlehnung an Dr. Beate Zunner 2019 und Dr. Jürgen Eckel 2018

wiederum bestätigt die entzündungshemmende Bedeutung des dauerhaften Trainings.

Muskeltraining und Muskelarbeit sind daher ein Garant für nachhaltige Gesundheit. Zwar forscht die Pharmaindustrie an »exercise-like-drugs«, also »bewegungswirkungsähnlichen Medikamenten«, doch wie lange es bis zu einer erfolgreichen Entwicklung noch dauern wird, weiß niemand. Bis dahin haben ausschließlich Sport und Training das Monopol für die Myokinproduktion. Bewegung liegt uns schließlich im Blut – im wahrsten Sinne des Wortes.

MUSKELN SCHÜTZEN VIELSEITIG

Wenn wir Menschen treffen oder beobachten, erkennen wir sehr schnell, ob sie vital und gesund oder krank und gestresst erscheinen. Unsere Muskulatur repräsentiert sehr deutlich und schonungslos den Gesundheitszustand unseres gesamten Organismus allein durch unser Körperbild. Das setzt sich in unserem Gangbild fort. Die Dynamik der Muskeln und der Fußabdruck beim Gehen spiegeln, ohne dass wir es verstecken könnten, unsere Leistungsfähigkeit direkt wider. Auch der Umfang der Muskelmasse ist in der Regel ein Spiegelbild für ein leistungsfähiges Körpersystem. Allerdings muss dabei immer der jeweilige Rahmen bedacht werden, denn auch ein Zuviel ist meist nicht gut.

Die Aktivität der Muskulatur prägt den Energiestoffwechsel, und damit gestaltet sie unsere Gesundheit. Besonders relevant ist dabei, dass nur die arbeitenden Muskeln Myokine produzieren. Diese nutzt die Muskulatur einerseits für sich selbst und andererseits für die Kommunikation und Interaktion mit Gehirn, Leber, Pankreas, Darm, Herz und allen anderen Bindegewebestrukturen wie Bändern, Sehnen und Knochen. Damit stimmt die Muskulatur die Homöostase – also das Gleichgewicht – zwischen all diesen Organen und Geweben aufeinander ab. Gleichzeitig werden Anpassungen ausgelöst, die von der Muskelaktivität abhängig sind, und die Strukturen und Funktionen werden einander angeglichen und aufeinander abgestimmt.

Aus rein mechanischer Sicht stimuliert die Muskelaktivität die Entwicklung von Faszien, Sehnen, Bändern und Skelett und stabilisiert deren Belastbarkeit. Deswegen ist ein Verlust an Muskelmasse wie bei der Sarkopenie (siehe Seite 139) eben nicht nur ein Vorgang des »normalen« Alterungsprozesses, sondern zuallererst ein Ergebnis der physischen Inaktivität. Daran ist die Mikrozirkulation von Nähr- und »Abfallstoffen« beteiligt, die zugleich auch für ein spezielles Milieu im sogenannten interstitiellen Raum verantwortlich ist. Dieser Raum zwischen den Körperzellen ist auch der Ursprung und Ort der Veränderungen und Umstellungen bei chronisch degenerativen und entzündlichen Erkrankungen. Er ist Basis einer zentralen Sensibilisierung, die sich dann in vielfältigen Symptomen äußert. In den passiven Muskelzellen und ihren Zwischenräumen liegt daher häufig die Keimzelle für viele Erkrankungen. Genau deswegen ist das Training der Muskulatur der einzige Weg, das Übel an der Wurzel zu packen.

Fast jeder hat bereits erlebt, wie schnell die Muskeln nach nur ein paar Tagen Bettruhe schlaff und schwach werden: Bereits nach nur sieben Tagen Unbeweglichkeit durch einen Gips nimmt die Kraft um mehr als 20 Prozent ab. Dieser Verlust wird umso höher, je länger die Immobilisation anhält. Das Schlimme daran ist, dass wir die Muskulatur leider nicht genauso schnell wieder aufbauen können, wie wir sie verlieren. Tatsächlich dauert es viermal so lang. Wir müssen uns also bei einer immobilen Woche auf vier Wochen aktive Therapie einstellen! Bei geplanten Operationen wie einem Gelenkersatz (siehe Seite 282) ist daher ein gezieltes Training vor der OP sinnvoll, um die Heilung zu beschleunigen und die Folgen der Immobilisation möglichst gering zu halten. Dabei gibt es für die Muskulatur des gesamten Körpers und auch für das Herz-Kreislauf-System spezielle Programme, die den Organismus auf ein höheres Leistungsniveau einstellen.

Neben diesem sehr beachtlichen Kraftverlust richtet ein bewegungsarmes Leben aber noch viel mehr mit den Muskeln an:

- Die Muskulatur wird abgebaut (Muskelatrophie).
- Die inter- und intramuskuläre Koordination verschlechtert sich.
- Es verkleben Schichten, die sich bei Bewegung reibungslos gegeneinander verschieben müssen.
- Die Entspannungszeit der Muskeln verschlechtert sich. Sie benötigen also mehr Zeit zur Erholung.
- Die sensorische Informationsaufnahme, -weiterleitung und -weiterverarbeitung des neuromuskulären Systems wird beeinträchtigt.
- Die neuronale Versorgung und Ansteuerung verringern sich.

Sie sehen: Unser Körper organisiert sich immer ökonomisch und nutzt seine Energie für die Systeme, die wir nutzen. Was nicht gebraucht wird, kann weg und wird abgebaut: Use it or lose it. Deswegen sind viel Bewegung im Alltag und gezieltes Training der Muskulatur ein Muss für Gesundheit und Wohlbefinden. Andernfalls wird die Muskulatur abgebaut (Muskelatrophie) bis hin zur Sarkopenie.

Den meisten Menschen ist bekannt, dass Bewegung grundsätzlich wichtig ist. Wie wichtig, bewiesen Prof. Rania Mekary und ihr Team von der Harvard School of Public Health 2014 in der Zeitschrift *Obesity* eindrucksvoll mit einer großen, zwölf Jahre dauernden Studie an 10 500 Personen: Gesunde Männer über 40, die jeden Tag etwa 20 Minuten Muskeltraining betrieben, zeigten deutlich geringere Alterungsprozesse als in der Kontrollgruppe, die parallel Ausdauertraining betrieb. Noch besser war die Kom-

Welche Schäden Bewegungsfaulheit sonst noch anrichtet

Da die Muskeln uns nicht allein bewegen, sondern im Team mit Kapseln, Bändern, Sehnen, Knorpeln und Knochen, bleibt Bewegungsmangel auch bei ihnen nicht folgenlos:

Kapsel-Band- und Sehnen-System:

- Die Kapseln werden weniger durchblutet.
- Der Bandansatz am Knochen wird geschwächt.
- Die Neubildung von feinsten Blutgefäßen, den Kapillaren, wird behindert.
- Die Zugfestigkeit nimmt ab.
- Das Bandsystem erschlafft.
- Die Gelenkkapseln schrumpfen.
- Ödematöse Schwellungen nehmen zu.
- Kollagen- und Faserstrukturen richten sich nur noch ungenügend aus.

Knochen-Knorpel-System:

- Die Nährstoffaufnahme wird schlechter.
- Stoffwechselprodukte werden nur noch ungenügend abtransportiert.
- Der Wassergehalt nimmt ab.
- Chondrozyten sterben.
- Die Knorpeldicke verringert sich.
- Die Auf- und Abbauprozesse des Knochens werden langsamer.
- Die Festigkeit und Elastizität der Knochen werden schlechter.

bination von Kraft- und Ausdauertraining – sie brachte die größten Erfolge!

Mekary zeigte außerdem deutlich, dass der häufige Verlust an Muskelmasse im Alter, die Sarkopenie (siehe Seite 139), Alterungsprozesse des Organismus insgesamt deutlich beschleunigt. Parallel zum Muskelverlust erhöht sich meist auch das Gewicht. Jene Männer, die regelmäßig Muskeltraining betrieben, hatten im Beobachtungszeitraum von zwölf Jahren einen geringeren Bauchumfang von 6,7 Zentimetern im Vergleich zur Gruppe der inaktiven Testpersonen. Bei regelmäßigem Ausdauertraining war der Bauchumfang immerhin noch 3 Zentimeter kleiner.

Im August 2015 publizierte der Harvard-Professor Daniel E. Lieberman im Journal *Current Sports Medicine Report* eine zusammenfassende Analyse von nahezu allen bisher erschienen Studien zum Thema Sport und Gesundheit mit mehr als 600 000 Probanden unter dem Titel »Is Exercise Really Medicine? An Evolutionary Perspective« (»Ist Bewegung tatsächlich Medizin? Eine evolutionsbiologische Sichtweise«). Das Ergebnis: Wer sich 11 Minuten am Tag bewegt, verlängert seine Lebenserwartung um etwa 1,8 Jahre. Eine Stunde Bewegung pro Tag oder mehr erhöhen die Lebenserwartung sogar um 4,2 Jahre.

Muskeltraining verbessert unsere Gesundheit auf vielfältige Weise. Ein bisher unterschätzter, aber nachhaltig wirksamer Aspekt ist die Veränderung an der DNA. Sie ist die molekulare Gebrauchsanweisung in all unseren Zellen. Einige Abschnitte unserer DNA sind die sogenannten Gene, die Baupläne für Proteine enthalten, also für unsere wichtigsten Baustoffe. Andere Abschnitte der DNA sind sogenannte »Antreiber«. Sie aktivieren und regulieren, welche Gene an- oder abgeschaltet werden, wann das passieren soll und in welchem Gewebeabschnitt des Körpers dies passiert. Forschende von der Universität Kopenhagen haben 2021 festgestellt, dass gezieltes Training speziell jene Antreiber

Forschung im Alltag: die »Mutter« aller Bewegungsstudien

Noch gar nicht so alt ist die Erkenntnis, dass Bewegung für unsere Gesundheit so entscheidend ist. Ende der 1940er-Jahre vermutete der britische Arzt Jeremy Morris vom British Medical Research Council, dass die Häufigkeit von Herzinfarkten und koronaren Herzerkrankungen nicht durch das Alter oder nur durch chronischen Stress verursacht wird, sondern vor allem durch den Mangel an körperlicher Aktivität. Damals gab es aber noch keine großen Förderer der Forschung, und auch der Staat hielt sich nach dem Krieg mit finanzielle Mitteln zurück.

Doch Morris fand eine sehr preiswerte Methode, um seine Theorie zu belegen – er nutzte die Londoner Doppeldeckerbusse! Sie erfüllten für ihn als Wissenschaftler sogar die Forderung nach einer Standardisierung der Rahmenbedingungen, denn dort gab es zwei Arbeitsplätze, die er miteinander vergleichen konnte: In diesen Bussen gab es jeweils einen Fahrer, der seine Arbeitszeit komplett sitzend verbrachte, und es gab einen Schaffner, der ständig auf den Beinen war und auch zwischen den beiden Etagen des Busses immer hin- und herlaufen musste. Ein besseres »Labor«, um seine Frage nach dem Effekt von körperlicher Aktivität im Alltagsleben zu untersuchen, gab es sicher zu jener Zeit nicht! Über zwei Jahre beobachtete der Arzt etwa 35 000 Fahrer und Schaffner und ermittelte, dass die Schaffner jeden Tag etwa 600 Stufen während ihrer Schicht hochgehen mussten. Nachdem Morris alle Einflüsse und Variablen herausgerechnet hatte, kam er zu der wissenschaftlichen Erkenntnis, dass die ständig sitzenden Fahrer unabhängig von ihren Vorerkrankungen doppelt so häufig einen Herzinfarkt erlitten wie die Schaffner. Diese Studie veröffentlichte er 1953. Seitdem gilt sie ohne Einschränkung als die »Mutter« aller Bewegungsstudien, welche die positive Wirkung von körperlicher Aktivität eindeutig beweisen konnte.

der DNA aktiviert, von denen man weiß, dass sie mit dem Risiko für bestimmte Erkrankungen verknüpft sind. Das Team um Prof. Romain Barrès vom Novo Nordisk Foundation Center konnte sogar erstmalig eine Liste präsentieren, in der jeder Antreiber mit einem Gen und seinen Auswirkungen in Verbindung gebracht werden konnte.

Dazu rekrutierten die Wissenschaftler eine größere Anzahl junger Männer und unterzogen sie einem sechswöchigen intensiven Ausdauertrainingsprogramm. Sowohl vor als auch nach dem Training entnahmen sie der Muskulatur Proben mithilfe einer Biopsie und schauten sich eventuelle Veränderungen in der epigenetischen Signatur der DNA an. Dabei kam heraus, dass sich nach dem Training die Struktur vieler Gen-Aktivatoren in den Muskeln der Männer verändert hatte. Durch eine Verknüpfung dieser Aktivatoren mit einer großen Gen-Datenbank entdeckten die Forschenden, dass viele dieser Antreiber zu Genen gehören, die »Hotspots« für die Entwicklung von Krankheiten sind.

Dies ist ein eindeutiger Beweis dafür, dass Training die Aktivität der Antreiber von Genen in den Skelettmuskeln direkt beeinflusst. Die förderlichen Effekte des Trainings auf viele Organe sind einer intensiven Muskelarbeit zu verdanken, etwa die positiven gesundheitlichen Einflüsse auf das Gehirn, auf das Herz oder auch auf die Leber. Die Forschenden konnten damit zum Beispiel belegen, dass die Aktivatoren der Gene in den Skelettmuskeln

Epigenetik: Wir können Gene an- und ausschalten

Während sich die Genetik mit der Zusammensetzung unserer Erbanlagen beschäftigt, erforscht die Epigenetik die molekularbiologischen Veränderungen der einzelnen Gene. Stellen Sie sich Ihren Gensatz als Lexikon vor. Sie lesen nicht das ganze Buch, sondern nur die Informationen, die Sie interessieren. Alle anderen sind zwar vorhanden, aber Sie ignorieren sie. So funktioniert auch die Zelle: Sie nutzt nur jene Infos, die sie benötigt. Grundsätzlich gilt, dass nur jene Gene abgelesen werden, die der Organismus auch benötigt für das Leben, das Sie aktuell führen. Verändern Sie Ihren Lebensstil, wirkt sich das also auch auf Ihre Erbanlagen aus.

direkt verlinkt sind mit einigen kognitiven Fähigkeiten und dass Training die DNA so verändert, dass unser Risiko geringer wird, an Demenz oder Alzheimer zu erkranken.

Training wirkt also über die Muskulatur sehr tief und weit in den Körper hinein und verändert sogar ihre genetische Grundausstattung. Training macht den gesamten Körper offensichtlich gesünder, wie die dänischen Forscher sehr eindrucksvoll beweisen konnten.

AUSDAUER- oder MUSKELTRAINING?

Seit vielen Jahrzehnten gilt, dass Ausdauersport positive Effekte auf die Gesundheit erzielt. Doch was ist mit dem Kraft- und Muskeltraining? Ist das vielleicht ähnlich wirksam? Die Besonderheit des Muskeltrainings ist ja, dass es in der Regel zeitlich sehr begrenzt und meist hochintensiv durchgeführt wird, während Forschende für das Ausdauertraining in der Regel eine moderate Belastung vorschlagen.

Aktuelle Ergebnisse zu dieser Frage veröffentlichte 2021 Prof. Edward Giovannucci von der Harvard Chan School of Public Health in Boston (USA). Er sichtete mit seinem Team viele Studien und kam zu dem Schluss, dass Muskeltraining durchaus in allen Effekten – konkret mit Blick auf Herz und Kreislauf, Diabetes sowie Krebs – mit dem Ausdauertraining gut mithalten kann.

Für Diabetes fanden die Forschenden heraus, dass bereits 30 Minuten Krafttraining pro Woche das Risiko um 14 Prozent reduziert, an einer Störung des Zuckerstoffwechsels zu erkranken. Bei einem Trainingsumfang von 2 Stunden pro Woche vermindert sich das Risiko um 20 Prozent, und bei mehr als 2,5 Stunden pro Woche sind es sogar um bis zu 37 Prozent. Dies hat unterdessen auch die Deutsche Diabetes Gesellschaft (DDG) erkannt, denn der Vorsitzende der Arbeitsgemeinschaft »Diabetes und Sport«, Prof. Stephan Kress, bestätigt, dass speziell Muskeltraining für Diabetiker ein echtes Therapeutikum ist, aber ganz besonders auch präventiv wirkt.

Entscheidend dabei ist, dass der Anstieg der Muskelmasse zu einem aktiveren Metabolismus führt, was gerade für alle Herz- und Kreislauf- sowie Stoffwechselerkrankungen eine enorm bedeutsame Anpassung darstellt. Insofern ist speziell das Training der muskulären Hypertrophie (siehe Seite 83 f.) die wohl bedeutsamste Methode, um metabolische Störungen und Entgleisungen wie Diabetes Typ 2, das weitverbreitete metabolische Syndrom (siehe Seite 236) sowie auch viele Erkrankungen des Herz- und Kreislaufsystems zu verhindern oder in ihren Auswirkungen zu begrenzen.

Sport nicht um jeden Preis

Training und anstrengende Bewegung sind zwar im Allgemeinen gut für unseren Organismus, nicht aber, wenn sich Ihr Immunsystem mit einer Infektion auseinandersetzen muss. Hinweise darauf sind Müdigkeit, allgemeines Unwohlsein, Fieber und manchmal auch zunehmende Atemnot unter Belastung. Dann braucht der Körper Ruhe und keine zusätzlichen Anstrengungen – ganz besonders wichtig ist das bei Fieber. Wer dann trotzdem weitertrainiert, riskiert langfristig seine Gesundheit, denn eine Myokarditis, eine entzündliche Erkrankung des Herzmuskels, kann die Folge sein. In mehr als zwei Drittel aller Fälle geht einer Myokarditis ein grippaler Infekt der oberen Atemwege voraus. Für Sportler gilt es, akut lieber einige Trainingseinheiten ausfallen zu lassen, als wegen einer Myokarditis in eine mehrmonatige Trainingspause gehen zu müssen.

HERZ- und KREISLAUF-erkrankungen vorbeugen

Unser Herz, etwa so klein wie unsere Faust, wiegt durchschnittlich rund 280 bis 340 Gramm bei Männern, 230 bis 280 Gramm bei Frauen und ist der Motor für alle Prozesse, die rund um die Uhr im Körper passieren. Wenn der Herzschlag zu lange aussetzt, sterben wir. Tatsächlich sind Herz-Kreislauf-Erkrankungen in Deutschland die häufigste Todesursache und machen rund ein Drittel aller Sterbefälle aus. Allerdings müsste das nicht so sein, denn wir können diesen kardiovaskulären Krankheiten sehr gut vorbeugen, wie Sie noch sehen werden.

Unser Herz lässt uns leben, indem es sauerstoffreiches Blut durch unsere Blutgefäße pumpt. Diesen Sauerstoff nutzen unsere Zellen, um die notwendigen metabolischen Prozesse auszuführen und ihre wichtigen biologischen Aufgaben für unser Leben zu erfüllen. Ohne Sauerstoff können unsere Zellen – und damit wir – nicht überleben. Damit die Zellen genug davon bekommen, schlägt das Herz bei gesunden Menschen etwa 60- bis 70-mal in Ruhe. Unter Belastung kann es zum Beispiel bei Sportlern extreme Herzfrequenzen von mehr als 200 Schlägen pro Minute erreichen.

Der Herzmuskel, fachsprachlich Myokard genannt, ist ein Hohlmuskel, der aus ganz speziellen Zellen mit einem hohen Anteil an Mitochondrien besteht, die etwa 0,0005 Millimeter breit und ungefähr 0,0015 Millimeter lang sind. Derartige Muskelzellen gibt es nur in der Region des Herzens. Bei diesen Kardiomyozyten handelt es sich um ein Mittelding aus glatten und quer gestreiften Muskelfasern. Herzmuskelzellen sind kleiner als die normalen Skelettmuskelzellen und erhalten ihre Signale nicht vom zentralen Nervensystem, sondern sind sogenannte autorhythmische

Liegestütze zeigen Infarktrisiko

Wer als Mann 40 Liegestütze schafft, ist gesund! So lautete 2019 das Ergebnis einer großen Studie von Prof. Justin Yang an der Harvard University, der mit seinen Kollegen von 2000 bis 2010 die Daten von mehr als 1000 Feuerwehrleuten auswertete. Zu Beginn der Studie wurde ermittelt, wie viele Liegestütze die Männer am Stück absolvieren konnten und wie sich ihre Leistungsfähigkeit auf dem Laufband darstellte. Anschließend wurden die Probanden einmal im Jahr gründlich untersucht und mussten einen Fragebogen über ihre aktuelle gesundheitliche Situation ausfüllen. Zehn Jahre später wurde dann gegenübergestellt, ob sich die Funktionalität und Gesundheit des Herz-Kreislauf-Systems in der Anzahl der machbaren Liegestütze zeigt und ob sich daraus ein Infarktrisiko ableiten lässt.

Das Ergebnis war eindeutig: Jene Feuerwehrleute, die mehr als 40 Liegestütze am Stück schafften, hatten ein um 96 Prozent (!) geringeres Risiko für kardiovaskuläre Erkrankungen wie einen Herzinfarkt. Unter den Probanden hatte es im Lauf dieser zehn Jahre 37 Herzinfarkte gegeben – 36 hatten sich bei Männern ereignet, die weniger als 40 Liegestütze schafften! Die Forschergruppe bezeichnet Liegestütze deshalb als einfache und kostengünstige Methode, um schnell und praktikabel das Risiko für Herz-Kreislauf-Erkrankungen zu erkennen.

Zellen, die ganz von allein regelmäßig pumpen. Diese Muskeln können wir also – zum Glück – nicht willkürlich aktivieren, meist bemerken wir nicht, dass sie arbeiten.

Das Herz wird vegetativ innerviert, und zwar über die sympathischen Nervenfasern der Halsganglien, die auch als Herznerven (*Nervi cardiaci*) bezeichnet werden, sowie über die parasympathischen Fasern des *Nervus vagus*, die sämtlich in ein »Nervengeflecht« unten in die Herzbasis münden. Mechanisch und bioelektrisch koordiniert werden die Kardiomyozyten von sogenannten Glanzstreifen. Dabei handelt es sich um Zellkontakte, die unter dem Lichtmikroskop zwischen den Herzmuskelzellen als helle Querbande zu erkennen sind.

Sport und Bewegung – Balsam für den Herzmuskel

Damit Ihr Herzmuskel fit und gesund bleibt, können Sie ihn auf eine ganz einfache Art und Weise pflegen: Trainieren Sie regelmäßig! Die meisten denken bei Herz-Kreislauf-Training an Ausdauertraining, und oft werden diese Begriffe synonym verwendet. Tatsächlich aber eignen sich dafür sowohl Ausdauer- als auch Krafttraining. Sie unterscheiden sich jedoch in den Anpassungen des Organismus.

Trotz Giovannuccis Studie aus dem Jahr 2021, über die Sie auf Seite 221 gelesen haben, scheint das Ausdauertraining für den Herzmuskel die bessere Variante zu sein, denn es steigert sehr effektiv die Sauerstoffversorgung des Körpers als wesentliche Größe der Gesundheit. Durch Krafttraining kann es morphologisch zu einer Hypertrophie, also einer Zunahme der Kammerdicke, kommen. Darüber kann sich eine Ökonomisierung der

Herzarbeit ergeben, die besonders auch für die Verringerung des Blutdrucks gute Dienste leistet.

Beim Ausdauertraining steigt die Sauerstoffaufnahme akut um das Zehn- bis Zwölffache und bei Spitzenathleten sogar auf das Zwanzigfache an. Dies geschieht über einen Anstieg des Herzzeitvolumens – das ist die Menge Blut, die das Herz in einer Minute in den Blutkreislauf pumpt – sowie über die Anpassung der arteriovenösen Sauerstoffdifferenz, also des Sauerstoffgehalts zwischen arteriellem und venösem Blut. Gerade zu Beginn der sportlichen Aktivität wird das höhere Herzzeitvolumen in erster Linie über eine steigende Herzfrequenz erreicht. Dieser Anstieg erfolgt zunächst über eine Abnahme der parasympathischen Aktivität und dann bei wachsender Intensität über eine Zunahme der sympathischen Aktivität. Insgesamt erhöht sich in diesem Prozess das Schlagvolumen um 30 bis 50 Prozent.

Bei dynamischen Belastungen wie beim Laufen oder beim Radfahren steigt der systolische Blutdruck nahezu linear mit der Belastungsintensität an, und der diastolische Blutdruck verändert sich dabei kaum. Dies können Sie gut während eines Fahrrad-Ergometertests bei Ihrem Arzt verfolgen. Bei statischen oder insbesondere auch bei einer dynamischen Belastung mit hohem Krafteinsatz wie bei hochintensivem Muskeltraining steigen dagegen sowohl der systolische als auch der diastolische Blutdruck deutlich stärker an. Dynamische Anstrengungen verändern also vorwiegend die Volumenarbeit des Herzens, statische Belastungen dagegen vornehmlich akut die Druckarbeit.

In seiner schon auf Seite 221 erwähnten aktuellen Übersichtsarbeit hat sich Prof. Edward Giovannucci 2021 speziell mit dem gesundheitlichen Nutzen von Krafttraining auf Erkrankungen des Herzkreislaufsystems beschäftigt. Dafür überprüften die Forschenden große Epidemiologiestudien wie die Health Professionals Follow-up-Study (HPFS) und Womens Health Study

(WHS) auf ihre Evidenz und analysierten die Wirkung des Muskeltrainings. Auch danach ist es zur Erhaltung und Förderung der Gesundheit optimal, wenn Muskeltraining und aerobes Ausdauertraining miteinander kombiniert werden.

Als wichtigste Gründe für den positiven Effekt speziell des Muskeltrainings beschreiben die Autoren eine verbesserte Körperzusammensetzung (weniger Fettmasse), ein optimiertes Lipidprofil, eine verminderte Insulinresistenz und vor allem weniger Entzündungsparameter. Es reiche bereits eine Trainingsdauer von ein bis zwei Stunden pro Woche, um erste positive, vorbeugende Effekte auf Herz-Kreislauf-Erkrankungen zu erzielen.

Aus regelmäßigem Training ergeben sich nachhaltige Anpassungen, die zunächst regulativ und damit kurzfristig wirken, später dann aber auch strukturell: Bei stetig wiederkehrendem aeroben (sauerstoffreichen) Training senkt sich *dauerhaft* die Herzfrequenz, und das Herzschlagvolumen steigert sich bei unverändertem Herzzeitvolumen. Dadurch wird die Herzarbeit insgesamt sehr viel ökonomischer und stark erleichtert. Das Schlagvolumen wird vor allem deswegen gesteigert, weil die niedrigere Herzfrequenz eine stärkere Füllung der Ventrikel des Herzens ermöglicht und sich parallel eine verbesserte linksventrikuläre Füllungsdynamik ergibt. Gleichzeitig nimmt der periphere Widerstand der Blutgefäße ab, und es erhöht sich insgesamt die Kontraktilität des Herzens, also seine Fähigkeit, sich zusammenzuziehen. Dadurch steigt einerseits das enddiastolische Volumen an und andererseits vermindert sich das endsystolische Volumen. Konkret bedeutet das: Unser Herz muss bei gleicher Leistung weniger häufig schlagen, denn mit jedem Schlag wird mehr Blut in den Körper gepumpt.

Umgekehrt zeigen die Ergebnisse einer Übersichtsarbeit von Dr. Anna Gorczyca und Kollegen vom University of Kansas Medical Center in Kansas City (USA) aus dem Jahr 2017, dass körperliche Inaktivität und lange Phasen des ununterbrochenen Sitzens unabhängige Risikofaktoren für kardiovaskuläre Erkrankungen sind! Unser Organismus braucht demnach beides, sowohl kürzere Sitzzeiten als auch mehr körperliche Aktivität, um das kardiovaskuläre Risiko effektiv zu senken.

Sportherz – eine sinnvolle Anpassung des Herzmuskels

Gerade bei Ausdauersportlern kommt es zu weitergehenden umfassenden strukturellen Anpassungen, die als »Sportherz« bezeichnet werden. Sportherzen können fast doppelt so groß sein wie die Herzen von gesunden Untrainierten. Das kommt aber gar nicht so häufig vor wie angenommen: Maximal 20 Prozent aller Athleten und Athletinnen zeigen eine derartig umfassende strukturelle Anpassung. Dabei erweitern sich die Herzkammern (Dilatation), und die Herzwände werden dicker (exzentrische Hypertrophie), sodass sich das Herz durch das Training harmonisch und gleichmäßig über alle Kammern und Vorhöfe vergrößert. Dies wirkt sich positiv auf alle Funktionen des Herzmuskels aus und ist unkritisch, solange das Herz nicht zu stark wächst und ein Herzgewicht von 7,5 Gramm pro Kilogramm Körpergewicht nicht überschritten wird. Schließlich muss auch der Herzmuskel immer gut durchblutet sein – erst recht beim Sport –, und das ist bei einer überproportionalen Volumen- und Dickenzunahme schwieriger.

Für den Sportler sind die physiologischen Vorteile des Sportherzens von großer Bedeutung, denn dadurch vergrößert sich das Schlagvolumen, und die Anzahl der Herzschläge verringert sich. Insgesamt kann die Blutauswurfleistung um bis zu 100 Prozent gesteigert, also verdoppelt, werden. Gleichzeitig erhöht eine verbesserte Sauerstoffausschöpfung die maximale Sauerstoff-Aufnahmefähigkeit und führt somit zu einer deutlich besseren aeroben Kapazität. Sportler mit Sportherz können dann bis zu 5,2 Liter pro Minute an Sauerstoff aufnehmen und verteilen, während vergleichbar Trainierte es maximal auf 2,8 Liter pro Minute schaffen.

Sämtliche Veränderungen entlasten das Herz deutlich, denn die schonende Volumenarbeit ersetzt die belastende Druckarbeit. Beim Sportler sinkt dadurch der Energiebedarf, und der Organismus erholt sich insgesamt deutlich schneller nach einer Belastung. Entgegen der verbreiteten Annahme sind plötzliche Todesfälle bei Sportlern nicht auf das Sportherz zurückzuführen, sondern auf unentdeckte Herzerkrankungen.

Gesunder Blutdruck durch Training

Bluthochdruck, also Hypertonie, ist in Europa für etwa 25 Prozent aller Herzinfarkte verantwortlich. Schon lange ist klar, dass eine gezielte Intervention, also regelmäßiges Training, nicht nur den Blutdruck senken, sondern dadurch auch die Menge der Medikamente verringert oder sogar komplett abgesetzt werden kann. Doch welche Art der körperlichen Aktivität ist dafür die bessere Wahl: Kraft- oder Ausdauertraining?

Den meisten Hochdruckpatienten wird ein regelmäßiges Ausdauertraining empfohlen, weil die körperliche Belastung ziemlich gleichmäßig ist. Beim Muskeltraining dagegen kann es zu hohen Blutdruckspitzen kommen, vor denen sowohl Patient als auch Arzt oft Angst haben, weil sie eine Überlastung der Blutgefäße befürchten. Aber ist das tatsächlich so?

Dieser Frage hat sich eine große Forschergruppe angenommen und 2021 ihre Ergebnisse veröffentlicht. Die Kooperation der European Association of Preventive Cardiology (EAPC) und der European Society of Cardiology (ESC) Council on Hypertension (der Europäischen Vereinigung für präventive Kardiologie, EAPC, und des Rats für Bluthochdruck der Europäischen Gesellschaft für Kardiologie) analysierte die bisher weltweit vorliegenden wissenschaftlichen Arbeiten zu diesem Themenkomplex. Am Ende flossen 34 Reviews und Metaanalysen in das Konsenspapier ein, und zwar nur hochwertige und den internationalen Standards entsprechende Studien an Erwachsenen.

Dabei unterscheidet das Papier zwischen Patienten mit bereits bestehender arterieller Hypertonie, Menschen mit einem hochnormalen Blutdruck und solchen, deren Blutdruck zwar noch normal ist, die aber Risikofaktoren wie Übergewicht für zukünftigen Bluthochdruck aufweisen.

Patienten mit diagnostiziertem arteriellen Bluthochdruck:
Die medizinischen Leitlinien definieren Menschen mit einem Blutdruck über 140/90 mmHg als Hypertoniker. 21 Metaanalysen beschäftigten sich genau mit dieser Gruppe und mit dem Effekt von mindestens 150 Minuten Ausdauertraining pro Woche auf den Blutdruck. Alle Studien belegen eindeutig, dass diese Patientengruppe am ehesten von regelmäßigem aeroben (also sauerstoffreichen) moderaten Ausdauertraining profitiert wie Laufen, Walking, Schwimmen oder Radfahren. Durch das aktive Training ist eine Senkung des Blutdrucks um 4,9 bis 12 mmHg systolisch und 3,4 bis 5,6 mmHg diastolisch zu erwarten.

Daneben zeigen die Studien aber auch, dass gerade Patienten mit sehr hohen Blutdruckwerten von einem ergänzenden dynamischen Muskeltraining zusätzlich profitieren und ihr Blutdruck sich weiter verringert.

Menschen mit hochnormalem Blutdruck:
Als hochnormal gelten Blutdruckwerte zwischen 130 bis 139 mmHg systolisch und 85 bis 89 mmHg diastolisch. Laut Konsenspapier kann diese Gruppe ihren Blutdruck am effektivsten mit einem regelmäßigen dynamischen Krafttraining um 3,0 bis 4,7 mmHg systolisch und 3,2 bis 3,8 mmHg diastolisch senken. Das apparativ gestützte Muskeltraining scheint also gerade für Menschen an der Grenze zur Therapie eine herausragende Methode zu sein, um den Blutdruck zu regulieren. Ähnliche positive Ergebnisse zeigen die Daten zwar auch bei den isometrischen Kraftübungen mit dem eigenen Körpergewicht, jedoch war die Evidenz dieser Daten nicht ausreichend, sodass die Experten dazu keine Empfehlung aussprechen. Regelmäßiges Ausdauertraining bietet sich natürlich vor allem bei bestehenden weiteren Risikofaktoren wie Übergewicht ergänzend an. Daraus lässt sich schlussfolgern, dass besonders Menschen mit einem BMI über 25 und einem hochnormalen Blutdruck am meisten von einer Kombination aus Ausdauer- und Krafttraining profitieren.

Menschen mit (noch) normalem Blutdruck:
Mit einem normalen Blutdruck unter 130/84 mmHG profitiert man laut Analyse am ehesten von regelmäßigem Muskeltraining mit dem eigenen Körpergewicht, wie es unter anderem in den umfassenden Kursangeboten von Vereinen und Fitnessstudios zu finden ist. Wer in puncto Herz-Kreislauf-Erkrankungen und Bluthochdruck familiär vorbelastet ist, sollte regelmäßig präventiv Muskeltraining betreiben, empfehlen die Experten. Dadurch kann der Blutdruck um 5,4 bis 8,3 mmHg systolisch und um 1,9 bis 3,1 mmHg diastolisch verringert werden.

Der Gedanke dahinter: Das Training der Muskulatur sorgt insgesamt für eine ausgeglichene Balance aller Muskeln im Organismus und wirkt sich unmittelbar positiv auf die Elastizität der

Blutgefäße aus, weil auch die Gefäßmuskeln durch das Training einen positiven Reiz erfahren. Der sogenannte periphere Widerstand in den Blutgefäßen sinkt, und so entlastet die Muskelarbeit die Herzarbeit nachhaltig.

Ausdauertraining als *einzige* sportliche Maßnahme ist offensichtlich nicht die beste und geeignetste Methode, sondern Muskeltraining kombiniert mit Ausdauersport ist die Methode der Wahl in der Prävention von Bluthochdruck.

Übergewichtige oder (Prä-)Diabetiker sollten – besonders im Hinblick auf eine bessere Anpassung des Stoffwechsels – vor allem die größeren Muskelgruppen (Bauch, Rücken, Oberschenkel, Gesäß) im dynamischen Krafttraining stärken, um durch das Muskelwachstum entsprechende therapeutische Reize zu setzen. Für alle ist parallel zur Förderung der kardiovaskulären Gesundheit ein regelmäßiges aerobes Ausdauertraining als Basis anzuraten, was jedoch allein nicht so wirksam und effektiv auf den Blutdruck wirkt.

Elastische Arterien bleiben jung und fit

Blutgefäße sind wichtig, damit unser Körper mit Nährstoffen und Sauerstoff versorgt wird. Vereinfacht kann man sagen, dass ein schlechter Zustand der Blutgefäße krank macht. Dann drohen zum Beispiel Schlaganfall, Herzinfarkt, eine beeinträchtigte Nierenfunktion und auch eine Unterversorgung des Gehirns. Dagegen fördern einwandfreie elastische Gefäße die Funktion aller Zellen und inneren Organe, Alterungsprozesse setzen langsamer ein und chronische Erkrankungen können vermieden werden. Ein 60-Jähriger, der sportlich immer aktiv war, hält seine Gefäße damit so jung, wie sie mit 30 waren. Sie können die Gefäßelastizität mindestens über 30 Jahre lang hinweg erhalten!

Wenn wir uns bewegen oder trainieren, erhöht sich der Puls, und es kommt zu einem schnelleren Blutfluss in den Gefäßen. Dadurch werden ihre Wände stärker gedehnt, und genau das reizt und trainiert sie: Diese mechanische Dehnung löst einen chemischen Reiz unmittelbar in der Gefäßwand aus, der dem Alterungsprozess und damit der Versteifung in der Gefäßwand entgegenwirkt und sie dauerhaft und nachhaltig elastischer hält.

Am besten untersucht ist in diesem Zusammenhang die Aorta, unsere wichtigste Versorgungsader, weil ihre Steifigkeit unser biologisches Alter recht realistisch abbilden kann. Britische Forschende um Prof. Anish N. Bhuva vom Londoner Barts Heart Center veröffentlichten 2020 die Ergebnisse einer Langzeitstudie zur Frage, ob und in welchem Umfang günstige Effekte auf das Aortenalter zu erwarten sind, wenn bis dahin untrainierte Menschen mit intensivem Training beginnen. Die Ergebnisse waren eindrucksvoll: Während in der aufsteigenden Aorta die Gefäßelastizität weitgehend gleich blieb, stieg sie in den proximal und distal absteigenden Abschnitten der Aorta um 9 bis 16 Prozent. Dies entspricht einer Verringerung des biologischen Aortenalters um vier Jahre! Auch der Blutdruck reduzierte sich um 3 mmHg systolisch und um 4 mmHg diastolisch, dabei stellen sich mit zunehmendem Alter insgesamt bessere Ergebnisse ein. Dies zeigt wieder einmal, dass es nie zu spät ist, mit dem Training zu beginnen, und sich auch im Alter über 60 Jahren größere Effekte ergeben können.

ÜBERGEWICHT UND ADIPOSITAS – da helfen nur »dicke« Muskeln

Etwa zwei Drittel aller Männer und die Hälfte der Frauen in Deutschland sind laut RKI übergewichtig, knapp ein Viertel der Erwachsenen sogar stark übergewichtig, also adipös oder fettleibig, wie es in der medizinischen Fachsprache heißt. Das RKI stellte außerdem Ende 2020 in der Studie »Gesundheit in Deutschland« (GEDA 2019/2020) fest, dass der durchschnittliche BMI von 25,9 kg/m^2 im Jahr 2019 auf 26,4 kg/m^2 im Jahr 2020 weiter angestiegen war.

Gesundheitsökonomisch ist das eine tickende Zeitbombe, denn schon heute geben wir für die Folgen des Übergewichts in Deutschland unvorstellbare Summen aus, und eine Änderung dieser negativen Entwicklung ist nicht in Sicht. Für die US-Amerikaner hat die Harvard University eine aktuelle Modellrechnung erstellt, nach der jedes zweite heute geborene Kind mit 35 Jahren adipös sein wird! Dass die Werte in den anderen hoch entwickelten Ländern dieser Welt insgesamt ähnlich sind, ist kein Grund, sich beruhigt zurückzulehnen. Im Gegenteil: Diese Zahlen sind besorgniserregend, weil die Fettmasse die Muskelmasse verdrängt – und das hat fatale bis tödliche Folgen. Gemäß den Berechnungen werden Kinder, die jetzt zur Welt kommen, kürzer leben als ihre Eltern – und das hat mit dem Verlust an Muskelmasse und der Zunahme des Körperfettanteils zu tun: Für unsere Gesundheit ist das Verhältnis von aktiver zu »passiver« Zellmasse entscheidend!

Zu wenig körperliche Aktivität, ein sitzender Lebensstil und gleichzeitig eine hohe Aufnahme von Makronährstoffen führen zu einem Ungleichgewicht zwischen zugeführter und verbrauchter Energie. Die überschüssige Energie wird dann in Form von subkutanen Fettdepots unter der Haut gespeichert sowie ektop im Körper, also an Stellen, wo Fett eigentlich nicht hingehört. Zur ektopen Fettmasse zählen das viszerale und das perivaskuläre (die Blutgefäße umhüllende) Fett sowie Fettablagerungen in Leber, Herz und Muskeln. Darauf reagiert der Organismus und vermindert die Skelettmuskelmasse sowie die Muskelkraft, denn es fehlen ihm die Bewegungsreize. Diese Reduktion der aktiven Zellmasse des Körpers bringt wiederum eine geringere Stoffwechselaktivität und einen niedrigeren Energieverbrauch mit sich. Dadurch jedoch wird der Energieüberschuss noch größer, und ein Teufelskreis aus immer stärkerem Aufbau von Fettspeichern und gleichzeitigem Abbau von Muskelmasse beginnt. Wird dieser Teufelskreis nicht durchbrochen, sind häufige Erkrankungen bis hin zum frühzeitigen Tod vorprogrammiert. Dabei könnten körperlich inaktive Menschen ihr Risiko für Adipositas und andere nicht übertragbare chronische Erkrankungen senken, wenn sie sich entsprechend den aktuellen Empfehlungen für körperliche Aktivität (siehe Seite 245) bewegten. Das zeigten die chilenische Forscherin Karimé González und ihre Kollegen 2017.

Veränderungen durch Adipositas

Neben seiner Funktion als Energiespeicher ist das ektope Fett ein metabolisch stark aktives Gewebe, denn es setzt zahlreiche entzündungsfördernde Adipokine (siehe Seite 186) frei. Diese spielen eine wesentliche Rolle bei der Entwicklung des metabolischen Syndroms, weil große ektope Fettdepots viele Adipokine ausschütten. Das metabolische Syndrom kann zu vielen ernsthaften Krankheiten führen (siehe Kasten Seite 236).

Das metabolische Syndrom – ein tödliches Quartett

Erhöhter Blutdruck, eine Störung des Fettstoffwechsels, Diabetes Typ 2 sowie Adipositas – diese vier Problemfelder bilden das sogenannte metabolische Syndrom. Es führt meist wortwörtlich mit tödlicher Sicherheit zu Erkrankungen des Herz-Kreislauf-Systems wie Herzinfarkt und Schlaganfall. Vom metabolischen Syndrom bedroht sind Männer mit einem Bauchumfang von mehr als 100 cm und Frauen mit über 80 cm. Dazu müssen mindestens zwei der folgenden Bedingungen kommen:

- erhöhte Triglyceridwerte (über 150 mg/dl),
- zu niedriges HDL-Cholesterin (Männer unter 40 mg/dl, Frauen unter 50 mg/dl),
- Bluthochdruck (Diastole über 85 mmHg, Systole über 130 mmHg),
- erhöhter Nüchtern-Blutglukosespiegel (über 100 mg/dl oder über 5,6 mmol/l).

Falls Sie fürchten, dass einige Punkte auf Sie zutreffen, sollten Sie sich unbedingt untersuchen lassen.

Die nachfolgende Abbildung zeigt, dass mangelnde körperliche Aktivität sowohl umfassende metabolische Folgen als auch einen nachhaltigen Verlust an Muskelmasse nach sich zieht und in die gefürchtete Sarkopenie mündet (siehe Seite 139).

Zwar schützen große Fettpolster durchaus vor Knochenbrüchen – die Wissenschaft spricht vom sogenannten Adipositas-Paradoxon –, doch aus orthopädischer Sicht steht diesem einzigen Vorteil von Fettleibigkeit eine langfristige Überlastung des gesamten Stützsystems, also der Muskeln, Sehnen, Bänder,

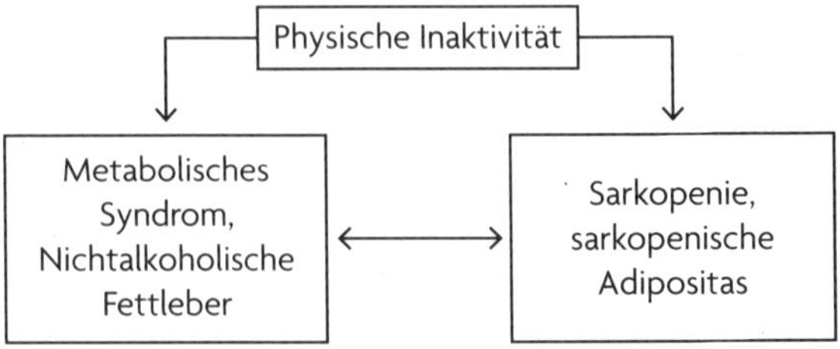

Möglicher zugrunde liegender Mechanismus:

- Insulinresistenz (verringertes IGF 1 etc.)
- Chronische Entzündung (erhöhtes IL-6 oder TNF-α etc.)
- Fettgewebe (mit erhöhter weißer Fettzellenmasse und verringerter brauner Fettzellenmasse)
- Vitamin-D-Mangel (Aktivierung von Transkriptionsfaktoren, die mit der Lipogenese verbunden sind)

Auswirkungen von körperlicher Inaktivität auf den Metabolismus und die Muskulatur

Knorpel, Knochen und Bandscheiben, gegenüber. Degenerative Veränderungen, die durch mangelnde Bewegung und die zahlreichen Adipokine an einem oder mehreren Elementen des Systems ausgelöst werden, beeinflussen früher oder später mit hoher Wahrscheinlichkeit auch weitere Bereiche. Besonders das entzündungsfördernde Potenzial des ektopen Fettgewebes bei gleichzeitiger körperlicher Inaktivität treibt degenerative Veränderungen voran, und das Risiko für Gelenkverschleiß, Sehnenerkrankungen (Tendinopathien) und Osteoporose steigt.

Adipositas messen

Zur einfachen Kategorisierung von Adipositas schlägt die Weltgesundheitsorganisation (World Health Organization, WHO) die Einteilung mithilfe des Body-Mass-Index (BMI $= kg/m^2$) nach den folgenden Grenzwerten vor:

- BMI 18,50–24,99 = Normalgewicht
- BMI 25–29,99 = Übergewicht
- BMI 30–34,99 = Adipositas Grad 1
- BMI 35–39,99 = Adipositas Grad 2
- BMI ≥ 40 = Adipositas Grad 3

Der BMI galt lange Zeit als Maßstab für das Risiko, an den Folgen von Fettleibigkeit zu erkranken – nach dem Motto: Je größer der BMI, desto wahrscheinlicher sind gesundheitliche Beschwerden durch hohes Körpergewicht.

Heutzutage jedoch gilt der BMI durchaus als umstritten, weil er weder das Lebensalter noch individuelle Unterschiede in der Körperkomposition berücksichtigt. Eine stark erhöhte oder reduzierte aktive Zellmasse wie die Muskelmasse in Bezug auf ihren gesundheitlichen Wert ist grundsätzlich anders zu bewerten als die passive Zellmasse, also das Körperfett. So haben gerade Bodybuilder einen extrem hohen BMI und gelten danach als übergewichtig oder fettleibig, obwohl der Fettanteil ihres Körpers unter dem Durchschnitt liegt. Auch können ein »Sitzweltmeister« und ein Kraftsportler einen identischen BMI aufweisen, obgleich ihre gesundheitlichen Perspektiven völlig verschiedenartig sind. Diese Unterschiede werden bei Screeningverfahren nicht berücksichtigt. Das gilt auch für den Taillenumfang (über 94 und 102 Zentimeter für Männer sowie über 80 und 88 Zentimeter für Frauen gelten als erhöht beziehungsweise deutlich erhöht) oder die sogenannte Waist-to-Height-Ratio, also das Taille-Größen-Verhältnis (WHtR > 0,5). Zwar können BMI, Taillenumfang und WHtR im medizinischen Alltag bei der Abschätzung des kardiovaskulären Risikos helfen, der behandelnde Arzt wird aber immer auch individuelle Faktoren wie Alter, Körperbild, familiäre und genetische Aspekte sowie den aktuellen Lebensstil berücksichtigen.

Interessant ist in diesem Zusammenhang eine Studie von Professor S-Y Chuang aus dem Jahr 2014. Berücksichtigt man nämlich, wie auf der nachfolgenden Grafik auf Seite 240 zu sehen ist, neben dem BMI noch die Größe der Muskelmasse, wird klar, dass der BMI nahezu überhaupt keine Rolle spielt und sich die Mortalität (fast) ausschließlich durch den Anteil der Muskelmasse ergibt. Hat jemand bei einem geringen BMI auch eine geringe Muskelmasse, ist sein Mortalitätsrisiko deutlich erhöht im Vergleich zu einem identischen BMI, aber mit entsprechend normaler Muskelmasse. Besonders bei älteren Frauen, die über eine lange Diäthistorie verfügen, kommen niedriger BMI und wenig Muskulatur zusammen. Ihr Risiko ist genauso groß wie bei Menschen mit einem hohen BMI!

Völlig risikoarm ist dagegen ein niedriger BMI in Verbindung mit einer ausreichenden Muskelmasse, während ein Körper mit einem vergleichbar hohen Fettanteil stark gefährdet ist. Das zeigt zum einen die Schwäche des BMI, der tatsächlich bei alleiniger Betrachtung keine Aussage zur Gesundheit ermöglicht. Zum anderen demonstriert dieses Studienergebnis auch die enorme Bedeutung einer ausreichend entwickelten Muskulatur für unser Wohlergehen.

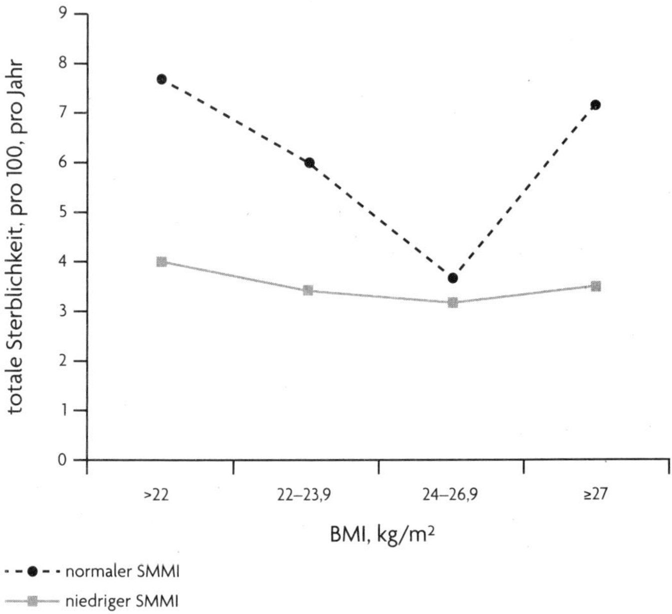

Zusammenhang zwischen BMI, Muskelmasse (SMMI) und Mortalität (modifiziert nach S-Y Chuang 2014)

Die Unterschiede der Adipositasphänotypen berücksichtigen

In den letzten Jahrzehnten schaut man in der Adipositasforschung genauer hin und betrachtet die Entstehung von Übergewicht und Adipositas differenzierter. Verschiedene Faktoren, die sich teilweise gegenseitig beeinflussen, können Störungen bei den Hunger- und Sättigungssignalen bewirken. Die folgenden

Einflüsse sind an der Entstehung von Fettleibigkeit beteiligt und beeinflussen sich gegenseitig:

- Genetik: Mutation einzelner Gene
- Epigenetik: Ausprägung bestimmter Gensequenzen
- Entwicklung: Zusammensetzung des Mikrobioms
- Umwelt: Keim- und Schadstoffexposition
- individuelles Verhalten: Ausmaß an körperlicher Aktivität, regelmäßige Entspannung, guter Schlaf, Essgewohnheiten
- soziales Umfeld: Stressfaktoren, Schichtarbeit, Vorbilder in Familie und im Freundeskreis

Da sich diese Faktoren gegenseitig beeinflussen, sollte besonders den verhaltensbezogenen Einflüssen bei der Vorsorge und Therapie mehr Beachtung geschenkt werden, denn sie lassen sich vergleichsweise gut anpassen. So können neben Regeneration und Stressmanagement regelmäßiges körperliches Training, weniger sitzen und eine ausgewogene Ernährungsweise das genetische Risiko für Adipositas in allen Altersgruppen positiv verändern, wie Adela Hruby von der Tufts University in Boston (USA) mit ihren Kollegen 2016 zeigte. Werden diese Faktoren bei der Behandlung von Adipositas berücksichtigt, ist ein langfristiger Erfolg wahrscheinlicher.

Eine Übersichtsarbeit aus dem Jahr 2020 definiert vier in der Literatur vertretene Adipositasphänotypen. Die Unterscheidung orientiert sich zum einen am Vorkommen bestimmter Biomarker (Moleküle, Gene, Zellen) und zum anderen an der Körperkomposition sowie verschiedenen Umweltfaktoren und sozioökonomischen Aspekten. Durch die Berücksichtigung dieser Unterschiede können sowohl das Krankheitsrisiko als auch die Schritte zur Vorbeugung und Therapie individueller und damit effektiver gestaltet werden. Die folgenden vier Adipositasphänotypen haben Dr. Laura Pérez-Campos Mayoral und ihr Team von der Universität in Oaxaca (Mexiko) im Jahr 2021 zwar noch nicht vollends trennscharf eingeteilt und bedürfen weiterer Forschung, trotzdem erleichtern sie schon jetzt die Auswahl der Behandlungsmaßnahmen:

Stoffwechselgesunde Adipöse (MHO, Metabolically Healthy Obese): Sie haben einen hohen BMI ($\geq 25 kg/m^2$) mit erhöhtem Körperfett, aber gleichzeitig niedrigem viszeralen (organumhüllenden) Fettanteil. Ihr metabolisches Profil – vor allem die Insulinsensitivität und Entzündungswerte – ist unauffällig und vergleichbar mit gesunden Normalgewichtigen. Sie sind meistens jünger mit einer kürzeren Adipositasvergangenheit und körperlich aktiver als die anderen Phänotypen. Ihr Risiko, mit der Zeit ein metabolisches Syndrom zu entwickeln und in einen der anderen Phänotypen zu wechseln, ist gegenüber gesunden Normalgewichtigen jedoch deutlich erhöht.

Stoffwechselabnormale Adipöse (MAO, Metabolically Abnormal Obese): Sie leiden unter dem metabolischen Syndrom, das sich aus der Kombination einer stammbetonten Adipositas (Taillenumfang: ab 80 Zentimeter bei Frauen, ab 94 Zentimeter bei Männern) mit erhöhtem viszeralen Fett und mindestens zwei der folgenden Kriterien zusammensetzt: erhöhte Triglyceride, erniedrigtes HDL-Cholesterin, erhöhter Blutdruck und erhöhter Nüchternblutzucker. Das Risiko für kardiovaskuläre Erkrankungen (Diabetes Typ 2, Arteriosklerose) ist im Vergleich zu metabolisch Gesunden erhöht.

Stoffwechselanormale Normalgewichtige (MONW, Metabolically Obese with Normal Weight): Menschen mit vergleichsweise niedrigem BMI zwischen 20 und $27 kg/m^2$, die Kriterien des metabolischen Syndroms erfüllen, gelten als präadipös oder metabolisch adipös mit Normalgewicht. Sie sind körperlich inaktiv und besitzen im Vergleich zu gesunden Normalgewichtigen mehr

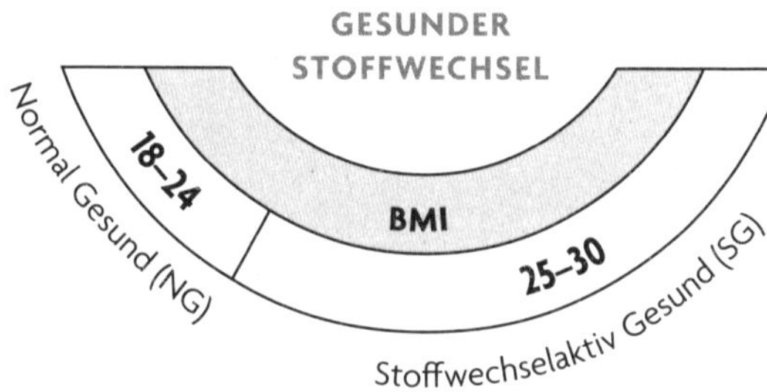

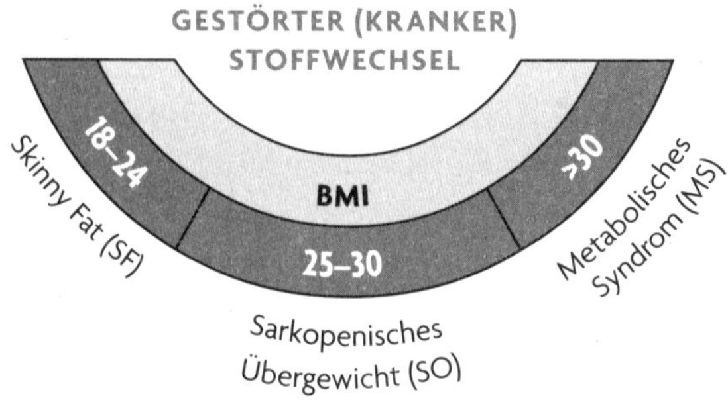

Stoffwechsel und Übergewicht (BMI)

Fett (über 23 Prozent bei Männern, über 30 Prozent bei Frauen), darunter vor allem viszerales Fett (ab 100 cm^3). Die Konzentration von Adipokinen (Fettgewebshormonen) und das Risiko für metabolische Erkrankungen wie Diabetes Typ 2 sind erhöht.

Sarkopenische Adipöse (SO, Sarcopenic Obese): Die Betroffenen sind über 65 Jahre alt und leiden unter altersbezogener Abnahme der Muskelmasse und -kraft (also Sarkopenie, siehe Seite 139) bei gleichzeitiger Zunahme der Fettmasse. Sie weisen einen BMI zwischen 25 und 30 kg/m^2 auf mit erhöhter viszeraler Fettmasse und metabolischen Begleiterkrankungen, besonders erhöhter Adipokinkonzentration und Hypertonie. Altersunabhängige Faktoren wie ein niedriger sozioökonomischer Status, Rauchen und körperliche Inaktivität kommen oft hinzu. Diese Faktoren werden teils auch als Mitverursacher der Erkrankung diskutiert.

Gesellschaftlicher Druck diskriminiert Übergewichtige

Wie sehr Menschen mit Adipositas unter Stigmatisierung und Diskriminierung leiden, und zwar auf allen gesellschaftlichen Ebenen, zeigten Melody Fulton und Vijay N. Srinivasan in einer aktuellen Studie aus dem Jahr 2021. Den Betroffenen werden negative persönliche Eigenschaften wie Undiszipliniertheit, Faulheit, Charakterschwäche oder sogar verminderte Intelligenz unterstellt.

Im Umkehrschluss scheint für Adipöse die gesellschaftliche Akzeptanz nur über das Schlankheitsideal und die Reduktion von Gewicht möglich zu sein. Diese Denkweise begünstigt körperlich und psychisch belastende Maßnahmen, die nicht nur gesundheitlich kritisch, sondern auch selten dauerhaft erfolgreich sind: Eine drastische Verringerung der Kalorienaufnahme durch Diäten oder Fasten kann kaum jemand über einen längeren Zeitraum durchhalten, denn die körperliche und psychische Belastung – durch Hunger und Verzicht – ist einfach zu groß. Der Gewichtsverlust geht meist nicht nur auf die erwünschte Abnahme von Fett, sondern auch auf die Verringerung von Muskelmasse (aktive Zellmasse, fettfreie Masse, FFM) zurück. Diese ist aber für den Stoffwechsel essenziell. Weniger stoffwechselaktive Zellen begünstigen dann nach Abschluss der Diät die erneute Zunahme von Fett und damit Gewicht, allseits bekannt als Jo-Jo-Effekt. Dieser Prozess, den viele Abnehmwillige am eigenen Leib erfahren haben, wurde durch zahlreiche Studien belegt.

Das eigene Scheitern scheint die gesellschaftlichen Vorurteile zu bestätigen. Aus Frust wird noch mehr gegessen, körperliche Bewegung, aber auch soziale Aktivitäten werden vernachlässigt. Dadurch kann sich das ursprüngliche Problem weiter verschlimmern. Deswegen ist es unerlässlich, gegen Adipositas mit gesundheitsförderlichen, ganzheitlichen und nachhaltigen Maßnahmen anzugehen und eine realistische Erwartungshaltung zu fördern: Überzählige Kilos, die man sich über Jahre angefuttert hat, wird man nicht in wenigen Monaten für immer los.

Für ein schnelles Abnehmen, das sich ausschließlich am angezeigten Gewicht auf der Waage orientiert, sind Diätmaßnahmen effektiver als alleiniges körperliches Training, wie Dr. Alfred Wirth 2019 zeigte. Um jedoch parallel einer unerwünschten Abnahme der FFM (fettfreie Masse = aktive Zellmasse) entgegenzuwirken, muss ein regelmäßiges Muskel- und Herz-Kreislauf-Training mit proteinreicher Kost kombiniert werden. Das gilt besonders für sarkopenische Adipöse, die sowieso schon wenige Muskeln haben und keinesfalls noch weitere verlieren sollten. Oft ist zusätzlich neben regelmäßigem Training und einer dauerhaften Ernährungsumstellung auch eine psychologische Beratung sinnvoll.

Empfehlungen für ein Training bei Adipositas

Aktuelle Studienerkenntnisse zeigen, dass sowohl Muskel- als auch Herz-Kreislauf-Training effektiv gegen Adipositas wirken. Für die akute Verminderung von Fettgewebe und die Verbesserung der Gesundheitsparameter ist Herz-Kreislauf-Training dem Krafttraining überlegen. Allerdings: Um die Muskulatur trotz verminderter Kost zu erhalten, ist Muskeltraining verbunden mit einer höheren Eiweißaufnahme wirksamer als Herz-Kreislauf-Training, wie die Untersuchung von Wirth 2019 zeigte.

Die Kombination beider Trainingsarten und vor allem die dauerhafte Integration in den Lebensstil empfahl 2021 der Harvard-Professor Edward Giovannucci. Sie stabilisiere zum einen die günstige Körperzusammensetzung aus mehr Muskeln und weniger Fett und sorge damit verbunden für andere gesundheitliche Vorteile: ein geringeres Risiko für kardiovaskuläre Vorfälle, für degenerative Veränderungen des Bewegungs- und Stützsystems, für Krebserkrankungen sowie eine bessere psychische Gesundheit und Lebensqualität. Ein solches Training ist ratsam für alle Altersgruppen ab fünf Jahren aufwärts zur Vorbeugung und Behandlung von Adipositas und den verbundenen Erkrankungen, wie 2020 mehrere Studien zeigten.

Ausdauertraining als Basis

Besonders bei starkem Übergewicht und langjährigem Bewegungsmangel empfiehlt die WHO (Stand 2020) für das Herz-Kreislauf-Training einen wöchentlichen Umfang von 2,5 bis 5 Stunden bei niedriger Intensität. Das bedeutet Gehen oder langsames Radfahren. Dieses Pensum erreichen Untrainierte mit entsprechend schlechten körperlichen Voraussetzungen bereits zum Teil oder vollständig durch Aktivitäten im Alltag. Etwas fitteren Übergewichtigen rät die WHO zu 1,25 bis 2,5 Stunden Ausdauertraining mit moderater bis höherer Intensität, also durch Walken, Joggen oder zügiges Radfahren. Das sollte zu Beginn mit einem geschulten Trainer auf dem Laufband oder dem Fahrradergometer absolviert werden.

Als zeiteffiziente Alternative zur Dauermethode, also der üblichen kontinuierlichen und gleichbleibenden Belastung, bietet sich das High Intensity Interval Training (HIIT) mit einem Gesamtumfang von nur einer Stunde wöchentlich an. Dabei wechseln sich sehr anstrengende Phasen mit hohem Tempo und ruhige Phasen mit geringer Geschwindigkeit ab. Aufgeteilt auf 20 Minuten an drei Tagen in der Woche ist HIIT ähnlich effektiv wie die Dauermethode zur Verringerung von Fett, zur Steigerung der Ausdauerleistungsfähigkeit und der Insulinsensitivität. Allerdings ist es für Einsteiger und besonders für »übergewichtige« Anfänger nicht geeignet, weil es deren gesamten Organismus überlasten würde.

Laut Wirth lagen bis 2019 keine einheitlichen Daten zur passenden Intensität von Ausdauertraining in der Adipositastherapie vor. Generell werden zum Einstieg in das Ausdauertraining niedrige Intensitäten empfohlen, um die Fettoxidation zu aktivieren und zu verbessern (20 bis 50 Prozent der relativen maximalen Sauerstoffaufnahme = VO2max in ml/kg/min). Mit zunehmender Ausdauer wird die Belastung allmählich gesteigert.

Beim HIIT auf dem Fahrradergometer kann von Anfang an mit hoher Trittfrequenz begonnen und die Belastung allmählich über den Tretwiderstand und den Umfang (5 bis 20 Minuten pro Einheit) gesteigert werden.

Generell sollten das Training und seine Intensität an die Wünsche und das Wohlbefinden der Trainierenden angepasst und der Trainingsfortschritt regelmäßig objektiv überprüft werden (siehe Seite 253).

Empfehlungen für das gezielte Krafttraining bei Adipositas

Damit Muskelmasse und -kraft zunehmen, raten Wissenschaftler, die großen Muskelgruppen, also Bein-, Arm-, Rücken-, Bauch-, Brust- und Schultermuskulatur, mindestens ein bis zwei Stunden pro Woche aufgeteilt auf zwei oder mehr Tage zu trainieren. Um Überbelastungen und Verletzungen vorzubeugen, sollten es zunächst nicht mehr als 2,5 Stunden sein. Ob das Training mithilfe von Geräten, Kleingeräten, freien Hanteln oder dem eigenen Körpergewicht durchgeführt wird, richtet sich nach Adipositasphänotyp, Trainingserfahrung und -fortschritt, Alter, Komorbiditäten (Beschwerden oder Krankheiten, die zur Haupterkrankung hinzukommen) sowie den Vorlieben des Trainierenden.

Für eine möglichst hohe Effektivität sollte sich der Trainingsaufbau an den fünf Phasen des Stufenmodells zum Muskeltraining orientieren, das ich mit meinem Kollegen Dr. Dieter Lagerstrøm entwickelt habe:

- Stufe 1: In diesem Vortraining werden mithilfe von niedrigen Intensitäten (unter 30 Prozent der Maximalkraft) die Wahrnehmung sowie ein ökonomischer und koordinativer Kraft- und Bewegungseinsatz geschult.
- Stufe 2: Bei dieser Phase des Vortrainings wird mit niedrigen bis mittleren Intensitäten (30 bis 40 Prozent der Maximalkraft) die Leistungsfähigkeit des Stoffwechsels und damit die Widerstandsfähigkeit der Muskulatur gegen Ermüdung gesteigert. Dafür werden zwischen 20 und 40 Wiederholungen in mehreren Sets im Sinne des Kraftausdauertrainings angewandt. Sie bereiten die Muskulatur und das Bewegungssystem auf die höheren Intensitäten im Muskelvolumentraining (Stufe 3) vor.
- Stufe 3: Die Intensität liegt im mittleren bis hohen Bereich (40 bis 70 Prozent der Maximalkraft) bei mittleren bis hohen Wiederholungszahlen (8 bis 20) in mehreren Sätzen, um eine energetische Auslastung und ein Muskelwachstum durch Muskelproteinsynthese zu erzielen.
- Stufe 4: Die inzwischen erhöhte und belastbare Muskelmasse wird genutzt, um die Kraftfähigkeit zu steigern. Durch hohe

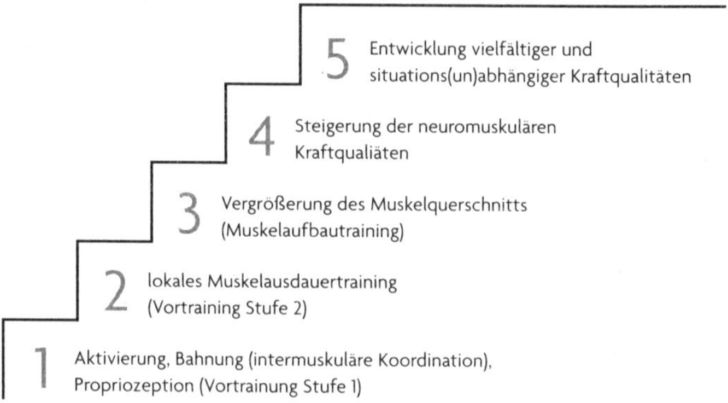

Das Fünf-Stufen-Modell

Intensitäten (75 bis 100 Prozent der Maximalkraft) mit wenigen Wiederholungen (1 bis 6) werden mehr motorische Einheiten in der Muskulatur rekrutiert, und ihre Erregungsfrequenz steigert sich.

- Stufe 5: Die bereits trainierte Muskulatur wird in vielfältigen und individuellen Bewegungsabläufen genutzt, um Kraftfähigkeit und Stabilität für spezifische Situationen im Alltag oder im Sport zu ermöglichen.

Diese fünf Stufen sind zwar hierarchisch und zeitlich geordnet, können aber je nach individuellen Voraussetzungen flexibel gewichtet werden oder sich überschneiden. Wie bei jedem neuen Training steigert man sich langsam: Der oder die Trainierende beginnt mit einer geringen Belastung und steigert sie allmählich durch mehr Wiederholungen und Sätze sowie eine höhere Zusatzlast, falls an Geräten trainiert wird. Wie beim Ausdauertraining sollten Fortschritte regelmäßig überprüft werden. Mehr dazu lesen Sie ab Seite 253.

Konkrete Empfehlungen für die Adipositasphänotypen

Die noch recht neue Unterscheidung der vier bereits erläuterten Phänotypen in stoffwechselgesunde, stoffwechselabnormale und sarkopenische Adipöse sowie stoffwechselanormale Normalgewichtige (siehe Seite 242) macht es möglich, die Betroffenen viel differenzierter zu behandeln und das Training exakter auf ihre Bedürfnisse auszurichten. Das bedeutet natürlich auch größere Erfolgschancen.

Trainingsempfehlungen für stoffwechselgesunde Adipöse (MHO)

Stoffwechselgesunde Adipöse kennzeichnet eine erhöhte Gelenkbelastung bei höheren BMI-Werten ab 30 kg/m². Jedoch ist ihr Herz-Kreislauf-System von Beginn an eher belastbar durch höhere Level an körperlicher Aktivität. Die Ziele ihres Trainings sind:

- Ausdauertraining zur Reduktion von Fettmasse
- Erhalt und Aufbau der Muskelmasse bei diätetischen oder operativen Maßnahmen durch Krafttraining

Konkret bedeutet das:

- moderates/intensives Ausdauertraining, also Walken (Joggen bei BMI < 30 kg/m²), Fahrradergometer in der Dauermethode (mind. 30 Minuten bei über 50 Prozent der relativen VO2max) oder HIIT (20 Minuten bei über 60 Prozent der relativen VO2max bei Belastung mit aktiver Pause und einem Belastung-Pause-Verhältnis von 1 : 1) sowie
- Kraft- und Muskelvolumentraining vorrangig mit dem eigenen Körpergewicht, Kleingeräten und freien Gewichten

mit besonderem Fokus auf der Entwicklung von vielfältigen Kraftqualitäten (Stufe 5 nach Froböse und Lagerstrøm, siehe Seite 249) bei über 30 Prozent der Maximalkraft

Trainingsempfehlungen für stoffwechselabnormale Adipöse (MAO)

Bei stoffwechselabnormalen Adipösen müssen fürs Training die erhöhte Belastung des Stützsystems und die eher geringe Belastbarkeit des Herz-Kreislauf-Systems berücksichtigt werden. Daher benötigen sie als Schwerpunkte:

- Ausdauer- und Krafttraining zur Gewichtsreduktion und Erhöhung der fettfreien Masse
- eine erhöhte Eiweißzufuhr

Das bedeutet konkret:

- Ausdauertraining (Fahrradergometer und Walken) bei geringer bis moderater Intensität (20 bis 90 Minuten bei über 50 Prozent der relativen VO2max) und
- geführtes Kraft- und Muskelvolumentraining an Geräten, mit Kleingeräten sowie gelenkschonende Übungen mit dem eigenen Körpergewicht mit besonderem Fokus auf der Vergrößerung des Muskelquerschnitts (Stufe 3 nach Froböse und Lagerstrøm, siehe Seite 248) bei 40 bis 70 Prozent der Maximalkraft und 8 bis 20 Wiederholungen bzw. bei 75 bis 100 Prozent der Maximalkraft und 1 bis 6 Wiederholungen.

Trainingsempfehlungen für stoffwechselanormale Normalgewichtige (MONW)

Das Hauptmerkmal bei stoffwechselanormaler Normalgewichtigkeit ist eine eher geringe Belastbarkeit des Herz-Kreislauf-Systems. Deswegen brauchen die Betroffenen zunächst:

- einen Schwerpunkt auf Krafttraining zur Steigerung der aktiven Zellmasse
- eine erhöhte Eiweißzufuhr

In der Praxis heißt das:

- geführtes Kraft- und Muskelvolumentraining an Geräten, mit Kleingeräten, mit freien Gewichten und dem eigenen Körpergewicht und besonderem Fokus auf der Vergrößerung des Muskelquerschnitts (Stufe 3 und 4 nach Froböse und Lagerstrøm, siehe Seite 248) bei 40 bis 70 Prozent der Maximalkraft und 8 bis 20 Wiederholungen und
- Ausdauertraining (Walken, Joggen, Fahrradergometer) mit der Dauermethode bei moderater bis intensiver Intensität (20 bis 90 Minuten bei 30 bis 70 Prozent der relativen VO2max) oder HIIT (20 Minuten bei ≥ 60 Prozent der relativen VO2max bei Belastung mit aktiver Pause und einem Belastung-Pause-Verhältnis von 1 : 1)

Trainingsempfehlungen für sarkopenische Adipöse (SO)
Wegen der eher geringen Belastbarkeit ihres Stützsystems und der ebenfalls eher niedrigen Belastbarkeit ihres Herz-Kreislauf-Systems brauchen sarkopenische Adipöse als Ziele und Schwerpunkte:

- Kraft- und Ausdauertraining zur Steigerung der fettfreien Masse, der Kraft und der Ausdauerleistungsfähigkeit zur Bewältigung des Alltags
- eine erhöhte Eiweißzufuhr

In der Praxis heißt das:
- Kraft- und Muskelvolumentraining vorrangig an Geräten, mit Kleingeräten, mit dem eigenen Körpergewicht und besonde-

rem Fokus auf der Vergrößerung des Muskelquerschnitts und Steigerung der neuromuskulären Kraftqualitäten (Stufe 3 und 4 nach Froböse und Lagerstrøm, siehe Seite 248) bei 40 bis 70 Prozent der Maximalkraft und 8 bis 20 Wiederholungen beziehungsweise bei 75 bis 90 Prozent der Maximalkraft und 1 bis 6 Wiederholungen. Das bedeutet konkret ein Training mit höheren relativen Widerständen, anfangs vorrangig geführt an Geräten zur Verletzungsprophylaxe sowie Eigengewichtsübungen mit geringer Gelenkbelastung.
- Ausdauertraining mit der Dauermethode bei geringer bis moderater Intensität (20 bis 90 Minuten bei 20 bis 80 Prozent der relativen VO2max) oder HIIT (20 Minuten bei ≥ 50 Prozent der relativen VO2max bei Belastung mit aktiver Pause und einem Belastung-Pause-Verhältnis von 1 : 1 oder 1 : 2), am besten auf dem Fahrrad, Fahrradergometer oder mittels Walking.

Das Training steuern und den Fortschritt überprüfen

BMI und Taillenumfang lassen sich schnell und einfach ermitteln, haben aber die erwähnten Beschränkungen, weil sie nichts über die aktive Zellmasse aussagen. Mithilfe der bioelektrischen Impedanzanalyse (BIA) und über die Messung der Handgreifkraft (siehe Seite 147) dagegen können Therapeuten oder Trainer eine effiziente und genaue Einstufung in einen der Adipositasphänotypen sowie eine begleitende Diagnostik vornehmen. Zu Beginn helfen beide Methoden, individuell über konkrete Zielsetzungen und Inhalte des Trainings zu entscheiden und dabei den aktuellen Fitnesszustand zu beachten sowie die gesundheitlichen Risiken wie Gebrechlichkeit im Alter und Defizite bei der Belastbarkeit des Stützsystems. Regelmäßige Checks alle paar Wochen zeigen schwarz auf weiß den Trainingsfortschritt und geben Hinweise, wie das Training eventuell verändert und angepasst werden muss.

Für den Erfolg beim Abnehmen ist eine realistische Erwartungshaltung der Betroffenen extrem wichtig! Eine rasche Reduktion des Körpergewichts, wie sie sich die meisten sehnlichst wünschen, geht fast immer mit einer schlechteren Körperzusammensetzung und einem hohen Risiko für erneutes Zunehmen und Komorbiditäten einher. Statt der schnellen Gewichtsreduktion sollte eine allmähliche und nachhaltige Verbesserung der Körperkomposition im Mittelpunkt stehen, um eine lang anhaltende Besserung aller Gesundheitsparameter zu bewirken. Dafür sind Geduld und eine dauerhafte Lebensstilanpassung nötig.

Allein ist eine starke Gewichtsreduktion nur schwer zu schaffen. Mit kompetenter Anleitung in kommerziellen und nichtkommerziellen Gesundheits- und Fitnessstudios dagegen ist sie einfacher durchzuhalten, weil die Trainingsqualität gesichert ist und die Motivation höher bleibt. Außerdem werden Kompetenz und Wissen vermittelt, wie die Betroffenen ihr Training selbstständig individuell und regelmäßig durchführen können. Auch die Ernährungs- und Regenerationsgewohnheiten, die über rein physiologische Prozesse hinausgehen, sollten bei der Adipositas-Trainingstherapie beachtet und ganzheitlich betrachtet werden. Mit einem solchen Gesamtkonzept sind die Chancen hoch, den Weg aus der Fettleibigkeit zu finden.

Nach dem Abnehmen dranbleiben

Nach einer strengen Diät nehmen die Betroffenen in den meisten Fällen bald wieder zu, und ihr Stoffwechsel verschlechtert sich, wie Dr. Roel G. Vink und seine Kollegen von der Universität Maastricht (Niederlande) 2016 in einer Studie feststellten. Das gilt sogar nach einer Magenoperation, einem sogenannten bariatrischen Eingriff: Im Nachhinein kommt es häufig zu erneuter Gewichtzunahme und Komorbiditäten, die auf körperliche Inaktivität und einen unpassenden Ernährungsstil zurückzuführen sind, so die Ergebnisse von Dr. Anna Belligoli und Kollegen 2020.

Dr. Luca Busetto und sein Team an der Universität Padua (Italien) machten dafür 2021 folgende Mechanismen verantwortlich, die gemeinsam zu einer erhöhten Kalorienaufnahme und einem verringerten Energieumsatz nach der Abnehmphase oder dem Eingriff führen:

- die metabolische Anpassung des Organismus auf hormoneller Ebene
- die Veränderungen der Körperkomposition sowie
- psychische Folgen des Verzichts oder des Eingriffs

Schnelles Abnehmen oder eine OP lassen außer Acht, dass Adipositas eine chronische Erkrankung ist, die nur mit einer langfristigen Lebensstilanpassung nachhaltig behandelbar ist.

Die stabile Umstellung auf gesunde Ernährung in den richtigen Mengen, kombiniert mit genug Entspannung, Schlaf und natürlich Sport, sorgt für den langfristigen Abnehmerfolg! Viele Studien und Übersichtsarbeiten untermauern den Nutzen von dauerhafter körperlicher Aktivität, um ein günstiges Gewicht langfristig zu erhalten und vor allem die metabolische Gesundheit zu verbessern. Besonders die Kombination von kraft- und ausdauerorientiertem Training wird diesen Ansprüchen gerecht.

MIT AKTIVEN MUSKELN
gegen Diabetes Typ 2

Diabetes traf früher nur die Alten, doch inzwischen ist die sogenannte Zuckerkrankheit mitten in unserer Gesellschaft angekommen – die Daten sind dramatisch. Aktuelle Untersuchungen des Robert-Koch-Instituts aus dem Jahr 2022 sprechen sogar von einer »globalen Epidemie« und der größten Herausforderung für unsere Gesundheitssysteme. Weltweit sind rund 463 Millionen Menschen betroffen – das macht circa 8,8 Prozent der Weltbevölkerung aus. Zusätzlich geht die WHO derzeit international von etwa 180 Millionen nicht diagnostizierten Fällen aus – Tendenz rasant steigend. Entsprechend düster sind die Prognosen: Bis 2030 erhöht sich die Zahl der Diabetiker auf der Erde voraussichtlich auf 642,7 Millionen und bis 2045 sogar auf 783,2 Millionen. 90 bis 95 Prozent davon haben die Diagnose Diabetes Typ 2.

Allein in Deutschland summierten sich 2021 die Ausgaben im Gesundheitswesen für Diabetes Typ 2 auf 41,5 Milliarden. Mit etwa 7000 Euro pro Jahr belastet aktuell jeder dieser Erkrankten das deutsche Gesundheitswesen – und damit uns alle. Das Besondere daran ist, dass heutzutage zwei Drittel der Erkrankten zwischen 20 und 64 Jahren alt sind. War Diabetes Typ 2 noch vor 30 Jahren eine typische Erkrankung der Alten über 65, werden die Patienten leider immer jünger: Inzwischen sind bereits Jugendliche und sogar Kinder betroffen. Die Pharmaindustrie freut sich, denn die wirtschaftlichen Prognosen für entsprechende Medikamente ist exzellent.

Von der Insulinresistenz zum Diabetes

Wenn wir Kohlenhydrate essen, steigt der Zuckerspiegel im Blut. Daraufhin schüttet die Bauchspeicheldrüse Insulin aus, um den Blutzucker zu normalisieren. Das Insulin öffnet wie ein Schlüssel die Körperzellen, sodass sie den Zucker aus dem Blut aufnehmen und verstoffwechseln können. Bei Diabetes jedoch bleibt die Glukose im Blut. Beim Typ-1-Diabetes fehlt das Insulin aufgrund einer Autoimmunerkrankung und muss medikamentös ersetzt werden.

Ganz anders verhält es sich jedoch bei Diabetes Typ 2: Durch stetiges Snacken von Süßigkeiten und anderen einfachen Kohlenhydraten muss die Bauchspeicheldrüse fast ständig Insulin produzieren und ist damit irgendwann überfordert. Außerdem benötigen die Zellen gar nicht so viel Glukose und können sie nicht komplett verarbeiten. Daher bauen sie ihre Schlösser nach und nach ab und werden resistent gegen die Schwemme von Insulin. Der Zucker bleibt also im Blut, und die Bauchspeicheldrüse arbeitet ständig auf Hochtouren, um ihn herauszuschleusen. Irgendwann jedoch ist sie erschöpft: Aus der Insulinresistenz ist Diabetes Typ 2 geworden.

Noch erschreckender, jedoch weitgehend unbekannt sind diese Zahlen: Im Jahr 2021 verstarben in Deutschland an den Folgen von Diabetes 151 463 Menschen! 415 Menschen sterben also täglich (!) in Deutschland an den Folgen einer Erkrankung, von der wir wissen, dass sie ausschließlich durch den Lebensstil verursacht wird, und zwar vorrangig durch Fehler bei der Ernährung und durch mangelnde Bewegung jedes Einzelnen. Seltsamerweise scheint dies niemanden so richtig zu interessieren! Oder haben Sie von einer öffentlichen Kampagne gegen Diabetes gehört? Zum Vergleich: Im selben Jahr sind in Deutschland »nur« 2569 Menschen im Straßenverkehr gestorben, doch in diesem Bereich macht man sich stetig Gedanken darüber, wie es noch weniger werden könnten.

Dabei ist schon lange nachgewiesen, dass neben einer zu energiereichen Ernährung unser sitzender Lebensstil die zweite Hauptursache für diese Entwicklung ist: Wer sich zu wenig bewegt, verliert seine Muskeln (Atrophie) und damit aktive Zellmasse. Dieser Prozess wird durch Diabetes Typ 2 zusätzlich verschärft, wie eine Studie aus dem Jahr 2019 von Dr. Satoru Ato und seinen Kollegen von der Ritsumeikan University in Japan feststellte: Bei Typ-2-Diabetikern werden 60 Prozent mehr des Atrophie-Transkriptionfaktors FoxO1 (= Forkhead box O) ausgeschüttet, der die Atrophie beschleunigt. Als Ursache sehen die Autoren ein Ungleichgewicht in der Proteinsynthese der Filamente in den Sarkomeren (siehe Seite 23) und dadurch deren verstärkten Abbau, eingeschränkte mitochondriale Funktionen sowie das häufigere Auftreten »schleichender« systemischer Entzündungsprozesse im Organismus. Dies ist natürlich umso schlimmer, weil der Skelettmuskel für etwa 80 Prozent der insulingestützten Glukoseaufnahme verantwortlich ist: Die stetig geringer werdende Masse an aktiven Zellen verschärft das Diabetesproblem immer mehr – ein Teufelskreis! Die Autoren stellten aber gleichzeitig fest, dass Diabetes *nicht* die Möglichkeit beeinflusst, diesem Vorgang durch Training entgegenzuwirken und neue Muskelmasse aufzubauen. Trainingseffekte stellen sich ebenso schnell ein wie bei Gesunden.

Die Abbildung rechts zeigt eindrucksvoll, dass ein sitzender Lebensstil, der mit Übergewicht einhergeht, zum einen mit einer »unterschwelligen« (geringgradigen) systemischen Entzündung im Organismus verknüpft ist und zum anderen mit dem deutlich

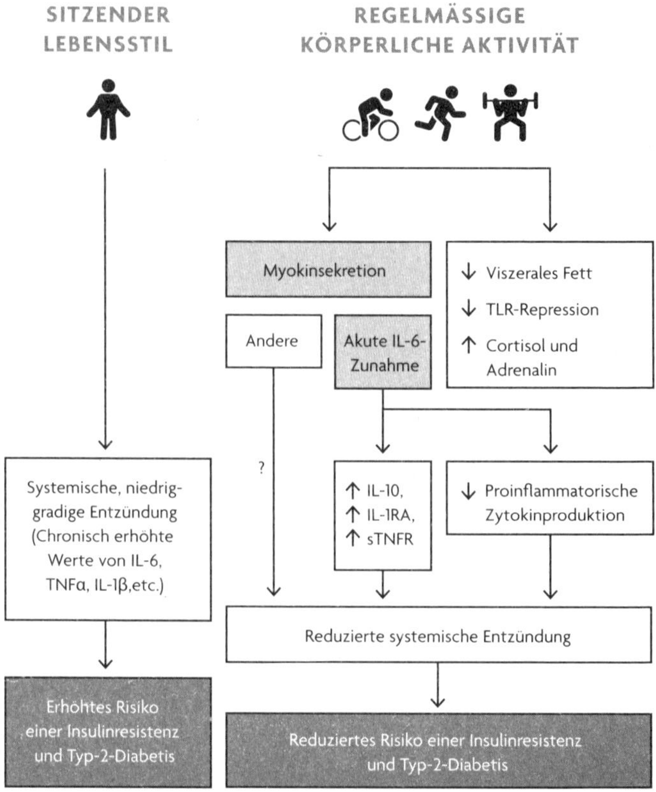

Einfluss eines passiven oder aktiven Lebensstils auf die Entwicklung von Insulinresistenz und Typ-2-Diabetes *(modifiziert nach Prof. Jürgen Eckel 2018)*

erhöhten Risiko einer Insulinresistenz als Trigger für Diabetes Typ 2. Dagegen verringert ein aktiver Lebensstil mit regelmäßigem Training der Muskulatur das Risiko einer Insulinresistenz und eines Typ-2-Diabetes deutlich. Er hat außerdem positive Effekte auf das Immunsystem und damit auf systemische Entzündungen.

Dabei spielt besonders auch Interleukin-6 (IL-6) eine bedeutsame Rolle: Es hemmt Entzündungen und regt gleichzeitig die antientzündlich wirkenden Myokine wie IL-10, IL-1 und den Tumornekrosefaktor (TNFR) an. Aktuell wissen wir es noch nicht genau, vermuten aber, dass noch weitere Myokine direkt oder auch indirekt systemische Entzündungen beeinflussen. Jedoch kennen wir den Effekt von körperlicher Aktivität auf den Abbau von viszeralem Fett, auf die Stimulation des Immunsystems, die Entwicklung von aktiven Zellen in der Muskulatur sowie auf die vermehrte Ausschüttung von Adrenalin und Cortisol, die antientzündlich wirken. Insgesamt also minimiert körperliches Training umfassend das Risiko, an Diabetes Typ 2 zu erkranken.

Mit aktiven Muskeln vorbeugen und behandeln

Während Patienten mit Diabetes Typ 1 nicht ohne Medikamente auskommen und mit eventuellen Nebenwirkungen leben müssen, können Typ-2-Diabetiker mit der richtigen Ernährung und vor allem Bewegung ihre Zuckerkrankheit so weit in den Griff bekommen, dass sie in den meisten Fällen ihre Arzneimittel nach und nach verringern und sogar absetzen können.

Dr. Dominik Pesta von der Universität Innsbruck und seine Kollegen haben sich 2017 speziell mit der Wirkung des Muskeltrainings bei Diabetes Typ 2 befasst. Sie zeigten, dass regelmäßiges apparatives Muskeltraining (fast) zwangsläufig die Muskelmasse erhöht und gleichzeitig viele Stoffwechselprozesse positiv beeinflusst. So verbessert sich zum Beispiel der Glukosetransport in die Muskelzelle, die Insulinsensitivität steigt, und gleichzeitig wächst die Oxidationsleistung der Mitochondrien.

Dies wird vor allem durch einen Abfall des Verhältnisses von ATP zu AMP während des körperlichen Trainings und die darüber angeregte Steigerung der Aktivität des Enzyms AMPK (AMP-aktivierte Proteinkinase) ausgelöst. Eine erhöhte AMPK-Expression steigert insulinabhängig den Glukosetransporter GLUT4-Translokation in die Muskelmembran und damit die Zuckeraufnahme in die Zellen. Die Zellen von trainierten Muskelathleten nehmen etwa 40 bis 45 Prozent mehr Zucker auf als die von Untrainierten. Darüber hinaus hemmt AMPK die vermehrte NO-Synthese (NOS), minimiert so den hemmenden Einfluss freier Radikale auf die insulinabhängige Signalkaskade und hält sie damit stabil.

Prof. Lauren Sparks vom Institute for Metabolism and Diabetes in Orlando (USA) führte mit Diabetes-Typ-2-Patienten ein neunmonatiges regelmäßiges Muskel- und Ausdauertraining durch und entnahm dabei sogar Biopsien aus der Oberschenkelmuskulatur. Die Ergebnisse waren eindeutig: Die gesamte Stoffwechsellage, insbesondere auch die Funktionen der Mitochondrien und die Fettoxidation, hatten sich durch das regelmäßige Training deutlich verbessert im Vergleich zu einer Kontrollgruppe ohne Training. Am stärksten zeigten sich die Effekte auf den Stoffwechsel bei jener Gruppe, die sowohl Muskel- als auch Ausdauertraining durchführte: Die Trainierenden steigerten ihre Muskelmasse um 1,4 Kilogramm. Die Forschenden sehen darin die entscheidende Grundlage aller weiteren Stoffwechselveränderungen. Das wiederum führt uns klar vor Augen, dass regelmäßiges Muskeltraining die Voraussetzung für einen funktionierenden und gesunden Metabolismus ist.

Die Studie macht aber auch deutlich, dass es durch Diabetes Typ 2 und die damit einhergehende Hyperinsulinämie (eine zu hohe Konzentration von Insulin im Blut) häufig zu einem Muskelfaserswitch von Typ-I- zu Typ-IIx-Fasern kommt (siehe Seite 50).

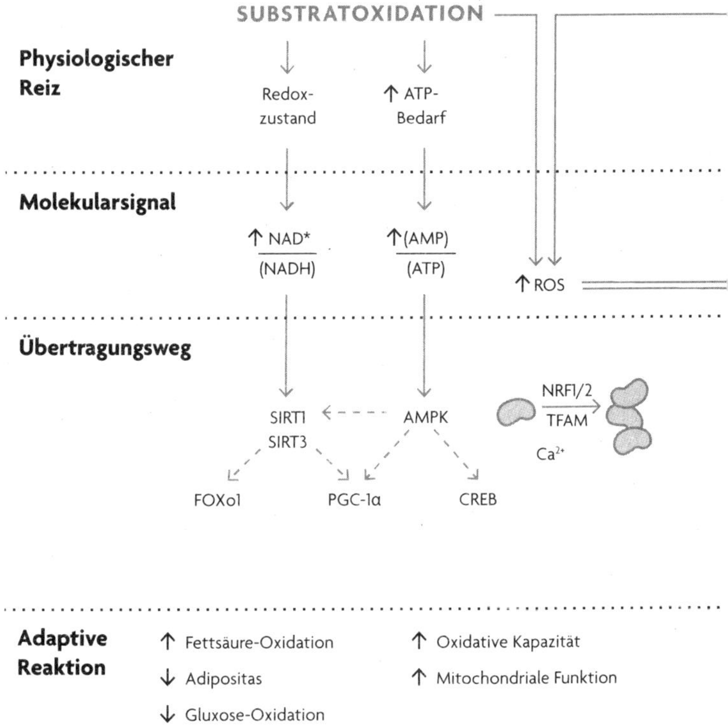

Wirkungen des regelmäßigen Muskeltrainings bei Diabetes Typ 2
(modifiziert nach Dr. Dominik Pesta 2017)

Das ist auch logisch, weil dieser Fasertypus primär glykolytisch arbeitet, also den Zucker nutzt, der ja reichlich vorhanden ist. Auffällig ist, dass Betroffene vor der Diagnose Diabetes Typ 2 bereits im Mittel um etwa 30 Prozent mehr Typ-IIx-Fasern besitzen – paradoxerweise ähnlich wie bei erfolgreichen Schnellkraftsportlern oder Sprintern. Doch die Athleten haben einen funktionierenden Metabolismus, der sie trotz dieses hohen An-

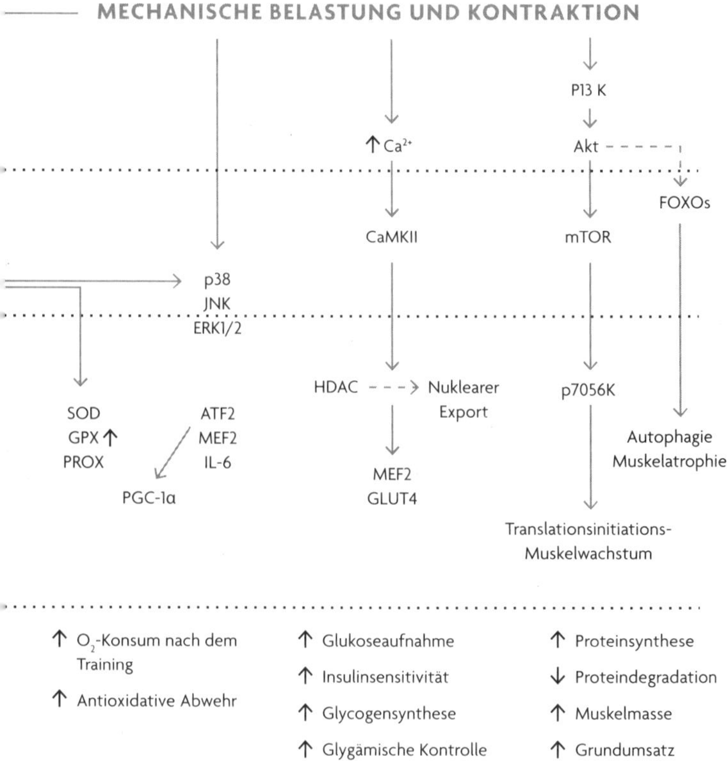

teils an diesem speziellen Fasertyp durch das Training und die umfassende Muskelmasse gesund hält.

Sparks und ihr Team kommen zu dem Schluss, dass die Faserzusammensetzung des Muskels letztlich nicht relevant ist für das Auftreten von Diabetes Typ 2, sondern ausschließlich deren Metabolismus beziehungsweise der Stoffwechsel des gesamten Organismus. Mit ihren Worten: Die »Quantität der einzelnen

Fasertypen ist weniger entscheidend als die Qualität der metabolischen Arbeit der Zellen«. Zum Glück kann sich die metabolische Arbeit der Muskelzellen auch ohne Muskelfaserswitch verbessern. Deswegen muss das Muskeltraining zwei Ziele haben:

- die Erhöhung der metabolischen Arbeit der Muskelzelle durch eine Verbesserung der mitochondrialen Leistung sowie
- die Vergrößerung der Muskelmasse als Ausgang und Basis für die Optimierung der Glukoseaufnahme und -verarbeitung

Für das Muskeltraining bedeutet dies, dass sowohl hochintensive Belastungen im Sinne der Förderung des Muskelwachstums als auch Belastungen im Kraft-Ausdauer-Bereich stattfinden müssen, um entsprechende Anpassungen des Organismus zu erzielen. Ein kontinuierliches Training mit moderater Intensität übt den größten Effekt auf den (mitochondrialen) Metabolismus bei Typ-2-Diabetes aus, denn der Langzeit-Blutzuckerwert HbA1c und die Insulinsensitivität verbessern und normalisieren sich. Hochintensive Belastungen im Umfang von 60 bis 100 Prozent der Maximalkraft und mit einer energetischen Ausbelastung innerhalb der Serien üben den größten Effekt auf das Wachstum der Muskelmasse aus.

Grundsätzlich muss bei der Diabetestherapie aber immer von einem gesamten Lifestylekonzept mit Kalorienbeschränkung, Gewichts- und auch Medikamentenmanagement sowie Training nachgedacht werden, weil nur dies langfristig und nachhaltig zu den gewünschten Ergebnissen führt. Ohne eine ausreichend aktive und leistungsfähige metabolische Muskulatur werden jedoch die anderen Einzelmaßnahmen meist ins Leere laufen.

Tipp: Nicht nachlassen!
Der akute Effekt der körperlichen Aktivität und des Trainings ist nach etwa 48 Stunden weitgehend abgeklungen. Deswegen sollten Diabetiker mindestens jeden zweiten Tag, also wenigstens dreimal pro Woche, trainieren. Das ist besonders für Patienten unter Insulintherapie oder oralen Antidiabetika mit potenzieller Hypoglykämiegefahr (Unterzuckerung) bedeutsam.

RÜCKENSCHMERZEN – selbst gemacht und selbst geheilt

Seit vielen Jahrzehnten – im Prinzip seit wir durch die stetig zunehmende Technisierung unseres Lebens mehr und mehr sitzen – ist der Rückenschmerz immer noch *die* dominante Volkserkrankung. Er beeinträchtigt nicht nur die Lebensqualität der einzelnen Betroffenen, sondern bringt auch die höchsten Arbeitsausfallzeiten und dadurch eine große wirtschaftliche Last mit sich. Das ist allerdings kein typisch deutsches Phänomen, sondern es findet sich in zahlreichen Industrienationen wieder, wie es Prof. Rachelle Buchbinder an der Monash University in Melbourne (Australien) im Jahr 2018 in einer großen Studie zu »Low Back Pain« (Schmerzen im unteren Rücken) in der medizinischen Fachzeitschrift *Lancet* beschreibt. Darin ruft sie zum globalen Handeln aller Nationen auf, um dieses weltweite Problem angesichts des zunehmenden Bewegungsmangels in den Griff zu bekommen.

Fast zwei Drittel (61,3 Prozent) der Deutschen klagen mindestens einmal im Jahr über Rückenprobleme, 15,5 Prozent über chronische Schmerzen. Dabei sind vor allem der untere Rücken und der Nacken betroffen sowie Frauen in allen Bereichen häufiger als Männer, so die Ergebnisse der RKI-Studie *Burden 2020*. Mittlerweile berichten auch immer mehr Kinder und Jugendliche von Rückenschmerzen, sodass diese Beschwerden längst nicht mehr vor allem ältere Menschen betreffen. Eine von uns an der Deutschen Sporthochschule Köln durchgeführte Studie kam zu dem Ergebnis, dass 40 Prozent der 15- bis 17-Jährigen schon einmal das Phänomen Rückenschmerz erlebt haben. Zum Glück verschwinden die Beschwerden meist nach spätestens zwei bis vier Wochen wieder.

Trotz umfassender Diagnostik bis hin zum MRT kann bei 80 bis 90 Prozent der Rückenschmerzen keine eindeutige Ursache gefunden werden. Fachleute sprechen dann vom sogenannten unspezifischen Rückenschmerz. Blicken wir zum Beispiel primär auf die Bandscheiben, wie es die Medizin leider immer noch macht (schließlich hat sie diesen Bereich maximal industrialisiert), stellt sich heraus: Nur zwei bis drei Prozent aller Rückenschmerzen werden durch einen Defekt an der Bandscheibe ausgelöst. Solche eindeutig zuzuordnenden Beschwerden heißen spezifische Rückenschmerzen. Dazu gehören noch andere spezifische Probleme wie die Stenose, also eine Verengung des Rückenmarkkanals, und Veränderungen an den kleinen Wirbelgelenken oder an den Wirbelkörpern wie bei einer Osteoporose. Doch selbst wenn sich solche degenerativen Veränderungen an der Wirbelsäule zeigen, heißt das noch lange nicht, dass dies der Ursprung der Schmerzproblematik ist. Selbst Bandscheibenvorfälle sind sehr oft beschwerdefrei und nur ein Zufallsbefund beim Röntgen. Gerade die Schmerzen im Bereich des Rückens sind multidimensional und fast nie einer eindeutigen Struktur und deren Schädigung zuzuordnen. Tatsächlich können wir heute wissenschaftlich fundiert sagen, dass die häufigste Ursache für unspezifische Rückenschmerzen Veränderungen an den dynamischen Systemen des Rückens sind, und zwar insbesondere an den Muskeln, Faszien und Sehnen der Wirbelsäule sowie an deren Gegenspielern an Bauch und Brust.

150 Muskeln wirken direkt auf die Dynamik und die Stabilität der Wirbelsäule ein. Erst die großen Muskeln von Rücken, Bauch und Brust lassen uns aufrecht stehen, große schwere Gegenstände bewegen und Sport treiben. Muskeln sind unser einziger Garant dafür, dass die Wirbelsäule und der Rücken unsere vielfältigen Bewegungen im Alltag, in der Freizeit und im Sport ermöglichen. Die Muskulatur kontrolliert die Bewegung, stabilisiert unsere Haltung, führt die dynamischen Aktionen durch – und sie spiegelt auch im Rücken unsere Emotionen. Denken Sie nur an den gramgebeugten Rücken.

Die Muskeln und die zugehörigen Faszien sind im Wesentlichen verantwortlich für Rückenschmerzen, und zwar für mehr als 80 Prozent: Wenn sich diese dynamischen Strukturen negativ verändern, indem sie sich verspannen oder verkleben, tut das richtig weh. Obwohl über sechs Millionen Menschen bereits an Rückenkursen teilgenommen haben, konnten die Kurse langfristig nichts zur Verminderung dieser Volkskrankheit beitragen. Das liegt an einem Grundproblem: dem extrem bewegungsarmen, sitzenden Lebensstil des Großteils der Bevölkerung. Wenn heute, wie die von mir mit der DKV durchgeführte Studie 2021 berichtete, die meisten von uns mehr als acht bis neun Stunden täglich sitzen und die Muskulatur ihres Rückens keine adäquaten Reize mehr erfährt, sind Rückenprobleme unausweichlich. Wir belasten unsere Muskulatur einfach zu wenig im Alltag und trainieren sie deutlich zu wenig in der Freizeit.

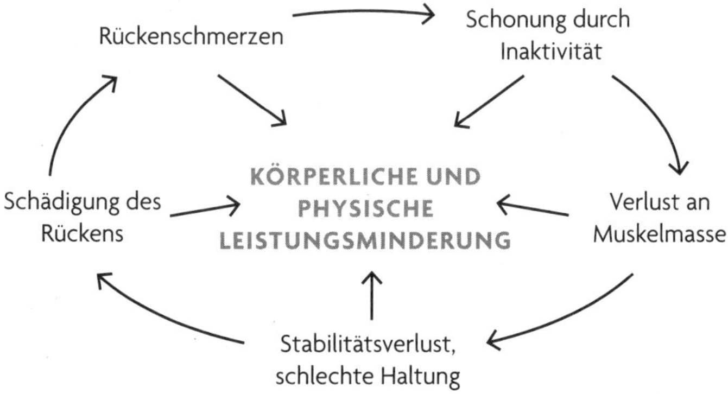

Der Teufelskreis der Schonung

Durch körperliche Inaktivität wird die Muskulatur kaum beansprucht – wir Sportwissenschaftler sprechen von unterschwelligen Reizen – und dadurch nur sehr eingeschränkt versorgt. Das schwächt die Muskulatur, sie verliert ihre Kraft und baut Muskelmasse ab. Durch diesen Funktions- und Kontrollverlust der Rückenmuskulatur wird die Wirbelsäule zwangsläufig in vielen Situationen deutlich instabiler, und es kommt zur Überlastung von Bandscheiben, Wirbelgelenken oder Wirbelkörpern. Dieser Teufelskreis setzt sich immer weiter fort, je weniger wir uns unseren Muskeln widmen.

Use it or lose it

Die alte Weisheit »Nur was genutzt wird, entwickelt sich, was ungenutzt bleibt, das verkümmert« gilt gerade und im Besonderen für unsere Muskulatur. Muskuläre Dysbalancen und Haltungsschwäche sind sichtbare Zeichen einer nicht optimal trainierten Muskulatur. Muskeln leben davon, dass wir sie nutzen und trainieren. Machen wir das nicht, dann entwickeln sich Verspannungen und Verkrampfungen, denn die Durchblutung und Hydration (Flüssigkeitsversorgung) der Faszien und Muskeln verringert sich, und daraus folgt ein »saurer« pH-Wert. Reagieren wir dann als Antwort auf das Zwicken und Ziehen der verspannten Muskeln mit Schonung, also wiederum mit zu wenigen Reizen und zu wenig körperlicher Aktivität, dann verschärft sich die Problematik: Bewegungseinschränkungen durch die verspannten oder verkrampften Muskeln an Rücken und Nacken führen zu Schmerzen, und wegen dieser Schmerzen schonen wir uns noch mehr – der Teufelskreis nimmt kein Ende. Wer ihn nicht mit Aktivität durchbricht, entwickelt chronische Schmerzsymptome und landet irgendwann verzweifelt auf dem OP-Tisch. Doch die erhoffte Besserung tritt häufig gar nicht ein, weil die Ursache damit nicht behoben ist. Dagegen hilft nur eins: das Leben ändern, aktiver werden und vor allen Dingen regelmäßig die Muskeln trainieren.

Der Schlüssel für den gesunden Rücken – die Muskulatur mit ihren drei Schichten

Auch Bodybuilder »haben Rücken«, denn es kommt nicht auf die maximale Kraft der Rückenmuskulatur an. Wirbelsäule und Rücken benötigen ein bestimmtes Muskelvolumen, und zwar nicht nur bei den großen oberflächlichen Rückenmuskeln, sondern vor allem in der Tiefe des Rückens: Die sensible autochthone Rückenmuskulatur muss extrem funktions- und leistungsfähig sein! Gerade daran fehlt es den Bodybuildern – und vielen anderen Menschen.

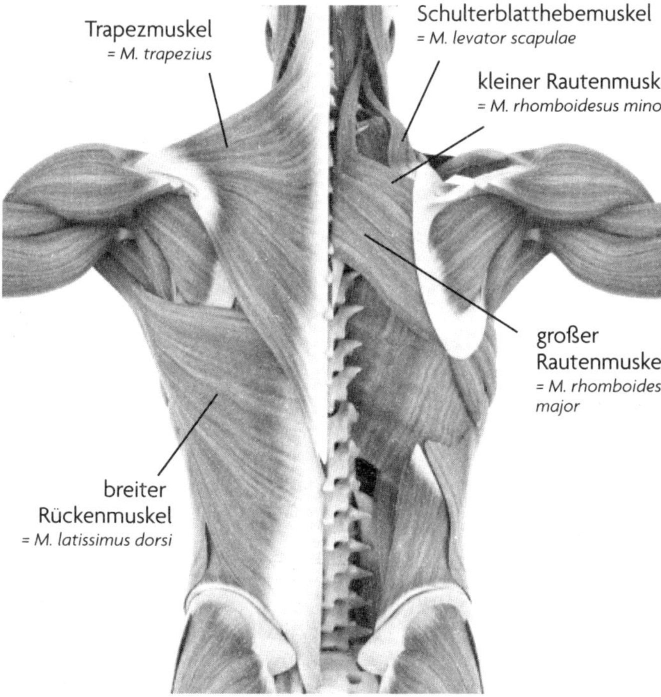

Oberflächliche Rückenmuskeln

Im Bereich des Rückens existieren drei Schichten von Muskulatur, die alle unterschiedliche Aufgaben übernehmen:

1. Die tiefe Schicht der Muskulatur ist für die Wirbelsäule die wichtigste Muskelgruppe. Es sind kurze, aber kräftige Muskeln, die sich gerade, schräg oder auch diagonal von Wirbelkörper zu Wirbelkörper ziehen und damit die Stabilität der Wirbelsäule bei jeder Bewegung steuern, kontrollieren und die einzelnen Wirbelkörper optimal positionieren. Sind diese Muskeln schlecht

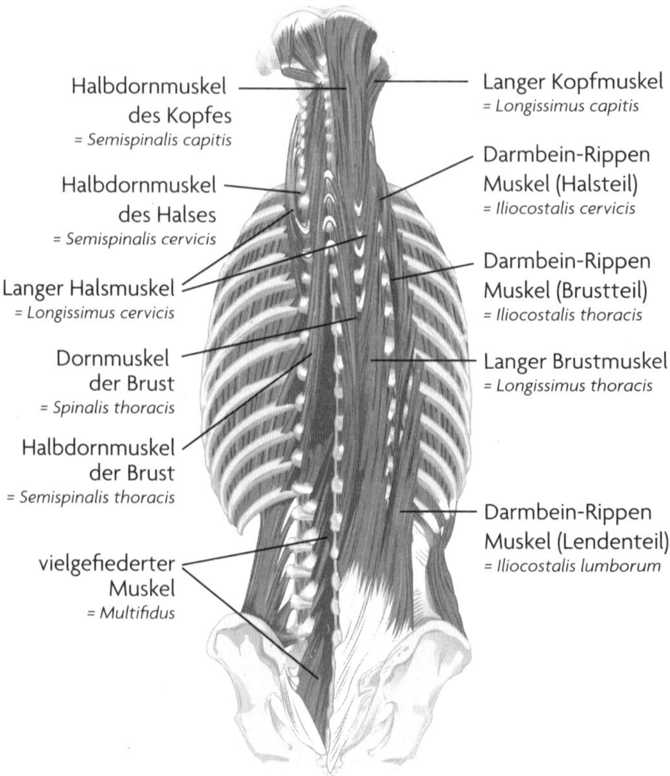

Tiefe und mittlere Schicht der Rückenmuskeln

trainiert, dann verkanten sich Wirbelgelenke, verschieben sich Wirbelkörper und verrutschen Bandscheiben.

2. Die mittlere Muskelschicht liegt direkt darüber und überbrückt dabei von unten nach oben die gesamte Länge der Wirbelsäule. Dabei ziehen die Muskeln vom Becken leicht fächerförmig zu den Wirbelkörpern bis zur Halswirbelsäule und zum Kopf. Sie stabilisieren die Wirbelsäule und verbinden sie mit dem

Brustkorb. Ihre wichtigste Funktion ist jedoch, den Rücken nach vorn zu beugen und wieder aufzurichten. Sind diese Muskeln geschwächt, können sich Wirbelkörper verschieben und sogar Blockaden verursachen, besonders in der Brustwirbelsäule.

3. Die dritte oberflächliche Schicht – die der Bodybuilder – ist bei nacktem Oberkörper gut sichtbar. Sie liegt direkt unter der Haut, und man erkennt die dreieckigen oder rautenförmigen Muskeln sehr gut, denn sie ziehen von den Dornfortsätzen der Wirbelsäule zur Schulter und zur Hüfte. Dabei verbinden sie das Becken und den Schultergürtel mit der Wirbelsäule und geben somit dem ganzen Rumpf Stabilität, wenn wir Beine und Arme bewegen.

Das Geheimnis der tiefen autochthonen Muskeln

Die kleinen, direkt an den Wirbelkörpern liegenden feinen Rückenmuskeln der tiefen sogenannten autochthonen (vor Ort entstandenen) Muskulatur sind letztlich das Geheimnis eines gesunden Rückens: Sie verbinden alle Wirbelkörper einzeln, »verzahnen« sie wie gut funktionierende Zahnräder miteinander und sorgen bei jeder Bewegung für eine optimale Platzierung der Wirbelkörper, der Wirbelgelenke und der Bandscheiben.

Diese kleinen tiefen Muskeln bestehen typischerweise zu fast 50 Prozent aus Bindegewebe und aus ungewöhnlich großen, meist schnellen weißen Muskelfasern vom Typ II, die so nirgendwo sonst im Körper zu finden sind. Genau durch diese spezielle Zusammensetzung bilden sie das ausgeklügeltste Stabilisierungssystem unseres Körpers und können selbst extreme Situationen und Körperhaltungen meistern, wie es sie im Sport häufig gibt. Diese besondere Muskelkonstruktion hat jedoch einen gravierenden Nachteil: Aufgrund des hohen Bindegewebsanteils und der typischen Faserzusammensetzung ist die tiefe Schicht der Rückenmuskeln nur schwer bewusst zu trainieren. Ihre Kraft und ihre Elastizität behält sie nur, wenn sie mit kleineren Drehbewegungen des Rumpfs reflektorisch aktiviert und trainiert wird.

Aufgrund ihrer anatomischen Lage und ihres Verlaufs werden die tiefen Rückenmuskeln bei jeder Drehbewegung des Körpers aktiviert: Bei einer solchen Rotation wird die eine Hälfte der Muskeln kürzer und damit gekräftigt, während die andere Hälfte länger und dadurch gedehnt wird. Speziell die Dehnung registrieren kleine Messfühler, die Muskelspindeln (siehe Seite 152), die diese Muskulatur während der Dehnung vor dem Zerreißen schützen. Besonders bei kleinen und schnellen Bewegungen reagieren diese winzigen Gefahrenmelder in den Muskeln extrem rasch und leiten ihre Information an die Nerven des Rückenmarks weiter. Von dort erfolgt dann ein Signal, sich gegen die Dehnung anzuspannen und dadurch ein Zerreißen zu verhindern. Dieser natürliche Muskelspindelreflex soll verhindern, dass die kleinen wichtigen Muskeln Schaden nehmen.

Für das Training können wir diesen Reflex wunderbar einsetzen. Da die Dehnung immer eine Anspannung der Muskulatur nach sich zieht, entspricht sie – häufig wiederholt – einem intensiven Trainingsreiz. Wenn Sie also Ihren Oberkörper drehen und leicht rotieren, ist dies das beste Training für die tiefen Rückenmuskeln. Auch sogenannte asymmetrische Sportarten, die im Inneren unsere Wirbelsäule leicht rotieren lassen und die tiefen Muskeln anspannen und dehnen, üben einen direkten Reiz auf die winzigen dynamischen Stabilisatoren aus. Zu diesen Sportarten gehören beispielsweise Nordic Walking, Wandern, Joggen, Skilaufen, Inlinern, Radfahren oder Kraulschwimmen.

Ausgerechnet diese tiefen Muskeln an der Wirbelsäule leiden entwicklungsgeschichtlich bedingt am meisten unter Bewegungsmangel und Schonung: Sie verkümmern fast doppelt so schnell wie andere Muskeln, und so werden durch unseren sitzenden Lebensstil die Wirbelsäule und der Rücken sehr schnell instabil: Die Wirbelkörper sind dann bei den Bewegungen nicht mehr optimal eingestellt und ausgerichtet und ähneln eher abgenutzten, ausgeleierten Zahnrädern, die auch gelegentlich aus der Spur geraten. Aus diesem Grund treten plötzliche Rückenprobleme wie ein Hexenschuss häufig auf, wenn Sie sich bücken und dabei gleichzeitig den Rumpf ein wenig zur Seite drehen – bei dieser Drehbewegung müssen die kleinen tiefen Muskeln die meiste Arbeit leisten, und bei Schwäche versagen sie zwangsläufig. Deswegen gilt für die Gesundheit Ihrer Wirbelsäule: Rotieren Sie für einen lebenslang fitten Rücken.

Ohne Bauchmuskeln kein gesunder Rücken!

Nur selten agiert ein Muskel völlig allein: Muskeln sind Teamplayer, und sie arbeiten fast immer zusammen. Das gilt ganz besonders für unsere Rumpfmuskeln, die aufgrund ihrer anatomischen Funktion und Gestaltung immer einen Gegenpart brauchen. Für die Rückenmuskeln sind die Bauchmuskeln Partner und Gegenspieler. Daher sind sie für die Gesundheit des Rückens und der Wirbelsäule ein wichtiger Faktor.

Die Bauchmuskulatur besteht aus zwei Muskelgruppen: der geraden und der schrägen beziehungsweise quer verlaufenden Muskulatur. Beide sind für den Rücken gleich wichtig. Die geraden Muskeln helfen primär dabei, den Rumpf zu beugen, etwa beim Crunch, während die schräg und quer verlaufenden Muskeln direkt auf die Wirbelsäule einwirken und sie gemeinsam mit den Rückenmuskeln stabilisieren.

Bauch- und Rückenmuskulatur bilden zusammen ein Rumpfmuskelkorsett – vorn, seitlich und hinten – und sorgen damit für unsere Haltung. Die Bauchmuskeln bilden quasi die Bauchwand, indem sie das Becken mit dem Brustkorb verbinden und die Körperform nach vorn gegen die Schwerkraft oder andere Einflüsse sichern. Sind die Bauchmuskeln angespannt, dann drücken sie von vorn gegen die Wirbelsäule und stützen sie, gleichzeitig entlasten sie dann die Rückenmuskulatur.

Die Bauchmuskeln sind dafür verantwortlich, dass wir den Körper nach vorn beugen und seitwärts drehen können, ohne dass wir an Stabilität einbüßen. Doch dafür müssen Rücken- *und* Bauchmuskeln fit sein. Ist auch nur eine dieser Muskelgruppen schwach, treten unweigerlich Rückenschmerzen auf. Deshalb ist die Ursache des Rückenschmerzes manchmal vorn bei den Bauchmuskeln zu suchen. Übrigens: Ein dicker Bauch erschwert der Bauch- und Rückenmuskulatur ihre Arbeit sehr.

GUT BEMUSKELTE GELENKE
gegen Arthrose

Irgendwann ab 50 machen sich anscheinend bei den meisten die Gelenke bemerkbar, und bei Menschen, die intensiv Sport treiben, manchmal sogar deutlich früher. Unsere Gelenke und besonders ihre Knorpelschichten an den Enden der Knochen scheinen, so liest man immer wieder, nicht für ein sportliches oder ein langes Leben ohne Probleme konstruiert worden zu sein. Vom Laufen, vor allem auf Asphalt, wird abgeraten, und ein

Muskeltraining mit starken Belastungen empfehlen die meisten Mediziner sowieso (leider) nicht. All dies soll nach landläufiger Meinung die gefürchtete Arthrose in den Gelenken verursachen und deren Fortschreiten fördern.

Allein der Begriff »Verschleiß« lässt mich immer innerlich zusammenzucken, denn eine Arthrose ist definiert als »degenerative Verschleißerkrankung« der Gelenke. Dabei verliere der Knorpel an Struktur und Elastizität und büße seine schützende Funktion für den Knochen ein – so weit die Theorie. Dabei vergessen alle, die so argumentieren, dass radiologische Untersuchungen häufig beträchtliche Auffälligkeiten an den Gelenkknorpeln zeigen, obwohl überhaupt keine Beschwerden in Form von Schmerzen vorkommen. Schauen wir daher genauer hin!

Knorpel überzieht innerhalb des Gelenks die Flächen der aufeinandertreffenden Knochen mit einer schützenden Schicht. Dieses Knorpelgewebe besteht aus Wasser, Kollagen, Chondrozyten (Knorpelzellen) und Proteoglykanen. Bei allen handelt es sich um Makromoleküle, die im Knorpel Wasser binden und seiner Matrix Stabilität geben, aber auch gleichzeitig an vielen anderen Funktionen beteiligt sind. So arbeiten sie zum Beispiel als Co-Rezeptoren für Wachstumsfaktoren oder Hormone und regulieren die Bewegung von Molekülen innerhalb der Knorpelmatrix.

Die Hauptaufgabe des Knorpels ist es, die darunter liegende Knochenstruktur zu schützen und für einen möglichst reibungsfreien Bewegungsverlauf des Gelenks zu sorgen. Gemeinsam mit der Gelenkflüssigkeit, der Synovia, minimiert der Knorpel die Reibung der Gelenkpartner und verringert damit die Druckbelastung für den Knochen. Er ist daher primär kein Stoßdämpfer für den Knochen. Er besitzt auch keinen »Federeffekt«, wie häufig behauptet wird, sondern er dient in erster Linie »nur« der Druckverteilung. Dazu wird das Wasser innerhalb des Knorpelgewebes umverteilt. Parallel spannen sich die Kollagenfasern innerhalb des Knorpels stärker an, und das Wasser tritt dadurch langsamer aus dem intrazellulären Raum in die extrazelluläre Matrix (siehe Seite 82) ein, wodurch sich höchstens eine geringe Stoßdämpferfunktion ergibt.

Tatsächlich wirken leistungsfähige Muskeln als Stoßdämpfer, weil sie das Gelenk stabilisieren und bei jeder Bewegung kontrollieren. Sie übernehmen die Belastungsspitzen von Knochen- und Knorpelstrukturen des Gelenks weitgehend, die ansonsten zu frühzeitigem Verschleiß führen würden. Damit gewährleisten sie einen mechanischen Schutz.

Das große Problem des Knorpels ist, dass er weder Blut noch Lymphbahnen besitzt, die ihn direkt versorgen könnten. Auch von der Wahrnehmung des Körpers ist er weitgehend abgeschottet und kann daher bei Abweichungen vom Normalzustand keine Signale in den Körper senden. Sollten sich also Knorpelstrukturen durch Unterforderung oder Überbelastung verändern, passiert dies in der Regel zunächst ohne merkliche Beschwerden. Erst wenn der darunter liegende Knochen bereits in Mitleidenschaft gezogen worden ist, bemerken wir die Veränderungen, weil sich Entzündungen bilden und es zu den typischen Gelenkschmerzen mit Schwellung, Rötung und Erwärmung kommt. Dann jedoch ist es meist zu spät, noch etwas aktiv für den Knorpel zu tun.

Auch hier kommen wieder unsere Muskeln ins Spiel: Sie sind das größte Wahrnehmungsorgan der Gelenke. Die Rezeptoren in der Muskulatur geben zum Beispiel Auskunft über Spannungszustände, die Gelenkstellung und vor allem bei Bewegungen über die Position des jeweiligen Gelenkanteils. So versetzen sie uns in die Lage, Bewegungen in allen Situationen kontrolliert und sicher auszuführen. Ohne Informationen aus der Muskulatur an unser zentrales Nervensystem könnten wir unsere Bewegungen, egal, ob im Alltag oder im Sport, nicht sicher und ökonomisch ausführen.

Da der Knorpel nicht durchblutet ist, sind seine Möglichkeiten der Erholung und Neubildung begrenzt und verlaufen im Vergleich zu anderen gut durchbluteten Körperbestandteilen nur sehr langsam. Aber entgegen vielen früheren Behauptungen wissen wir heute, dass auch der Knorpel ein gewisses Regenerationspotenzial besitzt, wenn er ausreichend mit Nährstoffen versorgt wird. Er regeneriert sich dann vor allem durch eine Volumenzunahme und durch eine qualitative Verbesserung seiner Matrixstruktur.

Auch das klappt nur mithilfe der Muskulatur: Muskeln erhöhen die Stoffwechselaktivität sämtlicher Bestandteile eines Gelenks durch ihre Arbeit. Damit sorgen sie dafür, dass die Nährstoffe und Vitalstoffe dem Knorpel und den Knochen zur Verfügung stehen und gleichzeitig in diese Struktur per Diffusion eingebracht werden. Auf diese Weise garantieren sie die Qualität der Reparaturprozesse für diese so wichtigen Systeme eines Gelenks. Sie ersetzen und kompensieren, dass innerhalb des Gelenks für Knochen und Knorpel keine Blutbahnen zur Verfügung stehen, durch die Nährstoffe an- und abtransportiert werden. Muskelarbeit ist somit der Motor der Gesundheit der Gelenke.

Nur Bewegung ernährt den Knorpel

Die Versorgung des Gelenks und speziell des Knorpels erfolgt lediglich durch Diffusion der Nährstoffe aus der Gelenkkapsel über die Synovia in den Knorpel. Das aber klappt ausschließlich bei ausreichend starken körperlichen Reizen. Nur ein solcher Reiz presst per Diffusion verbrauchtes Wasser und Nährstoffe durch Druck aus dem Knorpel heraus, sodass er anschließend wie ein Schwamm neue, frische Flüssigkeit und Vitalstoffe aufsaugen kann. Der Knorpel quillt bei Bewegung richtig auf und schimmert blau wie das Meer, weil das Wasser nun in der Matrix gebunden wird und so für Elastizität sorgt. Knorpelgewebe muss also richtig »durchgewalkt« werden, damit Nährstoffe und Wasser aus der Gelenkflüssigkeit in seine Matrixstruktur gelangen.

Bei körperlicher Passivität und zu geringer Belastung oder gar Schonung, die viel zu häufig schon bei leichten Gelenkproblemen empfohlen wird, ist der Nahrungstransport in den Knorpel zu gering oder gar nicht mehr möglich. Ohne Bewegung trocknet der Knorpel nach und nach aus, wird spröde und verliert seine Fähigkeit, Wasser zu binden. Dadurch versiegen zunächst die Versorgungsprozesse, und später verliert der Knorpel seine Elastizität und damit seine Schutzfunktion für den Knochen. Die Folge ist dann ein überproportional schneller und hoher Verschleiß bis hin zur Zerstörung des Knochens. Das Gelenk altert schneller, wenn es nicht bewegt wird, denn die Knorpelversorgung hängt am »Tropf der Bewegung«.

Der wichtigste Schutz und die beste Förderung für den Knorpel sind ausreichende Bewegung und regelmäßiges Training der Muskulatur. Bewegung verbessert die Durchblutung der Gelenkkapsel, des Knochens und erhöht gleichzeitig die Qualität der Gelenkflüssigkeit. Das sind die wichtigsten Garanten für eine optimale und nachhaltige Versorgung des Knorpels, und damit können Regenerations- und Reparaturprozesse ein Leben lang reibungslos ablaufen. Knorpel hat nämlich bei richtiger Beanspruchung entgegen anderen Behauptungen doch das Potenzial, die Gelenke auch bei einem langen und sportlichen Leben optimal zu schützen.

Tatsächlich sind die Knorpeldicke, die Fläche und das Volumen bei aktiven Menschen und Sporttreibenden etwa um das Doppelte größer – das bedeutet: Die Knochen sind doppelt geschützt! Läufer haben im Kniegelenk etwa eine Knorpeldicke von fünf Millimetern, während Nichtsportler und Inaktive auf maximal zwei Millimeter kommen. Vergessen Sie also bitte ab jetzt die Behauptung, dass Laufen den Gelenken schadet – es stimmt nicht! (Dass es viele Sportler mit Gelenkproblemen gibt, liegt meist daran, dass man zu schnell von null auf hundert wollte, also den Gelenken nicht genug Zeit für eine angemessene Anpassung gegeben, sondern die Belastung zu früh gesteigert hat.)

Die beim Sport entstehenden Druckbelastungen führen zum einen zu einer besseren Versorgung des Knorpels und zum anderen zu den wichtigen positiven qualitativen und quantitativen Anpassungen innerhalb des Knorpels. Das verbessert die Belastbarkeit von Knochen und Knorpel umfassend. Parallel dazu verringert regelmäßige Bewegung Entzündungsprozesse auch innerhalb der Gelenke, sodass sie selbst bei Spitzensportlern besser geschützt sind.

Leider ist es mit zunehmendem Alter nicht zu vermeiden, dass die Regeneration von Knorpelstrukturen und vor allem auch die Funktionstüchtigkeit der Knorpelzellen langsam nachlassen. Die Anzahl der Knorpelzellen bleibt zwar im Wesentlichen lebenslang gleich, aber ihre Reparaturmechanismen verschlechtern sich. Auch die Größe der Proteoglykane nimmt mit zunehmendem Alter ab. Es verändert sich außerdem die Fähigkeit der Wasserbindung in der Matrix, und so verliert der Knorpel zunehmend an Elastizität – seine Substanz wird steifer und wirkt damit weniger druckabsorbierend. Diese Prozesse lassen sich nicht komplett stoppen, aber durch Bewegung doch sehr stark verlangsamen – das zeigen eindrucksvoll die vielen mobilen alten Menschen in den Wandervereinen oder bei den Seniorensportwettbewerben.

Ein Muskelmantel als Stoßdämpfer

Für ein intaktes Gelenk und einen gesunden Knorpel ganz besonders bedeutsam ist eine funktionstüchtige Muskulatur, die das Gelenk direkt umgibt. Es sind nämlich starke Muskeln –

nicht die Knorpel –, die für das Gelenk wie ein Federungssystem wirken oder wie ein Stoßdämpfer, der sämtliche Belastungen abfängt, bevor der Druck oder der Zug der Bewegung auf Knorpel und Knochen treffen. Wir sprechen in diesem Zusammenhang von einem »Muskelmantel«, der das Gelenk stabilisiert, kontrolliert, führt und bei zu großen Beanspruchungen entlastet.

Deswegen wird im Sport viel Zeit und Aufmerksamkeit in das Training der großen Muskelgruppen rund um die großen Gelenke investiert: Die Wadenmuskulatur, die vordere und die hintere Oberschenkelmuskulatur wirken stabilisierend und kontrollierend auf das Kniegelenk, die großen und die kleinen Gesäßmuskeln funktionieren ähnlich für das Hüftgelenk. Außerdem sind Muskeln der Motor für die Ernährung der Gelenke und die Versorgung des Knorpels. Fitte Muskeln sind damit die Vollkaskoversicherung für ein lebenslang gesundes Gelenk.

Dafür müssen die Muskeln aber nicht nur kräftig sein, sondern auch möglichst lang. Nur wenn ein Muskel in optimaler Länge dem Gelenk seine vollständige Bewegungsfreiheit ermöglicht, kann auch die Ernährung und Versorgung des Knorpels über die gesamte Fläche erfolgen. Eine eingeschränkte Beweglichkeit des Gelenks verringert immer die Versorgung des Knorpels im Randbereich und beeinträchtigt dadurch seine Schutzfunktion. Aus diesem Grund ist neben dem Krafttraining auch das Dehnen der Muskellänge und damit gleichzeitig der Faszien und der Gelenkkapsel sehr sinnvoll und notwendig: Dadurch vergrößert sich auch der Gelenkspalt, was den Druck innerhalb des Gelenks minimiert. In einer großen Metaanalyse von Prof. Lijiang Luan aus Xiamen in China zeigte sich 2021 sehr eindrucksvoll, dass regelmäßiges Dehntraining sogar umfassende klinisch bedeutsame Veränderungen bringt, beispielsweise eine Verbesserung der Beweglichkeit und der »Gelenkigkeit« sowie vor allem auch eine Schmerzminderung.

Auch künstliche Gelenke brauchen Muskelschutz

Aktuell werden in Deutschland jährlich etwa 200 000 künstliche Kniegelenke und rund 200 000 Hüftgelenke implantiert. (Aber auch alle anderen Gelenke von der Schulter bis zum Daumen können künstlich ersetzt werden. Für sie gilt das Folgende sinngemäß auch.) Die meisten Gelenke werden dabei in der Altersgruppe über 55 Jahren eingesetzt, doch auch die Gruppe der 45- bis 55-Jährigen greift vermehrt auf diese Operationen zurück. Hauptursache für einen Gelenkersatz ist in der Regel eine Verschleißerkrankung der Gelenkanteile. Die Betroffenen leiden unter so starken Schmerzen, dass ihre Lebensqualität stark beeinträchtigt wird. Meist werden vorher viele Injektionen in die Gelenke verabreicht. Hyaluron zum Beispiel hilft zunächst, die Gelenkflüssigkeit zu verbessern, doch spätestens nach sechs Monaten ist der alte Zustand wieder erreicht, und die Schmerzen sind wieder da. Bevor die Entscheidung zu einer Operation fällt, vergehen einige Jahre mit verminderter körperlicher Aktivität, starker Beweglichkeitseinschränkung und einem dadurch umfassenden Muskelschwund (Muskelatrophie) in der betroffenen Extremität. Daher haben die Patienten nach der Implantation nicht nur mit den unmittelbaren Folgen der Operation zu tun, sondern besonders auch mit der lange vorher verlorenen Funktionstüchtigkeit zahlreicher Strukturen, die wegen der Schmerzen nicht genutzt wurden. Schließlich gilt für unseren Organismus immer das Prinzip: Use it or lose it.

Eine OP hat eine ganze Reihe von Folgen, wie die Operationswunde, die häufig begleitend zerstörten Strukturen von Muskeln, Bändern und Sehnen sowie die Vollnarkose. Über mehrere Wochen ist danach mit größeren Mobilitäts-, Wahrnehmungsbereichs- und Bewegungseinschränkungen zu rechnen. Durch die Endoprothese, egal, ob im Knie oder im Hüftgelenk, verändern sich die Kinematik, also der Bewegungsablauf, des Gelenks, die Funktion der Muskulatur und ganz besonders die Körperwahrnehmung, denn ein künstliches Gelenk sendet keine Signale mehr aus im Gegensatz zu den natürlichen biologischen Systemen wie Kapsel oder Sehne mit ihren Sensoren. Für die Patienten ist es daher wichtig, ausgleichende Strategien zu entwickeln, um das Gelenk neu wahrzunehmen, damit die gesamte Bewegungsqualität und Effizienz des Körpers wieder zurück zur Normalität finden. Dabei spielt die Muskulatur auf zwei Ebenen eine wesentliche Rolle.

Gezieltes Training vor der Operation

Das präoperative Training soll den Organismus optimal auf die Operation vorbereiten und die Folgen der langen Schonung in den vergangenen Monaten oder gar Jahren minimieren. Es ist zwar logisch und auch durch eine ganze Reihe an Studien nachgewiesen, dass ein höheres und besseres muskuläres Ausgangsniveau die Auswirkungen einer Operation schmälert, aber dennoch stärken nur wenige Patienten die betroffene Muskulatur. Unwissenheit und die Angst vor noch mehr Schmerzen dürften die Ursache sein. Doch gibt es einiges, was trotzdem klappt und viel bringt, um die spätere Rekonvaleszenz zu verkürzen:

- Mit isometrischem Training, also ohne Bewegung des Gelenks, kann die Muskulatur durch Anspannung trainiert werden.
- Auch das Training der umliegenden Gelenke wirkt sich positiv auf das betroffene Gelenk aus. Beim Kniegelenk hilft es zum Beispiel, das Sprunggelenk und das Hüftgelenk zu trainieren,

weil diese mit ihren langen, häufig zweigelenkigen Muskeln auch das Knie beeinflussen.

Selbst der Aufenthalt im Krankenhaus fällt in der Regel kürzer aus, wenn man schon eine gute Leistungsfähigkeit zur Operation mitgebracht hat. Beschrieben haben dies Prof. Pele Banugo und sein Kollege Dr. Derek Amoako vom King's College Hospital in London 2017 in einer sehr umfassenden Publikation mit dem Titel *Prehabilitation.* Prehabilitation steht, analog zur Rehabilitation, für den Aufbau von Kraft, Beweglichkeit und Ausdauer vor dem orthopädisch-chirurgischen Eingriff. Demnach sind solche frühen Maßnahmen für die individuelle funktionelle Kapazität nicht nur kostengünstig, sondern verbessern auch die Lebensqualität der Patienten. Die Operationsfolgen sind deutlich geringer und komplikationsärmer, und die Patienten kommen schneller wieder im Alltag an als jene mit einem schwachen muskulären Ausgangsniveau.

Die Ursachen für diesen positiven Effekt sind vielfältig. Eine verbesserte Stoffwechsellage vor der Operation bringt natürlich auch schnellere Heilungsprozesse unmittelbar nach der Operation mit sich. Die Durchblutung in der verletzten Region wird bei einer funktionstüchtigen Muskulatur viel schneller wieder hergestellt und auch die biochemischen Stoffwechselprozesse erreichen schneller wieder das normale Niveau.

Trotz Vortraining baut sich die vorhandene Muskelmasse natürlich nach der Operation durch die notwendige Ruhephase ab, doch ein höheres Ausgangsniveau zieht geringere Folgen nach sich. Daher profitieren gerade Menschen mit beginnender Muskelatrophie oder bereits bestehender Sarkopenie extrem positiv von einem präoperativen Training, denn sie schaffen sich dadurch eine viel leistungsfähigere Basis für die Genesung. Die im Vorfeld gewonnene Muskelmasse kommt schneller wieder zurück, weil der Muskel sich an die damalige Muskelstruktur erinnert und diese schneller wieder entwickelt als bei einem kompletten Neuaufbau.

Die Wissenschaft nennt dieses Phänomen »Muscle-Memory-Effect«. Er entsteht vor allem dadurch, dass zum einen Satellitenzellen im Muskel (siehe Seite 85) zum vermeintlich möglichen Aufbau neuer Muskelzellen bleiben und zum anderen auch die »intramuskuläre« Koordination, also die Ansprache der Muskelfasern, langfristig erhalten bleibt. Bewegungen, die bereits angesteuert wurden, und Nervenimpulse, die dafür einmal gelernt wurden, werden viel schneller wieder zurückgewonnen, denn diese koordinative Vorarbeit bleibt lange im Gedächtnis gespeichert. Das kennen wir von den Wintersportarten: Trotz langer Sommerpause fühlen wir uns schon nach kurzer Zeit auf Skiern oder Schlittschuhen wieder sicher, und die bekannten Techniken sind schnell wieder da. Ein Training vor der Operation lohnt sich also, weil Sie dadurch schneller wieder auf die Beine kommen und zurück ins gewohnte Leben finden – und weil in der Regel viel weniger postoperative Folgen wie Schmerzen und Bewegungseinschränkungen auftreten.

Gezieltes Training nach der Operation

Eine aktive Therapie nach einer Implantation eines künstlichen Gelenks ist Standard in der postoperativen Rehabilitation. Sie soll die umfassenden operativen Komplikationen beheben und möglichst schnell Alltagsbelastbarkeit, Mobilität oder sogar Sportfähigkeit zum Erhalt der Lebensqualität wiederherstellen. Leider jedoch sind diese Maßnahmen zeitlich sehr eng begrenzt und beginnen oft viel zu früh: Die Verletzungen durch die OP müssen weitgehend ausgeheilt sein, bevor überhaupt eine Trainierbarkeit wieder möglich ist. Eine stationäre Behandlung im

Umfang von 20 bis 22 Tagen und somit effektiv in etwa nur 15 bis 16 Therapietagen reicht in der Regel niemals aus, um die erheblichen negativen Anpassungen im Vorfeld der Operation und deren Folgen nur annähernd zu kompensieren. Die Folgen von langjähriger Schonung wie Muskelatrophie, Beweglichkeits- und Wahrnehmungseinschränkungen lassen sich nicht in so kurzer Zeit wiederherstellen. Die Betroffenen leiden über Monate nach der Operation noch unter massiven Funktionseinschränkungen. Leider erreichen gar nicht so wenige niemals wieder ihre alte Leistungsfähigkeit und Lebensqualität, weil eine Operation eben nur die mechanische Grundausstattung – ein neues Gelenk – liefert. Aber alle anderen sekundären Begleitprobleme wie Muskelschwund, Faszienverklebung oder Verlust der Bänder- und Sehnenelastizität würden eine umfassende zusätzliche ambulante Behandlung wie Physiotherapie benötigen.

Gerade bei älteren Patienten über 70 sind diese sekundären Probleme manchmal derart gravierend, dass sie ihre Selbstständigkeit sogar nach einer Operation nicht mehr erreichen und weitreichende Mobilitätsbeschränkungen bis hin zur Pflegebedürftigkeit erfahren. Das übliche postoperative Training reicht nicht aus, um die verlorene Mobilität wiederherzustellen. Kommt nämlich zu dieser Problematik die bereits beschriebene Sarkopenie hinzu – das ist gerade bei Senioren die Regel –, dann bleibt diese Operation lediglich eine Reparatur zur Schmerzminderung und dient nur sehr eingeschränkt dem Erhalt der Leistungsfähigkeit und Lebensqualität. Genau dafür ist ein Training der Muskulatur, des Gewebes und der Wahrnehmung eine unabdingbare Voraussetzung.

Durch das Training wird eine Stabilisierung der Endoprothese im Knochen gefördert – und damit der Operationserfolg. Knochenmasse wird aufgebaut und garantiert damit eine nachhaltige Verankerung der Prothese im Knochen. Entzündliche Prozesse werden durch körperliche Aktivität postoperativ reduziert, und die Wundheilung beschleunigt sich, sodass ein neues Gelenk viel früher belastet werden kann. Die Muskulatur als wichtiges Wahrnehmungsorgan wird trainiert, und dadurch verbessern sich die Bewegungsqualität und -kontrolle, sodass die Endoprothese trotz all ihrer Beschränkungen der Sensibilität in die Alltagsbewegungen integriert wird.

Prof. Thomas Bandholm und seine Kollegen von der University of Copenhagen haben 2018 in einer Metaanalyse beschrieben, dass postoperatives Training die schnellste und beste Möglichkeit ist, in den Alltag zurückzukehren und das normale Leben so schnell wie möglich wieder aufzunehmen. Patienten, die gar keine oder nur minimale bewegungstherapeutische Maßnahmen erhielten, etwa nur einige wenige Physiotherapiebehandlungen, kamen viel langsamer oder seltener wieder auf die Beine als die aktive Gruppe. Bereits 2012 beschrieb Bandholm, dass nach der OP für den langfristigen Erfolg intensive und überschwellige Trainingsreize auf die Muskulatur wichtig sind. Die rein manuellen Therapieinhalte der klassischen Physiotherapie wie Lymphdrainage, Mobilisierung und Beweglichmachung, die häufig angewandt werden, weisen für eine schnelle Genesung und besonders für einen angemessenen Muskelaufbau meist eine zu niedrige Belastungsintensität auf, um nachhaltige Effekte bei den Patienten zu erzielen. Genau deswegen empfiehlt Bandholm, nach einer Gelenkoperation frühzeitig auf deutlich intensivere Belastungen zu setzen, um die Patienten zu einer vollständigen Genesung zu leiten. Neben den manuellen Reizen bringen also insbesondere intensivere Muskelreize an Trainingsgeräten den größten Erfolg.

Ein (intensives) Training der Muskeln und besonders der Glutealmuskeln, also der Gesäßmuskulatur, stellt die Bewegungsfähigkeit und vor allem die Gehmotorik schnell wieder her und leistet einen wichtigen Beitrag zur Sturzprävention bei neuen Kniegelenken und ganz besonders bei Hüft-Totalendoprothesen. Gut trainierte Muskeln umspannen beispielsweise das Hüftgelenk von allen Seiten und sorgen für eine Stabilität im Gang, ein kontrolliertes Gleichgewicht selbst bei schnellen Aktivitäten und entlasten damit gleichzeitig die Prothese in ihrem Knochenbett.

Die **MUSKEL-KNOCHEN**-Connection – gegen den Knochenschwund

Wissen Sie, wie wichtig aktive Muskeln für gesunde Knochen sind? Muskeln und Knochen sind nicht voneinander zu trennen. Sie bilden gemeinsam unser Stütz- und Bewegungssystem und geben uns quasi unsere Körperkontur. Muskeln bewegen Knochen und Gelenke und sorgen damit für unsere Bewegung. Die Knochen wiederum geben den Muskeln ihre Orientierung, ihren Halt und ihre Bewegungsvielfalt. Beide zusammen sind ein Team und ohneeinander nicht denkbar. Sie bilden eine funktionelle Einheit und beeinflussen sich in ihrer Gesundheit gegenseitig: Geht es dem einen gut, dann geht es dem anderen auch gut und umgekehrt. Deswegen wirkt sich ein Training der Muskulatur unmittelbar auch auf das System unserer Knochen aus. Nur wenn Muskeln die passenden Belastungsreize direkt auf ihre zugehörigen Knochen ausüben, werden die Zusammensetzung des Knochens und sein Mineralgehalt stabil bleiben und sich positiv entwickeln. Schwache Muskeln bedeuten wenig Belastung, und es droht relativ rasch eine Osteoporose. Die Qualität der Knochen hängt also sehr stark von der Qualität der Muskulatur ab! Das zeigt, wie eng die beiden miteinander verknüpft sind.

Wird der Muskel stärker durch regelmäßiges Training bewegt, wirkt sich dies positiv auf die Knochensubstanz aus. Umgekehrt aber leider auch. Dieses sogenannte muskuloskelettale System unseres Körpers wird, wie die Abbildung auf Seite 290 eindrucksvoll zeigt, durch eine multidirektionale Crosstalk-Verbindung geprägt. Zwischen den unterschiedlichen Strukturen findet also Kommunikation in mehrere Richtungen statt, sodass sie sich gegenseitig beeinflussen. Da gibt es zum einen die vielfältige Arbeit der Myokine des aktiven Muskels und deren positiven direkten Einfluss auf die Knochen. Zum anderen sind auch einige sogenannte Osteokine, also die Botenstoffe des Knochens wie IGF-1, OCN, PGE-2, nicht ganz unerheblich für die Entwicklung des Muskels. Diese Substanzen werden von den Knochenzellen, und zwar sowohl von den Osteoklasten als auch von den Osteoblasten, produziert.

Einige Myokine, zum Beispiel das Myostatin (siehe Seite 206), scheinen dabei eine ganz besondere Rolle zu spielen, denn sie wirken auf die Muskulatur, die Knochen, den Knorpel und sogar auf das Fettgewebe. Außerdem wissen wir, dass einige Prozesse gerade durch das Fettgewebe und seine Adipokine, allen voran das erwähnte Myostatin, ausgelöst werden und die Knochen in Form einer Osteoporose oder die Muskulatur in Form der Sarkopenie beeinträchtigen.

Konzentrieren wir uns auf den Skelettmuskel und die Rolle des Trainings, ist wissenschaftlich akzeptiert, dass die Knochenfestigkeit und die Knochensubstanz durch die mechanische Belastung und durch Myokine reguliert werden. Die vermehrte Ausschüttung des Wachstumsfaktors IGF 1 beim körperlichen Training verändert sowohl die Muskel- als auch gleichzeitig die Knochenmasse positiv. Auch für den Crosstalk zwischen IL-6 zu

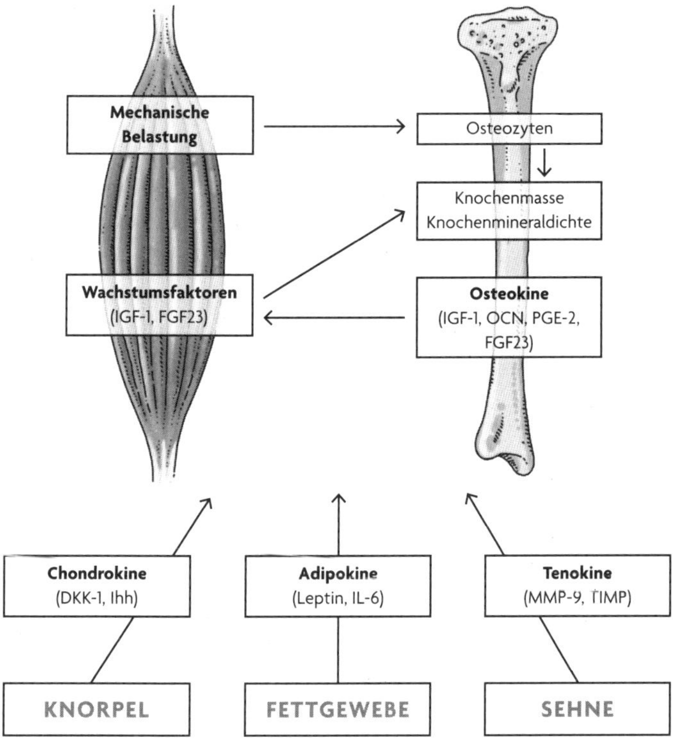

Die Muskel-Skelett-Einheit

Muskeln und Knochen ist mittlerweile eine ausreichende Evidenz nachgewiesen, wie Prof. Jürgen Eckel 2018 schrieb. Organe und Systeme kommunizieren also untereinander und beeinflussen sich in ihrer Entwicklung gegenseitig. Dabei gibt es sowohl unidirektionale Verbindungen (nur in eine Richtung) als auch multidirektionale (in mehrere Richtungen). Mit Blick auf körperliche Aktivität und gezieltes Training führen sie zur positiven Entwicklung aller betroffenen Strukturen.

Wichtig ist in diesem Zusammenhang, dass wir den täglichen Schwerkrafteinfluss auf die Knochensubstanz immer im Blick haben müssen: Astronauten ohne Schwerkraft im All verlieren ein bis zwei Prozent ihrer Knochenmasse, obwohl sie täglich etwa ein bis zwei Stunden oben in der Umlaufbahn trainieren. Ausschließlich also auf Schwimmtraining oder Radfahren als Muskelarbeit zu setzen – beides verringert die Wirkung der Schwerkraft auf den Körper – und für den Knochenaufbau zu nutzen, greift daher zu kurz. Obgleich der Wasserwiderstand deutlich größer ist als der Luftwiderstand, ist die Wirkung auf die Knochensubstanz dabei immer etwas geringer. Beim Radfahren ist ähnlich wie beim sitzenden Lebensstil die Schwerkraft zum Teil aufgehoben. Daher sollte gerade zur Vorbeugung gegen Osteoporose oder in der Therapie immer auch mit Schwerkrafteinfluss »auf dem Boden« trainiert werden. Gehen, Walking, Nordic Walking, Wandern oder auch Laufen sind im Ausdauerbereich sehr gute Alternativen, um die Knochensubstanz positiv zu entwickeln. Beim Krafttraining wirkt die Schwerkraft sowieso immer mit, so auch beim Training mit dem eigenen Körpergewicht.

ALTERSSICHTIGKEIT –
mit Augentraining das Sehen erhalten

Sind Ihre Arme auch schon zu kurz, um alles lesen zu können? Mit zunehmendem Alter stellt sich bei den meisten Menschen die Altersweitsichtigkeit ein, im Volksmund verkürzt nur Alterssichtigkeit genannt oder medizinisch Presbyopie. Damit ist der

Verlust der Anpassungsfähigkeit des Auges, der sogenannten Akkommodation, gemeint. Dabei verlieren die Linsen ihre Elastizität, sodass sie sich nicht mehr so gut auf das Sehen in der Nähe einstellen können: Der Punkt, in dem wir Objekte noch scharf erkennen, rückt langsam, aber sicher immer weiter von den Augen weg. Das scharfe Sehen oder Lesen in unmittelbarer Nähe ist dann ohne eine Brillenkorrektur nur noch schwer möglich.

Tatsächlich beginnt dieser Vorgang nicht erst in der zweiten Lebenshälfte, sondern bereits mit 15 bis 20 Jahren – nur bemerken wir es normalerweise nicht. Während Zehnjährige noch eine Akkommodationsbreite von etwa 15 Dioptrien besitzen, ist diese bei 20-Jährigen im Mittel auf 10 Dioptrien, bei 30-Jährigen auf 7 bis 8 Dioptrien und ab dem 40. Lebensjahr auf 4,5 bis 5 Dioptrien gesunken. Konkret bedeutet dies, dass der optimale Nahpunkt des Auges immer weiter in die Ferne rückt. Mit 40 Jahren liegt er etwa 22 Zentimeter vor dem Auge, bei 60-Jährigen dann im Mittel etwa 100 Zentimeter und bei 70-Jährigen etwa 4 Meter entfernt. Da der normale Leseabstand bei etwa 40 bis 50 Zentimetern liegt, benötigen viele Menschen ab dem 40. bis 45. Lebensjahr schon eine Brille zur Korrektur, um gut lesen zu können.

Seit vielen Jahrzehnten geistern durch die populäre Literatur immer wieder Tipps für ein Augentraining oder eine »Augengymnastik«, mit denen die Lesebrille zu vermeiden sei. Bisher aber fehlten die wissenschaftlichen Belege dazu, dass die Augen tatsächlich – wie andere Muskeln – trainiert werden können. Ganz aktuell 2022 erschien dazu eine sehr umfassende Arbeit von Dr. Suraiya Jahan Liza und ihren Kollegen vom Ulsan National Institute of Science and Technology (Südkorea): Sie beschrieben, dass ein regelmäßiges Training der Augenmuskulatur durchaus größere Effekte auf das Nahsehen und -lesen bei 45- bis 65-jährigen Versuchspersonen ausgeübt hat.

Die Akkommodation, die Anpassung der Linse an verschiedene Entfernungen beim Sehen, wird auch durch die Aktivität der Augenmuskeln gesteuert. Wenn also deren Leistungsfähigkeit trainiert und damit die Funktionalität der Linse stimuliert wird, scheint das auch die Sehleistung nachhaltig zu sichern. Das Training besteht vor allem aus schnellen und regelmäßigen Wechseln zwischen Nah- und Weitsehen, damit sich das Auge schnell anpasst.

Prof. Uri Polat von der Tel Aviv University (Israel) ging bereits 2012 sogar noch einen Schritt weiter und beschrieb, dass sich durch regelmäßiges Sehtraining nicht nur die Akkommodation verbessert, sondern gleichzeitig auch schnellere Verarbeitungsprozesse im Gehirn stattfinden und damit die Auswirkungen der Altersweitsichtigkeit weit hinausgeschoben werden können. Augen-Yoga, »Augenliegestütze« und Nah- und Fernsprünge sind also gute Methoden, um unsere Sehleistung auch im Alter lange zu erhalten. Die positiven Einflüsse fitter Augenmuskeln werden nach wie vor unterschätzt.

Grundsätzlich unterscheiden wir am Auge die äußeren Augenmuskeln mit dem Lidheber sowie die inneren Augenmuskeln. Alle äußeren Augenmuskeln gehören zur quer gestreiften Muskulatur, also zu den Skelettmuskeln und zu den sogenannten Anhangsorganen des Auges. Die äußeren Muskeln bewegen beide Augäpfel und vollziehen in der Regel willkürlich ausgeführte Bewegungen. Die inneren Augenmuskeln dagegen bestehen aus glatter Muskulatur, werden vom vegetativen Nervensystem unbewusst gesteuert und beeinflussen die Iris sowie den Ziliarkörper. Die Irismuskulatur stellt die Weite der Pupille ein, während der Ziliarmuskel *(M. ciliaris)* die Linsenkrümmung und dadurch die Akkommodation verändert. Zwar ist die Grundursache der schlechteren Entfernungsanpassung mit zunehmendem Alter die nachlassende Elastizität der Linse, doch natürlich spielen die

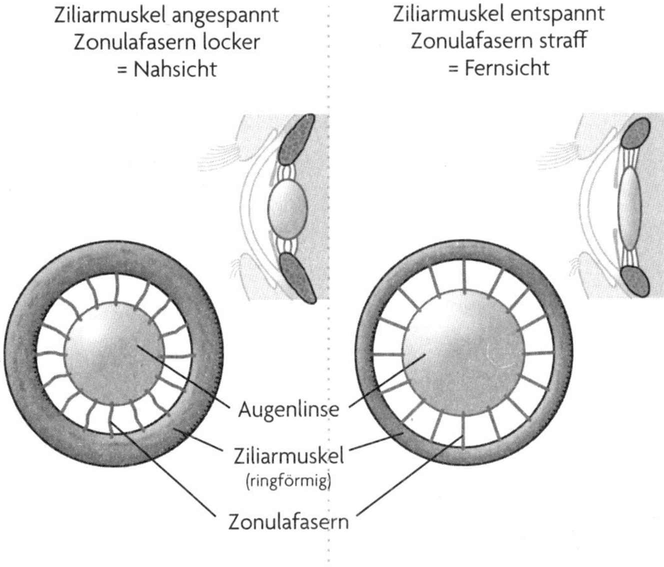

Akkommodation ist die Fähigkeit des Auges, die Sehschärfe aktiv an verschiedene Entfernungen anzupassen.

zugehörigen Muskeln immer eine begrenzende oder aktivierende Rolle. Aus diesem Grund kann eine gezielte regelmäßige Aktivierung dieser beiden inneren Muskeln durch bestimmte Aufgaben durchaus eine Strategie zur Prävention oder zur Therapie von Akkommodationsstörungen des Auges sein.

Auch einige Augenkrankheiten profitieren von regelmäßigem Training und muskulärer Arbeit – und hier geht es jetzt nicht ums Augenmuskeltraining, sondern um den ganzen Organismus. Körperliche Aktivität und Training können das Risiko für grünen Star um mehr als 50 Prozent reduzieren. Prof. Nathan Meier und seine Mitarbeiter von der Iowa State University (USA) publizierten 2018 eine Studie, die belegt, dass Sport die Gefahr für das

Auftreten des so gefürchteten Glaukoms deutlich reduzieren kann. Dabei zeigte sich: Je höher der Fitnesszustand und die tägliche Bewegungsdosis der Probanden war, umso geringer war das Risiko einer Erkrankung am grünen Star.

An diesem Beispiel zeigt sich eindrucksvoll, dass selbst bei unseren sensorischen Organen regelmäßiges Üben und Training deren Fähigkeiten erhält oder sogar verbessert. Gleiches gilt übrigens auch für unseren Geschmackssinn sowie unseren Geruchssinn, die wir trainieren können.

EIN WORT ZUM SCHLUSS:
Muskeln brauchen regelmäßiges Training!

Sehen Sie nun, nach der Lektüre dieses Buches, Ihre Muskeln auch in einem anderen Licht? Ich hoffe, ich habe es geschafft, Ihnen zu vermitteln, warum die Muskulatur für unsere Vitalität, für unsere Lebensqualität und auch für unsere Gesundheit ein Leben lang eines der wichtigsten Organsysteme ist, dem wir viel mehr Beachtung schenken müssen. Doch leider geschieht dies bis heute von »offizieller medizinischer« Seite kaum. Deswegen vertraue ich darauf, dass Sie nun, nachdem Sie das Buch gelesen haben, die Botschaft über die außerordentliche Wichtigkeit der Muskeln aufnehmen, weitertragen – und vor allem für sich umsetzen!

Nur wenn Muskeln lang und beweglich, koordiniert, kräftig und stark sind und außerdem ein bestimmtes Volumen besitzen, können sie ihre Aufgaben für unsere Gesundheit vollständig erfüllen. Um dies ein Leben lang zu garantieren, ist regelmäßiges Training ein absolutes Muss für uns alle. Muskeltraining mit dem Ziel, die Kraft, die Länge und auch das Volumen der Muskulatur ein Leben lang zu stabilisieren oder gar zu verbessern, dient dabei nicht nur dem Erhalt Ihrer Selbstständigkeit im höheren Alter beziehungsweise der Verbesserung Ihrer Leistungsfähigkeit und Fitness, sondern besonders auch zur Vorsorge gegen die meisten lebensstilbedingten Erkrankungen.

Viel abwechslungsreiche Bewegung fördert in der kindlichen Entwicklung das Wachstum und steigert die Belastbarkeit des gesamten Stütz- und Bewegungssystems sowie sie auch als Basis für sämtliche sportliche Belastungen und Alltagsanforderungen dient. Im Erwachsenenalter dann ist ein zielgerichtetes Muskeltraining verantwortlich dafür, dass unsere Gelenke adäquat belastet werden und die Muskeln als Stoßdämpfer agieren können, damit die Gelenke und speziell die Knorpelstrukturen dadurch gut versorgt und entlastet werden. Dann wären deutlich weniger Gelenkoperationen und künstliche Gelenke nötig. Auch Rückenschmerzen und Stoffwechselstörungen wie speziell Diabetes Typ 2 entstehen vor allem durch eine kaum benutzte, viel zu schwache Muskulatur oder durch zu wenig Muskelvolumen. Denn nur wenn die Körperkomposition aus Fettzellen und Muskelzellen harmonisch bleibt, wird unser Stoffwechsel nachhaltig gesund und leistungsfähig bleiben. Gerade beim Gewichtsmanagement schauen die meisten von uns immer nur auf die Fettmasse und deren Verringerung, dabei wäre es viel leichter und effektiver, den Aufbau der Muskelmasse dafür zu nutzen, dass der Körper sich selbstständig nachhaltig verändert. Unsere Muskulatur ist nun mal das größte endokrine Organ, und dies sollten alle im Gesundheitswesen Tätigen endlich anerkennen und akzeptieren.

Wir brauchen Konzepte für die Prävention der zahlreichen Lebensstilerkrankungen, die ansonsten ökonomisch aus dem Ruder laufen und das Gesundheitssystem in den nächsten Jahrzehnten überproportional belasten werden. Selbst Kinder und Jugendliche weisen nicht selten schon viel zu wenig Muskelmasse auf, sodass stoffwechselbedingte und auch orthopädische Erkrankungen nicht erst ab 50, sondern sehr viel früher entstehen – Kinder mit Typ-2-Diabetes sind leider heutzutage nicht mehr selten. Auf der anderen Seite stehen die alten Menschen: Gerade bei den Senioren und Seniorinnen wird der Verlust von Selbstständigkeit und das Vordringen der Pflegebedürftigkeit vorrangig dadurch bestimmt, wie leistungsfähig ihre Muskulatur noch ist. Entwickeln wir doch endlich vernünftige Trainingskonzepte für den Erhalt der Muskulatur ab dem 50. Lebensjahr, damit unsere Gesellschaft nachhaltig fit und gesund bleibt.

Qualifizierte Fitnesseinrichtungen sind für mich ideal, um die Gesundheit der Gesellschaft langfristig und nachhaltig positiv zu beeinflussen, denn Gesundheit braucht Training! Dringend! Dort besteht die Kompetenz, und dort finden sich auch die Ressourcen, ein zielgerichtetes und individuell abgestimmtes Muskeltraining für jeden von uns durchzuführen. Egal, ob jung oder alt, ob bereits krank oder immer noch in der Blüte des Lebens – dort finden alle genau jene Konzepte, die ein Leben lang für Fitness und Gesundheit sorgen.

Muskeln kann man nicht kaufen, Muskeln muss man selber machen. Dabei wird deutlich, dass wir alle dafür verantwortlich sind, dass unsere Lebensqualität erhalten bleibt. Geben wir unseren Muskeln nicht genau das, was sie brauchen, nämlich regelmäßige intensive Belastung unabhängig vom Alter, dann verlieren wir sie und damit eine der wichtigsten Grundlagen für eine unbeschwerte Zukunft. Seien wir uns bewusst – und ich hoffe, das sind Sie nach der Lektüre meines Buches –, dass nur wir allein dafür verantwortlich sind, ob uns die Leistungsfähigkeit unserer Muskeln erhalten bleibt. Am besten, wir fangen heute direkt mit dem Training an. Aktivieren wir die Myokine, und sorgen wir dafür, dass jede einzelne Körperzelle gut versorgt ihren Aufgaben folgen kann. Das ist grundsätzlich möglich, aber tun müssen wir es selber. Muskeln brauchen Training – und das am besten regelmäßig und lebenslang.

Viel Spaß dabei!
Ihr Ingo Froböse

Danksagung

Ein Sachbuch wie dieses stellt an den Autor deutlich größere Anforderungen als ein gängiger Ratgeber, weil viel umfassender und tiefer recherchiert werden muss, um den aktuellen Stand der wissenschaftlichen Forschung in solch ein Werk einbeziehen zu können. Die Komplexität dieses Themas auf der Basis zahlreicher wissenschaftlicher Studien dann auch noch gut lesbar zu präsentieren, gelingt nur, wenn eine erfahrene Co-Autorin an der Seite des Autors steht. Sie muss sowohl die Kompetenzen zum Verständnis wissenschaftlicher Texte besitzen, als auch die Fähigkeit haben, schwierige Inhalte verständlich und sachgerecht zu präsentieren. Daher bin ich seit vielen Jahren unendlich dankbar, Ulrike Schöber an meiner Seite zu haben, die meine häufig »professoral« und akademisch überschäumenden Ausführungen verständlich herunterbricht. Ulrike schafft es immer wieder, mich aus meinem wissenschaftlichen Höhenflug auf den Boden zu holen und so die Basis für ein wunderbares Buch zu legen. Das erstaunt mich immer wieder.

Genauso bin ich meiner Assistentin Verena Monti immer wieder sehr dankbar, die mir bei der Erstellung der Grafiken, aber auch bei der Gestaltung der Texte eine große Unterstützung ist. Erst dadurch stellt sich am Ende das Buch so dar, wie es gerade vor Ihnen liegt. Herzlichen Dank wieder einmal dafür.

Literaturverzeichnis

Afonso, J., Olivares-Jabalera, J., Andrade, R. (2021). Time to Move From Mandatory Stretching? We Need to Differentiate »Can I?« From »Do I have to?«. In: *Frontiers in Physiology* 2021; 12: 714166. DOI: 10.2289/fphys.2021.714166.

Barrès, R. Exercise improves health through changes on DNA. https://cbmr.ku.dk/news/2020/exercise-improves-health-through-changes-on-dna/ (05.08.2021).

Bartels, R., Bartels, H., Jürgens, K. D. (2004). *Physiologie: Lehrbuch der Funktionen des menschlichen Körpers.* Amsterdam, Niederlande: Elsevier Verlag.

Bennie, J. A., De Cocker, K., Smith J. J., Wiesner, G. H. (2020). The epidemiology of muscle-strengthening exercise in Europe: A 28-country comparison including 280.605 adults. In: *PLoS ONE* 2020; 15(11): e0242220. https://doi.org/10.1371/journal.pone.0242220.

Bloch, W. Immunsystem und Sport – eine wechselhafte Beziehung. https://www.zeitschrift-sportmedizin.de/immunsystem-und-sport-eine-wechselhafte-beziehung/ (01.04.2021).

Bredenkamp, A., Hamm, M. (2019). *Erfolgreich Trainieren: Im Fitness-Studio.* Rödinghausen, Deutschland: Fitness Contur Verlag.

Cannon, W. B. (1963). *The Wisdom of the Body.* New York City, New York, Vereinigte Staaten: W. W. Norton & Company.

Careau, V., Halsey, L. G., Pontzer, H., Wong, W. W., Yamada, Y., Speakman, J. R. (2021). Energy compensation and adiposity in humans. In: *Current Biology* 2021; 31, 1–8. https://doi.org/10.1016/j.cub.2021.08.016.

Chaffer, T. J., Cefis, M., Leduc-Gaudet, J.-P. (2022). Circadian control of skeletal muscle adaptations to exercise. In: *The Journal of Physiology* 2022; 600(4), S. 723–724. DOI: 10.1113/JP282134.

Conger, S. A., Toth, L. P., Cretsinger, C., Raustorp, A., Mitás, J., Inoue, S., Bassett, D. R. (2021). Time Trends in Physical Activity Using Wearable Devices: A Systematic Review and Meta-analysis of Studies from 1995 to 2017. In: *Medicine & Science in Sports & Exercise* 2021. DOI: 10.1249/MSS.0000000000002794.

Consensus Document EAPC & ESC 2021

De Stefano, R. (2009). Muscle Medicine: *The Revolutionary Approach to Maintaining, Strengthening, and Repairing Your Muscles and Joints.* New York City, New York, Vereinigte Staaten: Atria Publishing Group.

Delgado, J. Stress-induced muscle tension: Symptoms and practical solutions. https://psychology-spot.com/stress-induced-muscle-tension-symptoms-and-practical-solutions/ (09.02.22).

Donner, S. Die Macht der Mitochondrien. https://www.sueddeutsche.de/wissen/mitochondrien-zelle-long-covid-ernaehrung-1.5375639?reduced=-true (09.08.2021).

Dorrel, H. F., Smith, M. F., Thomas, I. (2020). Comparison of Velocity-based and Traditional Percentage-Based Loading Methods on Maximal Strength and Power Adaptions. In: *Journal of Strength and Conditioning Research* 2020; Volume 34 (1), p 46–53.

Eckel, J. (2018). *The Cellular Secretome and Organ Crosstalk.* Cambridge, Massachusetts, Vereinigte Staaten: Academic Press.

Faber, A. Mittel gegen Muskelschwund: Winterschlaf von Grizzlybären könnte Antworten geben. https://www.mdr.de/wissen/mittel-gegen-muskelschwund-winterschlaf-von-grizzlybaeren-koennte-antworten-geben100.html (18.10.2021).

Gäbler, R. Transferfaktoren: Wunderwaffe des Immunsystems? https://factorestransferencia.com/transferfaktoren-wunderwaffe-immunsystems/ (02.08.2021).

Gaesser, G. A., Angadi, S. S. (2021). Obesity treatment: Weight loss versus increasing fitness and physical activity for reducing health risks. In: *iScience* 2021. https://doi.org/10.1016/j.isci.2021.102995.

Gehlert, S. Jacko, D. (2019). The Role of the Immune System in Response to Muscle Damage. In: *German Journal of Sports Medicine* 2019; Vol. 70: 242–249. DOI: 10.5960/dzsm.2019.390.

Hollstein, T. Sport als Prävention: Fakten und Zahlen für das individuelle Maß an Bewegung. https://www.aerzteblatt.de/archiv/209444/Sport-als-Praevention-Fakten-und-Zahlen-fuer-das-individuelle-Mass-an-Bewegung (15.04.20).

Hutterer, C. Definierte Muskeln: Zur Bedeutung von Krafttraining für die Gesundheit. https://www.zeitschrift-sportmedizin.de/definierte-muskeln-zur-bedeutung-von-krafttraining-fuer-die-gesundheit/ (02.06.2021).

Hutterer, C. Sarkopenie: Bewegung und proteinreiche Ernährung helfen. https://www.zeitschrift-sportmedizin.de/sarkopenie-bewegung-und-proteinreiche-ernaehrung-helfen/ (12.02.2021).

Klinke R., Pape, H.-C., Silbernagl, S. (2005). *Lehrbuch der Physiologie*. Stuttgart, Deutschland: Thieme Verlag.

Kura, L. (2021). Nonresponder, Low responder, Hardgainer. Was tun, wenn der Trainingseffekt ausbleibt? In: *Dossier der Sportmedizin* 2021; Jhg. 72, Ausg. 6, S. 261–63.

Kura, L. Hypertonie: Welcher Sport senkt den Blutdruck am wirkungsvollsten? https://www.zeitschrift-sportmedizin.de/hypertonie-welcher-sport-senkt-den-blutdruck-am-wirkungsvollsten/ (01.12.2021).

Kwon, Y., Jeong, S. J. (2020). Relative Skeletal Muscle Mass is an Important Factor in Non-Alcoholic Fatty Liver Disease in Non-Obese Children and Adolescents. In: *Journal of Medicine* 2020; 9, 3355. DOI: 10.3390/jcm9103355.

Larsson, L. Degens, H., Li, M., Salviati, L, il Lee, Y., Thompson, W., Kirkland, J. L., Sandri, M. (2017). Sarcopenia: Aging-Related Loss of Muscle Mass and Function. In: *Physiological Reviews* 2019; 99(1): 427–577. DOI: 10.1152/physrev.00061.2017.

Martorelli, S., Cadore, E. L., Izquierdo, M., Celes, R., Martorelli, A., Cleto, V. A., Alvarenga, J. G., Bottaro, M. (2017). Strength training with repetitions to failure does not provide additional strength and muscle hypertrophy gains in young women. In: *European Journal of Translational Myologie* 2017; 27 (2): 113-120. https://doi.org/10.4081/ejtm.2017.6339.

McKendry, J., Currier, B. S., Lim, C., Mcleod, J. C., Thomas, A. C. Q., Phillips, S. M. (2020). Nutritional Supplements to Support Resistance Exercise in Countering the Sarcopenia of Aging. In: *Nutrients* 2020; 12, 2057. DOI: 10.3390/nu12072057.

MEDMIX Online-Redaktion. https://www.medmix.at/sarkopenie-erkennen-behandeln/?cn-reloaded=1 (24.02.2021).

Mende, N. (2021). *Praktische funktionelle Anatomie: Kompetenz im Gesundheitssport*. München, Deutschland: Riva Verlag.

Müller-Wohlfahrt, H.-W. Update Muskelverletzungen. https://sportaerzte-zeitung.com/rubriken/therapie/9702/update-muskelverletzungen/ (29.09.2021).

Müller-Wohlfahrt, H.-W., Ueblacker, P., Hänsel, L. (2018). *Muskelverletzungen im Sport.* Stuttgart, Deutschland: Thieme Verlag.

Myers, T. (2015). *Anatomy Trains: Myofasziale Leitbahnen.* München, Deutschland: Urban & Fischer Verlag.

Nader, G. A., von Walden, F., Liu, C., Lindvall, J., Gutmann, L., Pistilli, E. E., Gordon, P. M. (2014). Resistance exercise training modulates acute gene expression during human skeletal muscle hypertrophy. In: *Journal of Applied Physiology* 2014; 15;116(6):693–702. DOI: 10.1152/japplphysiol.01366.2013.

Palmowski, J., Boßlau, T. K., Ryl, L., Krüger, K., Reichel, T. (2019). Managing Immune Health in Sports – A Practical Guide for Athletes and Coaches. In: *German Journal of Sports Medicine* 2019; Vol. 70: 219–226. DOI: 10.5960/dzsm.2019.389.

Pangrazzi, L., Naismith, E., Miggitsch, C., Carmona Arana, J. A., Keller, M., Grubeck-Loebenstein, B., Weinberger, B. (2020). The impact of body mass index on adaptive immune cells in the human bone marrow. In: *Immunity & Ageing* 2020; 17:15. https://doi.org/10.1186/s12979-020-00186-w.

Pesta, D. H., Goncalves, R. L. S., Madiraju, A. K., Strasser, B., Sparks, L. M. (2017). Resistance training to improve type 2 diabetes: working toward a prescription for the future. In: *Nutrition & Metabolism* 2017; 14:24. DOI: 10.1186/s12986-017-0173-7.

Pinho, R. A., Aguiar Jr., A. S., Radák, Z. (2019). Effects of Resistance Exercise on Cerebral Redox Regulation and Cognition: An Interplay Between Muscle and Brain. In: *Antioxidants* 2019; 8, 529. DOI: 10.3390/antiox8110529.

Podbregar, N. Vier Lebensphasen des Kalorienverbrauchs. https://www.scinexx.de/news/medizin/vier-lebensphasen-des-kalorienverbrauchs/ (23.08.2021).

Quinlan, J. I. et. al. (2021). Muscle and tendon adaptations to moderate load eccentric vs. concentric resistance exercise in young and older males. In: *GeroScience* 2021; 43(4): 1567–584. DOI: 10.1007/s11357-021-00396-0.

Rommelfanger, J. Viel Bewegung hilft viel, mehr hilft noch mehr – kein Limit nach oben für kardiovaskulären Benefit? https://deutsch.medscape.com/artikelansicht/4909703 (02.08.2021).

Speckmann, E., Hescheler, J., Köhling, R. (2019). *Physiologie.* Amsterdam, Niederlande: Elsevier Verlag.

Stecco, C. (2016). *Atlas des menschlichen Fasziensystems.* München, Deutschland: Urban & Fischer Verlag.

Talar, K., Hernández-Belmonte, A., Vetrovsky, T., Steffl, M., Kalamacka, E., Courel-Ibáñez, J. (2021). Benefits of Resistance Training in Early and Late Sages of Frailty and Sarcopenia: A Systematic Review and Meta-Analysis of Randomized Controlled Studies. In: *Journal of Clinical Medicine* 2021 10, 1630. https://doi.org/10.3390/jcm10081630.

Tavoian, D., Russ, D. W., Consitt, L. A., Clark, B. C. (2020). Perspective: Pragmatic Exercise Recommendations for Older Adults: The Case for Emphasizing Resistance Training. In: *Frontiers in Physiology* 2020; 11: 799. DOI: 10.3389/fphys.2020.00799.

Toigo, M. (2019). *MuskelRevolution: Konzepte und Rezepte zum Muskel- und Kraftaufbau.* Heidelberg, Deutschland: Springer-Verlag.

Van den Berg, F. (1999). *Angewandte Physiologie: Band 1: Das Bindegewebe des Bewegungsapparates verstehen und beeinflussen.* Stuttgart, Deutschland: Thieme Verlag.

Vieweg, M. Warum bringt Krafttraining keine Ausdauer? https://www.wissenschaft.de/gesundheit-medizin/warum-bringt-krafttraining-keine-ausdauer/ (15.10.2021).

Vogel, S. (2001). *Prime Mover: A Natural History of Muscle.* New York City, New York, Vereinigte Staaten: W. W. Norton & Company.

Wackerhage, H., Schoenfeld, B. J. (2021). Personalized, Evidence-Informed Training Plans and Exercise Prescriptions for Performance, Fitness and Health. In: *Sports Medicine.* https://doi.org/10.1007/s40279-021-01495-w.

Wirth, K. (2007). *Trainingshäufigkeit bei Hypertrophietraining.* Hellenthal: Sportverlag Strauß.

Wirth, K., Atzor, K. R., Schmidtbleicher, D. (2007). Veränderungen der Muskelmasse in Abhängigkeit von Trainingshäufigkeit und Leistungsniveau. In: *Deutsche Zeitung für Sportmedizin* 2007.

Yaribeygi, H., Ranahi, Y., Sahraei, H., Johnston, T. P., Sahebkar, A. (2017). The impact of stress on body function: A review. In: *Excli Journal* 2017; 16: 1057-1072. DOI: 10.17179/excli2017-480.

Register

F

G

H

I

J

K

L

M

N

O

P

Q

R

S

T

FORMEL
FROBÖSE
AUSGEZEICHNET